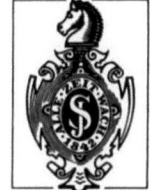

I. Pichlmayr · U. Lips · H. Künkel

Das Elektroenzephalogramm in der Anästhesie

Grundlagen, Anwendungsbereiche, Beispiele

Mit 61 Abbildungen

Springer-Verlag Berlin Heidelberg GmbH 1983

Professor Dr. INA PICHLMAYR
Privat-Dozent Dr. ULRICH LIPS
Zentrum für Anästhesiologie der Medizinischen Hochschule Hannover,
Abt. IV Krankenhaus Oststadt, Podbielskistr. 380, 3000 Hannover 51

Professor Dr. HELMUT KÜNKEL
Zentrum Neurologische Medizin, Abt. II – Institut für Klinische Neurophysiologie und Experimentelle Neurologie, Konstanty-Gutschow-Str. 8, 3000 Hannover 61

ISBN 978-3-662-06461-0

CIP-Kurztitelaufnahme der Deutschen Bibliothek
Pichlmayr, Ina:
Das Elektroenzephalogramm in der Anästhesie:
Grundlagen, Anwendungsbereiche, Beispiele/
I. Pichlmayr; U. Lips; H. Künkel.
ISBN 978-3-662-06461-0   ISBN 978-3-662-06460-3 (eBook)
DOI 10.1007/978-3-662-06460-3
NE: Lips, Ulrich; Künkel, Helmut:
Das Werk ist urheberrechtlich geschützt. Die dadurch begründeten Rechte, insbesondere die der Übersetzung, des Nachdruckes, der Entnahme von Abbildungen, der Funksendung, der Wiedergabe auf photomechanischem oder ähnlichem Wege und der Speicherung in Datenverarbeitungsanlagen bleiben, auch bei nur auszugsweiser Verwertung vorbehalten. Die Vergütungsansprüche des § 54, Abs. 2 UrhG werden durch die ‚Verwertungsgesellschaft Wort', München, wahrgenommen.
© by Springer-Verlag Berlin Heidelberg 1983
Ursprünglich erschienen bei Springer-Verlag Berlin Heidelberg New York Tokyo 1983
Softcover reprint of the hardcover 1st edition 1983

Die Wiedergabe von Gebrauchsnamen, Handelsnamen, Warenbezeichnungen usw. in diesem Werk berechtigt auch ohne besondere Kennzeichnung nicht zu der Annahme, daß solche Namen im Sinne der Warenzeichen- und Markenschutz-Gesetzgebung als frei zu betrachten wären und daher von jedermann benutzt werden dürften.
Produkthaftung: Für Angaben über Dosierungsanweisungen und Applikationsformen kann vom Verlag keine Gewähr übernommen werden. Derartige Angaben müssen vom jeweiligen Anwender im Einzelfall anhand anderer Literaturstellen auf ihre Richtigkeit überprüft werden.

Vorwort

Neurologische, neurovegetative und psychische Veränderungen nach großen Operationen oder Intensivbehandlungen weisen auf abgelaufene Störungen cerebraler Funktionen hin. Solche Veränderungen sind bei genauer Analyse keineswegs selten; sie haben ein weites Spektrum der klinischen Manifestation. Während die bestmögliche Kreislaufüberwachung unter Einbeziehung der fortlaufenden EKG-Registrierung bei Narkosen und Intensivbehandlungen heute als selbstverständliche Routine gilt, ist bisher die objektive und laufende Kontrolle cerebraler Funktionszustände unter den verschiedensten Einflüssen von Anästhesie, Operation und Intensivmedizin nicht befriedigend gelöst.

Der klinischen Neurophysiologie gelingt zunehmend – vor allem durch das EEG bei visueller wie auch spektralanalytischer Auswertung – die Darstellung funktioneller Veränderungen als Äquivalent bzw. als Ursache klinischer, neurologischer und psychischer Störungen. Von aktueller Bedeutung ist deshalb die Frage, ob anästhesiologische EEG-Überwachung sowohl vom theoretischen Ansatz her als auch in der praktischen Durchführbarkeit geeignet ist, cerebrale Störungen, die durch perioperative Maßnahmen ausgelöst werden, frühzeitig zu erkennen, zu deuten und hierdurch bestmöglich zu vermeiden oder zu behandeln. Letzlich steht dahinter die Grundfrage, inwieweit anästhesiologische Maßnahmen sich am EEG-Bild orientieren und danach gesteuert werden können und ob eine EEG-Analyse sowohl für den einzelnen Patienten als auch generell für die Wertung einer anästhesiologischen Maßnahme bedeutsam ist.

Diesen Fragen der Relevanz und der Praktikabilität einer anästhesiologischen EEG-Überwachung wird in diesem Buch nachgegangen. Grundlage hierfür ist die Analyse von über 1500 durchgeführten EEG-Ableitungen im anästhesiologisch-chirurgischen bzw. -gynäkologischen Krankengut. Einflüsse der Prämedikation, der perioperativen Periode und der Intensivtherapie werden getrennt analysiert. Die für eine anästhesiologische EEG-Überwachung erforderlichen theoretischen und praktischen Voraussetzungen werden einleitend dargestellt. Die gesammelten Ergebnisse und praktischen Erfahrungen ergeben Perspektiven für einen zukünftigen Routineeinsatz der EEG-Überwachung.

Für die großzügige Unterstützung der klinischen Untersuchungen zu diesem Buch möchten wir der Stiftung Volkswagenwerk, unseren Mitarbeiterinnen Frau U. LESSING, Frau K. REDEKER, Frau H. SCHULZE und Frau K. SCHWEDHELM für ihr persönliches Engagement bei der Fertigstellung des Buches danken.

Hannover, Februar 1983

INA PICHLMAYR
ULRICH LIPS
HELMUT KÜNKEL

Inhaltsverzeichnis

A. Einführendes zur Elektroenzephalographie in anästhesiologischen Bereichen

I. Daten zur Entwicklung und Anwendung der Elektroenzephalographie 2
II. Grundlagen der Analyse des Elektroenzephalogramm 12
III. Technische Voraussetzungen zur Elektroenzephalographie im Operationsbereich 23
IV. Elektroenzephalographische Ausgangsbefunde im anästhesiologischen Patientengut 36

B. Elektroenzephalographische Bilder unter anästhesiologischen Medikationen und perioperativen Einflüssen

I. Prämedikation 48
II. Narkosestadien 70
III. Inhalationsnarkotika 77
IV. Intravenöse Narkotika 98
V. Muskelrelaxantien 135
VI. Analgetika in der postoperativen Phase 139
VII. Anästhesiologische und operative Maßnahmen mit potentiell cerebraler Auswirkung 158
VIII. Perioperative Störungen mit cerebraler Auswirkung 166
IX. Spezielle Situation bei Patienten in hohem Alter 177
X. Spezielle Situation bei Patienten mit Anfallsleiden 181

C. Elektroenzephalographie als Methode anästhesiologischer Überwachung

I. Elektroenzephalographische Narkoseüberwachung 188
II. Elektroenzephalographische Überwachung während der unmittelbar postoperativen Phase 207
III. Elektroenzephalographische Überwachung während der Intensivtherapie 213

Schlußbetrachtungen 225

Arzneimittel-Hinweis 228

Sachverzeichnis 231

A. Einführendes zur Elektroenzephalographie in anästhesiologischen Bereichen

I. Daten zur Entwicklung und Anwendung der Elektroenzephalographie

Das Elektroenzephalogramm als neurophysiologische Untersuchungsmethode der cerebralen elektrischen Aktivität ist heute – durch die Entwicklungen der Prozeßdatenverarbeitung und der Signalanalyse sowie durch Erfahrungen über die Relevanz seiner Aussagen für die Klinik – ein Verfahren, dessen Anwendung in vielen medizinischen Disziplinen große Fortschritte ermöglichen kann.

HANS BERGER, dessen Name untrennbar mit der Geschichte der Elektroenzephalographie verbunden ist, erhoffte durch die neue ungefährliche Methode Erkenntnisse über die Hintergründe psychischer Vorgänge. Seine Erwartungen wurden zunächst nicht erfüllt. Bald erkannte er jedoch den Wert der Elektroenzephalographie als Untersuchungsmethode für medikamentenbedingte Bewußtseinsveränderungen. 1933 führte er erste EEG-Ableitungen unter Chloroformnarkosen durch. In der Folgezeit wurden die 1932 synthetisierten Barbiturate mit Hilfe des EEG so gründlich untersucht (BRAZIER 1945), daß die Entwicklung EEG-gesteuerter Narkosemitteldosierungsautomaten unternommen wurde (BICKFORD 1950). Die Forschung der klinischen Neurophysiologie im Hinblick auf Technik und Aussagemöglichkeiten des Elektroenzephalogramm erschloß dessen weite Anwendungsmöglichkeiten. Im Rahmen der Anästhesiologie hat sich das EEG bisher bei speziellen Indikationen (z. B. Chirurgie am offenen Herzen; intra- und postoperative cerebrale Notsituationen) bewährt. Monographien über Anwendung und Wert des EEG speziell für den Anästhesisten wurden von SADOVE et al. (1962), BRECHNER et al. (1967), PRIOR (1979) sowie GRABOW (1981) veröffentlicht.

Die heute insgesamt günstigen Voraussetzungen lassen die erstrebenswerte routinemäßige EEG-Überwachung anästhesiologischer Maßnahmen in naher Zukunft durchführbar erscheinen. Marksteine der geschichtlichen Entwicklung – zur schnellen Orientierung in Kurzform angegeben – sollen ohne Anspruch auf Vollständigkeit den Weg zum heute vorhandenen Standard zeigen.

1875 R. CATON (London)
Erste Ableitung elektrischer Hirnpotentiale im Tierversuch durch Galvanometer mit optischer Verstärkung.

1890–1893 B. DANILEVKEY (Charkow), F. v. MARXOW (Wien), A. BECK und N. N. CYBULSKI (Krakau)
Hirnstromableitungen bei verschiedenen Tierarten mit inkonstanten Ergebnissen durch unzureichende technische Voraus-

setzungen, wobei v. MARXOW schon 1890 den Effekt von Chloroform-Narkosen auf das Tier-EEG untersucht.

1904 S. TSCHIRIEV (Kiew)
Hypothese der Entstehung elektrischer Potentiale durch wechselnde Blutfülle im Gehirn.

1912 P. I. KAUFMANN (St. Petersburg)
Endgültige Widerlegung der von TSCHIRIEV aufgestellten Theorie.

1913–1925 N. W. PRAWDICZ-NEMINSKI (Kiew)
Tierexperimentelle Erarbeitung noch heute gültiger elektroenzephalographischer Aussagen über die Hintergrundaktivitäten des EEG.

1914 N. N. CYBULSKI (Krakau)
Beschreibung der elektroenzephalographischen Vorgänge beim epileptischen Anfall durch elektrische Reizung des Hundecortex.

1924 H. BERGER (Jena)
Erste EEG-Ableitung bei einem Menschen mit Silbernadelelektroden. Entdeckung der Alpha-Aktivität über der Occipitalregion.

1929 H. BERGER (Jena)
Erste Veröffentlichung über das EEG am Menschen.

1930–1938 Folge von 13 weiteren Einzelarbeiten und einer zusammenfassenden Veröffentlichung über heute noch gültige Grundlagen, Beurteilungskriterien und Entwicklungsmöglichkeiten des EEG durch H. BERGER.

1932 G. DIETSCH, H. BERGER (Jena)
Erste Anwendung der Fourier-Analyse bei kurzen EEG-Ableitungen.

1932–1933 J. F. TÖNNIES (Berlin)
Entwicklung des „Neurographen", der als EEG-Gerät mit gleichzeitiger fortlaufender Registrierung über einen Tintenschreiber die bislang benutzte komplizierte photographische Befunddokumentation erübrigt.

1933 H. BERGER (Jena)
Erste EEG-Ableitungen während Chloroform-Narkosen beim Menschen.

1934 E. D. ADRIAN, A. MATTHEWS (Cambridge)
Bestätigung der Entdeckungen und wissenschaftlichen Aussagen von BERGER, die 1937 auf dem Psychologenkongreß in Paris zur endgültigen Anerkennung von Bergers Werk führt. Verbesserung der EEG-Aufnahmetechnik durch Benutzung eines Faraday'schen Käfigs.

1932–1937 A. E. KORNMÜLLER (Berlin)
Entdeckung unterschiedlicher Aktivitäten über verschiedenen Hirnrindenfeldern im Tierversuch.

1934–1935 J. F. TÖNNIES, O. FÖRSTER, H. ALTENBURGER (Berlin)
Erste elektroenzephalographische Ableitungen von der Hirnrinde bei Schädel-Hirn-Operationen.

1934–1937 H. ROHRACHER (Wien)
Aufstellung der sogenannten „Alpha-Wellen-Theorie" zur Erklärung psychiatrischer Erkrankungen und Veränderungen.

1935 F. A. GIBBS, H. DAVIES, W. G. LENNOX (Boston)
Erste Beschreibung von Spike-Wave-Mustern im EEG bei der Petit-Mal-Epilepsie.

1936 W. G. WALTER (Bristol)
Darstellung elektroenzephalographischer Parameter zur Tumorlokalisation im Gehirn.

1937 F. A. GIBBS, E. L. GIBBS, W. G. LENNOX (Boston)
Erste umfassende Untersuchung über Zusammenhänge zwischen Narkose und EEG-Veränderungen.

1938 H. A. GRASS, F. A. GIBBS (Boston)
Erstellung einer Methodik zur Anwendung der Fourier-Transformation auf das EEG.

1938 Z. DROHOCKI, J. DROHOCKA (Brüssel)
Tierexperimentell belegte Feststellung der stärkeren Beeinträchtigung cortikaler Anteile des Gehirns gegenüber tieferen Hirnabschnitten in Narkose.

1939 Z. DROHOCKI (Brüssel)
Quantifizierung des EEG mit Hilfe einer graphischen Amplitudenintegration.

1943–1946 W. G. WALTER, G. R. BALDOCK (Bristol)
Ausbau der Frequenzanalyse des EEG durch Benutzung elektronischer Filter. Eine Weiterentwicklung dieser Methode wird durch Probleme der elektronischen Technologie zunächst verhindert.

1945 M. A. B. BRAZIER, J. E. FINESINGER (Los Angeles)
Untersuchungen über die Wirkungen von Barbituraten auf das EEG.

1950 R. F. COURTIN, R. G. BICKFORD, A. FAULCONER jr. (Rochester)
Feststellung guter Korrelationen zwischen EEG-Veränderungen und Narkosetiefe bei Anwendung kombinierter Lachgas-Sauerstoff-Äther-Narkosen.

1949–1951 R. G. BICKFORD (Rochester)
Entwicklung eines Gerätes zur automatischen Narkosemitteldosierung in Abhängigkeit von EEG-Veränderungen mit tierexperimentellem, gelegentlich klinischem Einsatz.

1951   D. K. KIERSEY, R. G. BICKFORD, A. FAULCONER jr. (Rochester)
             Festlegung von Narkosestadien anhand von spezifischen EEG-Veränderungen.

1951–1952 W. G. WALTER, H. W. SHIPTON (Bristol), A. REMOND, F. OFFNER (Paris)
             Entwicklung des „Toposcope", eines Gerätes optisch gesteuerter, topographischer Aufnahmemöglichkeit der EEG-Frequenzverteilung.

1952   J. SCHNEIDER (Colmar)
             Weitere – bis heute für Barbiturate anerkannte – Differenzierung der Narkosestadieneinteilung nach dem EEG-Verhalten.

1952   M. A. B. BRAZIER, J. U. CASBY (Los Angeles)
             Erste statistische Behandlung elektroenzephalographischer Parameter durch Anwendung von Auto- und Kreuzkorrelationsfunktionen.

1957   B. SALTZBERG, A. R. BURCH (New Orleans)
             Einsatz der periodischen EEG-Analyse, die sich nach anfänglichen technischen Problemen als Verfahren besonders in der Psychopharmakologie durch FINK und ITIL durchsetzt.

1959   J. T. MARTIN, A. FAULCONER jr., R. G. BICKFORD (Rochester)
             Zusammenfassende Darstellung der Zusammenhänge zwischen Narkose und EEG-Veränderungen aus Untersuchungsbefunden der Jahre 1933–1959.

1959   M. FINK, D. BENTE, T. M. ITIL (New York)
             Erste systematische Zusammenstellung der EEG-Effekte nach Anwendung von Phenothiazinen. Die Grundlagen hierzu wurden von den Wissenschaftlern unabhängig voneinander erarbeitet.

1959–1960 ST. KUBICKI, M. TREDE, O. JUST (Berlin)
             Einsatz der EEG-Überwachung bei Operationen am offenen Herzen mit extrakorporalem Kreislauf.

ab 1961   T. M. ITIL (New York)
             EEG-Klassifikation psychotroper Medikamente mit der Gruppe der Phenothiazine, spätere Ausweitung der Untersuchungen auf die Psychopharmaka. Zur Quantifizierung der EEG-Daten werden periodische EEG-Analysen herangezogen.

1961–1969 M. FINK, P. BORENSTEIN, L. GOLDSTEIN (Massachusetts)
             Entwicklung von verschiedenen EEG-Klassifikationen für psychotrope Medikamente auf Grund unterschiedlicher qualitativer und quantitativer Messungen.

1963   D. O. WALTER (Los Angeles)
             Weiterentwicklung der Spektralanalyse des EEG.

1965   J. W. Cooley, J. W. Tukey
Einführung der Fast-Fourier-Transformation mit Reduzierung des Rechenaufwandes für die Fourier-Analyse.

1967   G. Dumermuth, H. Flühler (Zürich)
Einsatz der Fast-Fourier-Transformation (FFT) für die Spektralanalyse des EEG. Durch inzwischen entwickelte leistungsfähigere Laborcomputer und den verringerten Rechenaufwand der FFT wird die Anwendung der EEG-Spektralanalyse in größerem Umfang möglich.

1967   M. S. Sadove, D. Becka, F. A. Gibbs (Rochester)
Herausgabe eines Buches über die Anwendung des EEG im chirurgischen Operationsbereich. Trotz bestehender technischer Schwierigkeiten werden Anwendungsgebiete im anästhesiologischen Bereich und bei Operationen am offenen Herzen aufgezeigt. Rechnerische Analyseverfahren werden in diesem Bereich noch nicht angewandt.

1968–1974   T. M. Itil (New York)
Unter Nutzung analoger und digitaler Computermethoden zur Auswertung des EEG wird eine umfassende Einteilung der psychotropen Substanzen auf quantitativer Basis erarbeitet.

1970–1973   B. Hjort (Solna)
Entwicklung eines neuen quantitativen Analyseverfahrens mit Beschränkung der EEG-Informationen auf 3 Parameter. Trotz Datenreduktion hat dieses Verfahren durch gleichzeitige Anwendbarkeit auf mehrere EEG-Spuren Vorteile.

1972   H. Künkel (Hannover)
Beschreibung eines Verfahrens mit gleichzeitiger Anwendbarkeit der FFT in mehreren EEG-Kanälen (bis zu 16) in Real-Zeit. Die Fourier-Analyse gewinnt damit auch für topographische Fragestellungen an Bedeutung.

1974   L. Goldstein (Massachusetts)
Wiederaufnahme der Amplitudenintegrationsmethode nach Drohocki, die sich durch verbesserte technische Voraussetzungen zur Untersuchung psychotroper Substanzen einsetzen läßt.

1975   G. Ahlbom, L. H. Zetterberg (Stockholm)
Erste Vergleichsuntersuchungen der inzwischen etablierten verschiedenen Frequenzanalysemethoden.

1978   G. A. Volgyesi (Toronto)
Vorstellung eines einfachen einkanäligen EEG-Analysegerätes für den Gebrauch im Anästhesiebereich. Die Analyse basiert auf der Berechnung des Delta/Alpha-Quotienten.

ab 1975   *Anwendung der elektroenzephalographischen Techniken* mit und ohne Frequenzanalyse *in der Forschung* vor allem auf den

Gebieten der Psychiatrie und Psycho-Pharmako-Elektroenzephalographie; *im klinischen Bereich* in den Disziplinen Neurologie, Psychiatrie, Innere Medizin, Herzchirurgie, Intensivmedizin und Anästhesiologie.

EEG-Kongresse

1. Internationale Zusammenkünfte

1947 1. International Congress of electroencephalography and clinical neurophysiology (London) mit Tagungen in 4jährigen Abständen seit 1953

2. Europäische Zusammenkünfte

1976 1. European Congress of electroencephalography and clinical neurophysiology (Venedig) mit 3jährigem Kongreß-Turnus

3. Nationale Zusammenkünfte

Stellvertretend für die zahlreichen Zusammenkünfte der verschiedenen nationalen EEG-Gesellschaften wird hier die jährlich stattfindende Jahrestagung der deutschen EEG-Gesellschaft genannt.

1950 1. Tagung (Wiesbaden)

1947 Internationale EEG-Föderation (International federation of societies for electroencephalography and clinical neurophysiology)
Planung der Gesellschaft auf dem 1. Internationalen EEG-Treffen in London, Gründung 1949 in Paris.
Generalsekretariat:
R. J. ELLINGSON, 602 South 44 Avenue, Omaha
Nebraska 68105/USA
Die deutsche Sektion in der internationalen EEG-Föderation wird vertreten durch die
Deutsche EEG-Gesellschaft,
die 1950 unmittelbar aus der in Wiesbaden gegründeten „EEG-Arbeitsgemeinschaft" hervorging.
Sekretariat:
ST. KUBICKI, Krankenhaus Westend, Spanndauer Damm 130, 1000 Berlin 19
Veröffentlichung der Tagungsberichte seit 1970 in den Zeitschriften EEG-EMG und EEG-Journal.

Fachzeitschriften

Journal of electroencephalography and clinical neurophysiology (EEG-Journal)
Herausgeber: M. A. B. BRAZIER (Los Angeles) und P. BUSER (Paris)
Verlag: Elsevier-Verlag Amsterdam
Die Zeitschrift ist das offizielle Organ der internationalen EEG-Föderation.

Zeitschrift für Elektroenzephalographie, Elektromyographie und verwandte Gebiete. (EEG-EMG)
Herausgeber: H. CASPERS (Münster), R. HESS (Zürich), J. KUGLER (München), H. PETSCHE (Wien), A. STRUPPLER (München)
Schriftleiter: ST. KUBICKI (Berlin)
Verlag: Georg Thieme Verlag Stuttgart
Die Zeitschrift ist das offizielle Organ der deutschen EEG-Gesellschaft.

Literatur

A. Lehrbücher und zusammenfassende Übersichten

Brazier MAB (1961) A history of the electrical activity of the brain. Pitman London
Brechner VL, Walter RD, Dillon JB (1962) Practical electroencephalography for the anesthesiologist. C. G. Thomas publisher, Springfield, Illinois
Christian W (1975) Klinische Elektroenzephalographie. Georg Thieme Stuttgart
Cobb WA, van Duijn H (1978) Contemporary Clinical Neurophysiology (EEG Suppl. No. 34). Elsevier Amsterdam
Cooper R, Osselton JW, Shaw JC (1974) Elektroenzephalographie. Gustav Fischer Stuttgart
Dolce G, Künkel H (1975) CEAN-Computerized EEG-Analysis. Gustav Fischer Stuttgart
Grabow L (1981) Hirnfunktionen unter dem Einfluß der allgemeinen Anästhesie. Gustav Fischer Stuttgart – New York
Jung R (1953) Neurophysiologische Untersuchungsmethoden. II. Das Elektroenzephalogramm. Handbuch der inneren Medizin V/1 1216–1325. Springer Berlin
Kolle K (1965) Große Nervenärzte Bd. I–III. Georg Thieme Stuttgart
Kugler J (1966) Elektroenzephalographie in Klinik und Praxis. Georg Thieme
Prior PF (1979) Monitoring cerebral function. Elsevier Amsterdam
Remond A (1977) EEG Informatics: A didacted review of methods and applications of EEG. Elsevier Amsterdam
Sadove MS, Becka D, Gibbs FA (1967) Electroencephalography for anesthesiologists and surgeons. Pitman London

B. Einzelarbeiten

1. Adrian ED, Matthews BHC (1934) The Berger-rhythm – Potential changes from the occipital lobes in man. Brain 57:355
2. Ahlbom G, Zetterberg LH (1975) A comparative study of five methods for analysis of EEG (Tech. Rept. No. 112). Royal Institute of Technology Stockholm
3. Baldock GR, Walter WG (1946) A new electronic analyzer. Electron Engng 18:339
4. Beck A (1890) Die Bestimmung der Lokalisation der Gehirn- und Rückenmarksfunktion vermittels der elektrischen Erscheinungen. Zentralbl Physiol 4:473
5. Beck A, Cybulski NN (1892) Weitere Untersuchungen über die elektrischen Erscheinungen in der Hirnrinde der Affen und Hunde. Zentralbl Physiol 6

6. Bente D, Itil TM (1959) Clinico-electroencephalographic investigations. In: Psychopharmacology Frontiers. Little Brown & Co Boston, p 319
7. Berger H (1929) Über das Elektroenkephalogramm des Menschen. Arch Psychiatr Nervenkr 87:527
8. Berger H (1930) Über das Elektroenkephalogramm des Menschen. II. Mitteilung. J Psychol Neurol (Lpz) 40:160
9. Berger H (1931) Über das Elektroenkephalogramm des Menschen. III. Mitteilung. Arch Psychiatr Nervenkr 94:16
10. Berger H (1932) Über das Elektroenkephalogramm des Menschen. IV. Mitteilung. Arch Psychiatr Nervenkr 97:6
11. Berger H (1932) Über das Elektroenkephalogramm des Menschen. V. Mitteilung. Arch Psychiatr Nervenkr 98:231
12. Berger H (1933) Über das Elektroenkephalogramm des Menschen. VI. Mitteilung. Arch Psychiatr Nervenkr 99:555
13. Berger H (1933) Über das Elektroenkephalogramm des Menschen. VII. Mitteilung. Arch Psychiatr Nervenkr 100:301
14. Berger H (1933) Über das Elektroenkephalogramm des Menschen. VIII. Mitteilung. Arch Psychiatr Nervenkr 101:452
15. Berger H (1934) Über das Elektroenkephalogramm des Menschen. IX. Mitteilung. Arch Psychiatr Nervenkr 102:538
16. Berger H (1935) Über das Elektroenkephalogramm des Menschen. X. Mitteilung. Arch Psychiatr Nervenkr 103:444
17. Berger H (1936) Über das Elektroenkephalogramm des Menschen. XI. Mitteilung. Arch Psychiatr Nervenkr 104:678
18. Berger H (1937) Über das Elektroenkephalogramm des Menschen. XII. Mitteilung. Arch Psychiatr Nervenkr 106:165
19. Berger H (1937) Über das Elektroenkephalogramm des Menschen. XIII. Mitteilung. Arch Psychiatr Nervenkr 106:577
20. Berger H (1938) Über das Elektroenkephalogramm des Menschen. XIV. Mitteilung. Arch Psychiatr Nervenkr 108:407
21. Berger H (1938) Das Elektroenkephalogramm des Menschen. Nova acta Leopoldina 6:173
22. Bickford RG (1949) Neurophysiological applications of automatic anesthesia-regulator controlled by brain potentials. J Physiol 159:562
23. Bickford RG (1950) Automatic electroencephalographic control of general anesthesia. Electroencephalogr Clin Neurophysiol 2:93
24. Bickford RG (1951) Use of frequency discrimination in the automatic EEG-control of anesthesia. Electroencephalogr Clin Neurophysiol 3:81
25. Borenstein P, Cujo P, Chiua M (1965) A propos de la classification des substances psychotropes selon leurs effects sur l'électroencéphalogramme. Ann Med Psychol (Paris) 2:429
26. Borenstein P, Cujo P, Kramarz P, Champion C (1969) A propos de certains aspects électroencéphalographiques de l'action des psychotropes. Sem Hop Paris 45:1331
27. Brazier MAB, Finesinger JE (1945) Action of barbiturates on cerebral cortex: Electroencephalographic studies. Arch Neurol Psychiatr 53
28. Brazier MAB, Casby JU (1956) Some applications of correlation analysis to clinical problems in electroencephalography. Electroencephalogr Clin Neurophysiol 8:325
29. Burch NR (1959) Automatic analysis of the electroencephalogram. Electroencephalogr Clin Neurophysiol 11:827
30. Caton R (1875) The electrical currents of the brain. Br Med J 2:278
31. Cooley JW, Tukey JW (1965) An algorhithm for the machine calculation of complex fourier-series. Math Comp 19:267
32. Courtin RF, Bickford RG, Faulconer A jr (1950) The classification and significance of electroencephalographic patterns produced by nitrous oxide-ether-anesthesia during surgical operations. Proc Staff Meet Mayo Clin 25:197
33. Cybulski NN, Macieszyna J (1914) Prady cynnosciowe kory mózgowej (Action currents of the cerebral cortex). Cracovie, Series B 776
34. Danilewski VI (1891) Zur Frage über die elektrischen Vorgänge im Gehirn als Ausdruck seines Tätigkeitszustandes. Zentralbl Physiol 5:1
35. Dietsch G, Berger H (1932) Fourier-Analyse von Elektroenkephalogrammen des Menschen. Pfluegers Arch 230:106

36. Drohocki Z (1939) Elektrospectrographie des Gehirns. Klin Wochenschr 18:536
37. Drohocki Z, Drohocka J (1938) L'électrocorticogramme pendant l'establissement de la narcose à l'urethane. C R Soc Biol (Paris) 129:895
38. Dumermuth G, Flühler H (1967) Some modern aspects in numerical spectrum analysis of multichannel EEG-data. Med Biol Engng 5:319
39. Fink M (1959) EEG and behavioral effects of psychopharmacologic agents. Neuropsychopharmacology 1:441
40. Fink M (1961) Quantitative electroencephalography and human psychopharmacology: Frequency spectra and drug action. Med Exp 5:364
41. Fink M (1963) Quantitative electroencephalography in human psychopharmacology. In: EEG and behavior. Glaser Basic-Books New York, p 177
42. Fink M (1969) The human electroencephalogram: Index of clinical activity of new psychoactive agents. Mod Probl Pharmacopsychiatry 2:106
43. Fink M (1969) EEG-classification of psychoactive drugs in man: Review and theory of behavioral associations. Psychopharmacology: A review of Progress 1957. Washington D.C. U.S. Government Printing Office, p 497
44. Förster O, Altenburger H (1935) Elektrobiologische Vorgänge an der menschlichen Hirnrinde. Dtsch Zschr Nervenkr 135:277
45. Gibbs FA, Davis H, Lennox WG (1935) The electroencephalogram in epilepsy and in conditions of impaired consciousness. Arch Neurol Psychiatr 34:1135
46. Gibbs FA, Gibbs EL, Lennox WG (1937) Effects on electroencephalogram of certain drugs which influence nervous activity. Arch Intern Med 60:154
47. Goldstein L (1974) Psychotropic drug induced EEG-changes as revealed by the amplitude integration method. Mod Probl Pharmacopsychiatry 8:131
48. Goldstein L, Murphree HB, Pfeiffer CC (1963) Quantitative electroencephalography in man as a measure of CNS stimulation. Ann NY Acad Sci 107:1045
49. Goldstein L, Murphree HB, Sugerman AA, Pfeiffer CC, Jenney EH (1963) Quantitative electroencephalographic analysis of naturally occurring and drug induced psychotic states in human males. Clin Pharmacol Ther 4:10
50. Grass MA, Gibbs FA (1938) Fourier-transform of the EEG. J Neurophysiol (Springfield) 1:521
51. Hjorth B (1970) EEG-analysis based on time domain properties. Electroencephalogr Clin Neurophysiol 29:306
52. Hjorth B (1973) The physical significance of time domain descriptions in EEG-analysis. Electroencephalogr Clin Neurophysiol 34:321
53. Itil TM (1961) Elektroenzephalographische Befunde zur Klassifikation neuro- und thymoleptischer Medikamente. Med Exp 5:347
54. Itil TM (1972) Quantitative pharmaco-electroencephalography in the discovery of a new group of psychotropic drugs. Dis Nerv Syst 33:557
55. Itil TM (1978) Quantitative electroencephalography in the discovery of psychotropic properties of drugs. Neuropsychopharmacology 2:1135
56. Kaufmann PI (1912) Elektrische Erscheinungen in der Großhirnrinde. Obrozenie Psikhiatrie Neurologii Eksperimentalnoi Psikhiologii 17:403
57. Kiersey DK, Bickford RG, Faulconer A jr (1951) Electroencephalographic patterns produced by thiopental-sodium during surgical operations: Description and classification. Br J Anesth 23:141
58. Kornmüller AE (1932) Bioelektrische Charakteristika architektonischer Felder der Großhirnrinde. Psychiatr Neurol Wochenschr (Halle) 3:34
59. Kornmüller AE (1933) Die Ableitung bioelektrischer Effekte architektonischer Rindenfelder vom uneröffneten Schädel. J Psychiatr Neurol 45:172
60. Kubicki St, Trede M, Just O (1960) Die Bedeutung des EEG bei Herzoperationen in Hypothermie und bei extrakorporaler Zirkulation. Anaesthesist 9:119
61. Künkel H (1972) Die Spektraldarstellung des EEG. EEG EMG 3:15
62. Künkel H (1972) Simultane Viel-Kanal-On-Line-EEG-Analyse in Echtzeit. EEG EMG 3:29
63. Martin JT, Faulconer A jr, Bickford RG (1959) Electroencephalography in anesthesiology. Anesthesiology 20:359
64. Marxow von F (1890) Mitteilung betreffend die Physiologie der Hirnrinde. Zentralbl Physiol 4:357

65. Marxow von F (1893) Mitteilung betreffend die Physiologie der Hirnrinde. Gesammelte Abhandlungen. Barth, Leipzig, S 409
66. Prawdicz-Neminski NW (1913) Elektrische Gehirnerscheinungen. Zentralbl Physiol 18:951
67. Prawdicz-Neminski NW (1925) Zur Kenntnis der elektrischen und der Innervationsvorgänge in den funktionellen Elementen von Geweben des tierischen Organismus. Elektrocerebrogramm der Säugetiere. Pfluegers Arch Ges Physiol 209:362
68. Remond A, Offner F (1952) Etudes topographiques de l'activité EEG de la région occipitale. Rev Neurol (Paris) 87:182
69. Rohracher H (1935) Die gehirnelektrischen Erscheinungen bei geistiger Arbeit. Z Psychol 136:308
70. Rohracher H (1937) Die gehirnelektrischen Erscheinungen bei Sinnesreizen. Z Psychol 140:274
71. Rohracher H (1938) Experimentale und theoretische Untersuchungen über die gehirnelektrischen Vorgänge. Pont Acad Sci Comm 2:225
72. Saltzberg B (1957) A new approach to signal analysis in electroencephalography. IRE Trans Med Electron 8:24
73. Schneider J, Woringer E, Thomalske G, Brogly G (1952) Bases électrophysiologiques des mechanismes d'action du Pentothal chez le chat. Rev Neurol (Paris) 87:433
74. Tönnies JF (1932) Der „Neurograph", ein Apparat zur Aufzeichnung bioelektrischer Vorgänge unter Ausschaltung der photographischen Kurvendarstellung. Naturwissenschaften 20:381
75. Tönnies JF (1933) Der Neurograph, ein Apparat zur unmittelbar sichtbaren Registrierung bioelektrischer Erscheinungen. Dtsch Z Nervenheilk 130:60
76. Tönnies JF (1934) Die unipolare Ableitung elektrischer Spannungen vom menschlichen Gehirn. Naturwissenschaften 22/24:411
77. Trede M, Kubicki St, Just O (1959) Über EEG-Beobachtungen bei Herzoperationen mit extrakorporalem Kreislauf. Anaesthesist 8:76
78. Tschiriev S (1904) Propriétés électromotrices du cerveau et du coeur. J Physiol Pathogen 6:671
79. Vogyesi GA (1978) A brain function monitor for use during anesthesia. Preliminary report. Can Anaesth Soc J 25:427
80. Walter DO (1963) Spectral analysis for electroencephalograms. Mathematical determination of neurophysiological relationship from records of limited duration. Exp Neurol 8:155
81. Walter WG (1936) The location of cerebral tumors by electroencephalography. Lancet 2:305
82. Walter WG (1943) An automatic low frequency analyzer. Electron Engng 16:8
83. Walter WG, Shipton HW (1951) A new toposcopic display system. Electroencephalogr Clin Neurophysiol 3:281

II. Grundlagen der Analyse des Elektroenzephalogramm

INHALT

Analyseverfahren im Zeitbereich 12
    Amplitudenintegration 12
    Periodenanalyse 14
Analyseverfahren im Frequenzbereich 15
    Spektralanalyse 15

Die computergestützte EEG-Analyse hat bislang in begrenztem Umfang in der klinischen EEG-Diagnostik [9, 14, 22] Anwendung gefunden. Einen festen Platz hat sie sich in der Schlafforschung und in der Analyse cerebraler Medikationswirkungen erworben. Für die Narkoseüberwachung sowie für die Überwachung im Rahmen der Herzchirurgie (PRONK 1982) gewinnt sie zunehmend an Bedeutung. Ein sinnvoller Einsatz und eine kritische Bewertung der EEG-Analyse, insbesondere in diesen Bereichen, setzt das Verständnis von Grundprinzipien und Aussagemöglichkeiten der verschiedenen Analyseverfahren voraus.

Im folgenden soll eine zusammenfassende Übersicht über einige der Verfahren zur quantitativen EEG-Analyse gegeben werden. Dabei kann grundsätzlich unterschieden werden zwischen *Verfahren*, die im *Zeitbereich* ablaufen und solchen, die im *Frequenzbereich* durchgeführt werden. Für manche Analyseverfahren ist eine solche, mehr didaktisch und historisch begründete Unterscheidung eher willkürlich, bis zu einem gewissen Grad lassen sich auch Zeitbereichs- und Frequenzbereichsverfahren miteinander in ihren Aussagen vergleichen. Auf eine eingehende, mathematisch fundierte Darstellung wird hier verzichtet, da auf andere Arbeiten mit jeweils weiterführender Literatur verwiesen werden kann (PRONK 1982; [5, 7]). Überdies sollen nur Verfahren besprochen werden, die sich mit der Analyse der fortlaufenden Grundaktivität, die speziell für anästhesiologische Fragestellungen wichtig ist, befassen. Verfahren der „Mustererkennung" (pattern recognition), etwa zur automatischen Erkennung sogenannter „epileptischer" Aktivität, sind in Übersichten von GOTMAN und GLOOR [13], JACOB [18], LOPES DA SILVA et al. [21], MCGILLIVRAY [23], FERBER [8] dargestellt.

Analyseverfahren im Zeitbereich

Amplituden-Integration. Eine ausführliche Darstellung der Methode mit ihren verschiedenen Modifikationen und einer Reihe von praktischen Anwendungen, vor allem im Bereich des psychiatrischen EEG, sind bei GOLDSTEIN [12] angegeben.

In der heute zumeist noch gebräuchlichen Version werden aus dem EEG-Signal durch eine Hochpaß-Filterung Frequenzen von unter 0.75 Hz eliminiert; dies entschärft das praktisch bedeutsame Artefakt-Problem zu einem gewissen Teil. Anschließend erfolgt eine Zweiweg-Gleichrichtung des EEG-Signals mit anschließender Integration über frei wählbare Zeitspannen. Diese Analyse liefert für jedes Integrationsintervall einen Zahlenwert, der der Fläche unter der gleichgerichteten EEG-Kurve entspricht. Abb. 1 veranschaulicht dies, wobei der Endwert der Kurve 3 diesen Integrationswert darstellt. Die fortlaufende EEG-Kurve liefert damit eine entsprechende Folge von Zahlenwerten, die durch einfache statistische Maße, wie z.B. Mittelwert, Streuung, Variationskoeffizient (Quotient aus Streuung und Mittelwert) sowie durch Verteilungshistogramme beschrieben werden kann. Ein Beispiel soll dies veranschaulichen. Abb. 2 stellt den Zusammenhang zwischen Variationskoeffizient und Integrationswerten (mean energy content) für drei Probandenkollektive dar. Daraus ergibt sich, daß das EEG in der dynamischen Struktur der Grundaktivität offenbar in Abhängigkeit vom Lebensalter geschlechtsspezifische Merkmale enthält, die der konventionellen visuellen EEG-Auswertung verborgen bleiben. Die Methode der

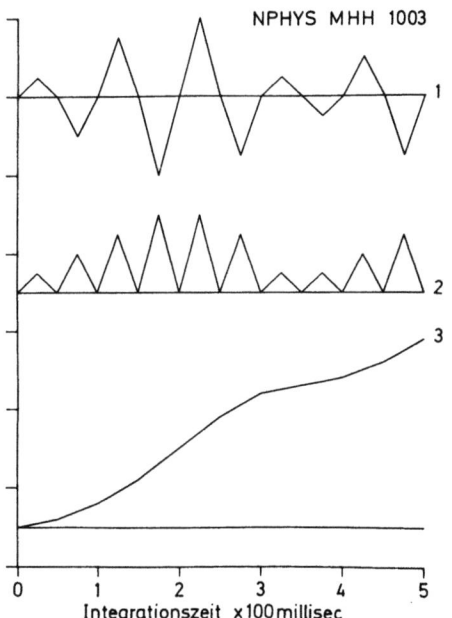
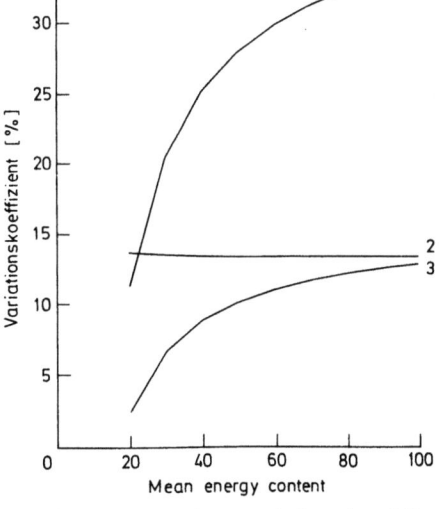

Abb. 1. Schematisch dargestelltes Prinzip der Amplitudenintegration.
1 EEG-Kurve; *2* Gleichgerichtete Kurve; *3* Zeitverlauf des Integrationswertes im Integrationsintervall (nach DROHOCKI [6])

Abb. 2. Zusammenhang zwischen dem Mittel der „Amplituden" und dem Variationskoeffizient (s. Text). *1* Männer von 20–54 Jahren; *2* Männer von 17–21 Jahren; *3* Frauen von 19–46 Jahren (berechnet nach Daten von BURDICK et al. [3])

Amplituden-Integration nutzt nur einen geringen Teil der im EEG enthaltenen Information, hat aber die Vorteile, daß sie instrumentell leicht realisierbar ist, daß ihre Resultate sehr anschaulich interpretierbar sind und daß diese mit einfachen statistischen Methoden weiter verarbeitet werden können.

Perioden- (Intervall-) Analyse. Das Verfahren beruht grundsätzlich auf dem Ansatz, Intervalle zwischen Zeitpunkten zu messen, an denen das EEG-Signal einen vorgegebenen „level" (z. B. die elektrische Null-Linie) kreuzt. Es geht auf Studien von BURCH et al. [2] und SALTZBERG et al. [1968] zurück. Zusammenfassende Erläuterungen der Methode und Anwendungsbeispiele finden sich u. a. bei ITIL [17] und FINK [10]. Die Abb. 3 und 4 geben eine vereinfachte und schematische Darstellung des Grundprinzips. Das EEG-Signal wird auf in gleicher Richtung gehende Durchgänge durch eine Referenzlinie (hier die Null-Linie) untersucht. Ihre zeitlichen Abstände definieren „Perioden" oder Intervalle, die in geeigneten Frequenzklassen unterteilt werden können. Zumeist werden Frequenzklassen von 0,5–3,5 Hz,

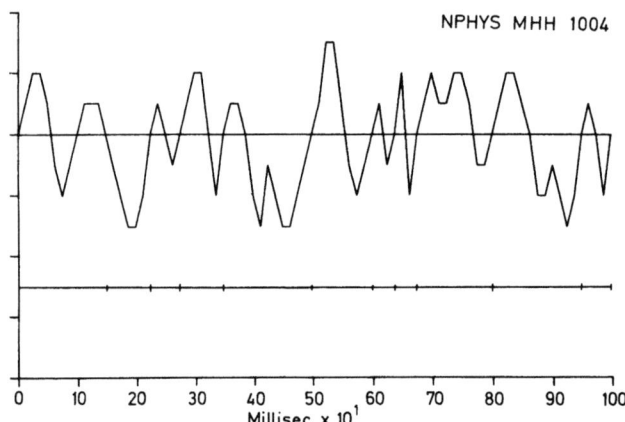

Abb. 3. Prinzip der period analysis. Im oberen Teil der Abbildung ist schematisch die EEG-Kurve dargestellt. Auf der unteren Linie sind die Nulldurchgänge markiert, deren zeitliche Abstände die Perioden definieren

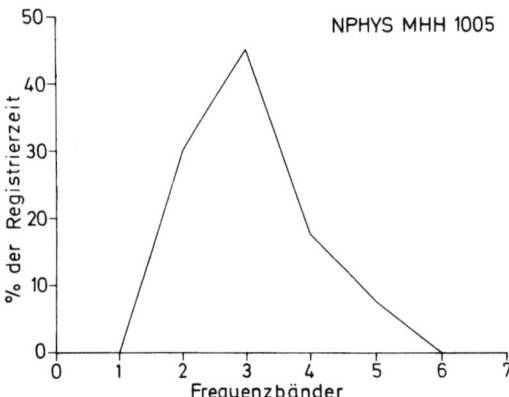

Abb. 4. Frequenzprofil der period analysis aus Abb. 3. In einem Histogramm ist der Prozentsatz der Registrierdauer der einzelnen Intervall- oder Periodenklassen aufgezeigt

3,5–7,5 Hz, 7,5–13 Hz, 13–20 Hz, 20–26,6 Hz, 26,6–40 Hz sowie über 40 Hz gewählt. Da die Dauer der einzelnen Perioden bekannt ist, kann in einem Histogramm dargestellt werden, welcher Prozentsatz der betrachteten Registrierdauer auf die einzelnen Intervallklassen entfällt (Abb. 4).

Auch dieses Verfahren erfordert nur einen geringen rechentechnischen Aufwand. Es führt zu einfach interpretierbaren Resultaten, wenn das EEG-Signal im wesentlichen aus einem dominanten Rhythmus besteht. Ist das Signal indessen aus einem mehr oder weniger komplexen Gemisch verschiedenster Frequenzen zusammengesetzt, so ergeben sich zwangsläufig unvollständige oder gar irreführende Resultate. Abbildung 3 läßt diesen Sachverhalt bereits erkennen: einzelne raschere Wellenformen, die langsameren Abläufen überlagert sind und die die Bezugslinie nicht erreichen, können so nicht erfaßt werden. Deshalb sind verschiedene Modifikationen des Verfahrens entwickelt worden, die jedoch nicht voll befriedigen (vgl. PRONK 1982). Es empfiehlt sich in diesem Fall, durch eine Bandpaß-Filterung zunächst geeignete Frequenzbänder zu isolieren (etwa entsprechend den oben genannten „Frequenzklassen") und dann eine Intervallanalyse getrennt auf jede dieser Frequenzklassen anzuwenden [20]. Dies bedeutet, daß der rechentechnische Aufwand entsprechend der Anzahl so definierter Bänder vervielfacht wird und zusätzlicher Aufwand für eine exakte Bandfilterung erforderlich ist. Hierdurch geht der ursprüngliche Vorteil der rechentechnischen Einfachheit wieder verloren. Ein weiterer Nachteil ergibt sich aus der Notwendigkeit einer weitaus höheren Abtastrate des Signals (wie sie für eine digitale Signalverarbeitung erforderlich ist), im Vergleich etwa zu einer Spektralanalyse des gleichen Signals. So läßt sich zeigen, daß eine Abtastrate von rund 700 Hz (Abtastwerte je Sekunde) erforderlich wird, um bei einer Intervallanalyse noch eine Frequenzauflösung von 1 Hz im Frequenzband 20–26,6 Hz zu erreichen. Bei einer Spektralanalyse mit geeigneter Tiefpaßfilterung (s. u.) genügt dagegen für alle klinischen Zwecke eine Abtastrate von etwa 80–90 Hz, was auch den Vorteil einer weit geringeren Menge von zu verarbeitenden Daten mit sich bringt.

Analyseverfahren im Frequenzbereich

Spektralanalyse. Die methodischen Grundlagen der EEG-Spektralanalyse sind u.a. von DUMERMUTH [5] sowie COOPER et al. (1974) allgemeinverständlich und ohne größere mathematische Voraussetzungen beschrieben. Im folgenden werden einige praktische Aspekte der Handhabung von EEG-Spektren diskutiert, deren Beachtung für die Qualität und Zuverlässigkeit der Resultate von entscheidender Bedeutung ist. Die Darstellung beschränkt sich auf die hier ausschließlich verwendeten Powerspektren. Weiterführende Verfahren, wie Kreuzspektren, Kohärenzfunktionen und Spektren höherer Ordnung, die ebenfalls in den allgemeineren Bereich der

Spektralanalyse gehören, bleiben unberücksichtigt. Das Prinzip der Spektralanalyse beruht auf der Tatsache, daß jedes auch nicht-periodische Signal, speziell also ein EEG-Signal, durch eine Summe von Funktionen mit spezifischen Eigenschaften dargestellt werden kann. Von besonderer praktischer Bedeutung sind in diesem Zusammenhang die trigonometrischen Funktionen, die den zeitlichen Ablauf eines EEG-Signals formelmäßig wie folgt darstellen:

$$EEG(t) = a_1*\sin(w_1*t) + b_1*\cos(w_1*t) + a_2*\sin(w_2*t) + b_2*\cos(w_2*t) + \ldots$$

Dabei bedeutet EEG(t) den numerischen Wert des EEG-Signals zum Zeitpunkt t, $w_1 = 2\pi/f_1$, $w_2 = 2\pi/f_2$ usw. Die Frequenzen f_1, f_2 … hängen von den Registrier- und Analysebedingungen ab, f_1 z.B. von der Dauer des analysierten Signals. Zweckmäßig wird ein über mehrere Minuten registriertes EEG-Signal in mehrere aufeinanderfolgende Segmente von z.B. T-Sekunden aufgeteilt. Dann gilt $f_1 = 1/T$. Ferner wählt man $f_2 = 2*f_1$, $f_3 = 3*f_1$ usw. Hieraus wird bereits klar, daß die sogenannte Frequenzauflösung dieser Analyse 1/T beträgt. Somit ist die Frequenzauflösung durch geeignete Wahl der Segmentlänge T variierbar. Die höchste sinnvoll analysierbare Frequenz, f_N, wird durch die Abtastrate Δt begrenzt, mit der das EEG-Signal für die digitale Verarbeitung im Rechner abgetastet (digitalisiert) wird. Hierzu gilt $f_N = 1/(2*\Delta t)$. Dies bedeutet, daß die Abtastrate für das Signal mindestens doppelt so groß sein muß, wie die höchste interessierende Frequenz. Bei einer Spektralanalyse bis zu 32 Hz muß demnach die Abtastfrequenz mindestens 64 Hz betragen. Diese einfache Beziehung gilt jedoch nur dann, wenn sichergestellt ist, daß im EEG-Signal keine höheren Frequenzen als 32 Hz vorkommen. Dies kann nicht ohne weiteres vorausgesetzt werden (es sei z.B. auf den unter Intensivbedingungen häufigen Netzbrumm von 50 Hz oder Muskelartefakte mit noch weit höheren Frequenzanteilen hingewiesen). Hierbei müßte eine weit höhere Abtastfrequenz gewählt werden, als durch den eigentlich interessierenden Spektralbereich von 32 Hz gegeben wäre, damit die Analyseresultate nicht in unkontrollierbarer Weise durch diese höheren Frequenzanteile des Signals verfälscht werden. Es ist deshalb zweckmäßiger und ökonomischer, das EEG-Signal vor der Digitalisierung und Weiterverarbeitung so zu filtern, daß die nicht mehr interessierenden Frequenzen eliminiert werden (Tiefpaßfilterung).

Danach kann die Berechnung der Koeffizienten a_1, b_1, a_2, b_2 … erfolgen. Dies geschieht meist mit Hilfe der sogenannten schnellen Fourier-Transformation [4], deren algorithmisches Prinzip hier nicht interessiert (Einzelheiten vgl. DUMERMUTH [5]). Die sogenannten Spektralkoeffizienten berechnen sich dann wie folgt:

$$S_1 = \sqrt{(a_1^2 + b_1^2)}, \quad S_2 = \sqrt{(a_2^2 + b_2^2)}, \ldots$$

Ihre Folge von f_1 bis f_N stellt das Endresultat der Analyse, das Leistungs- oder Powerspektrum dar (hieraus ergibt sich, daß es unrichtig wäre, von einer Fourier-Analyse des EEG zu sprechen, denn die Fourier-Transformation stellt lediglich einen algorithmischen Schritt innerhalb der Spektralanalyse dar).

Gegen die Verwendung der Spektralanalyse ist häufig der Einwand gemacht worden, daß das Gehirn ja keine Sinuswellen produziere und diese Methode daher für die EEG-Analyse inadäquat sei. Dieser Einwand beruht auf einem Mißverständnis über die Natur der Spektralanalyse. Ihre Anwendung beruht auf der als Axiom zu betrachtenden – und bislang jedenfalls für die kontinuierlich ablaufende Grundaktivität nicht widerlegten – Annahme, daß es sich dabei um ein stochastisches, in der Zeit zufallsmäßig ablaufendes Signal handelt. Ein solches Signal läßt sich nicht exakt vorausberechnen, sondern lediglich durch statistische Kenngrößen wie etwa Mittelwert und Varianz beschreiben. Das Spektrum stellt dabei lediglich den Gehalt dieses Signals an den verschiedenen Frequenzanteilen dar, die Signalvarianz wird nach ihren Spektralanteilen aufgelöst (hieraus leitet sich die mitunter gebrauchte Bezeichnung Varianzspektrum her; da der statistische Begriff der Varianz im physikalischen Begriff der Leistung oder Power entspricht, ergibt sich die meist gebrauchte Bezeichnung Powerspektrum). Unter gewissen Voraussetzungen – wenn Stationarität und Normalität vorliegen – ist diese Frequenzbeschreibung vollständig und erschöpfend. Stationarität liegt dann vor, wenn die statistischen Eigenschaften des Signals, insbesondere seine Varianz, im Zeitablauf konstant bleiben; Normalität liegt dann vor, wenn seine Amplituden einer Normalverteilung folgen. Beide Voraussetzungen sind im Falle des EEG im allgemeinen nicht erfüllt, obgleich sie meist stillschweigend vorausgesetzt werden (vgl. GASSER [11]). Bei nicht-normaler Amplitudenverteilung liefert das Spektrum eine unvollständige, aber korrekte Beschreibung der statistischen Signaleigenschaften. Stationäres Verhalten des EEG kann praktisch nur für begrenzte Zeiträume von einigen wenigen Sekunden vorausgesetzt werden, je nach den besonderen Umständen und Registrierbedingungen bis zu 20 Sekunden. Wählt man längere Segmente für die Analyse, so erhält man eine Art von „mittlerem" Spektrum über diesen Zeitraum. In der beschriebenen Weise berechnete EEG-Spektren zeigen im allgemeinen einen wenig glatten Kurvenverlauf, wie die Abb. 5 und 6 zeigen. Die Spektralkoeffizienten besitzen eine relativ geringe statistische Stabilität. Dies läßt sich durch Glättungsverfahren verbessern, die auf das Spektrum angesetzt werden. Dies führt je nach Verfahren zu einer gewissen Verminderung der Frequenzauflösung, die für die EEG-Analyse aber akzeptabel ist. Wählt man etwa im Hinblick auf die mangelnden Stationaritätseigenschaften kurze Segmentlängen von z. B. 4 Sekunden, so ergibt sich vor Glättung nach den obigen Darlegungen eine Frequenzauflösung von 0,25 Hz, die für praktische Zwecke durch die gebräuchlichen Glättungsverfahren auf etwa 0,5 Hz verringert wird, was

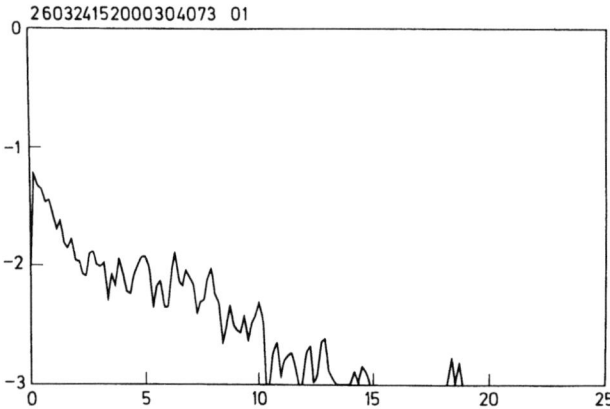

Abb. 5. Powerspektrum für einen EEG-Abschnitt von 3 min, präzentral links (*Abszisse:* Frequenz in Hz, *Ordinate:* Leistung logarithmisch)

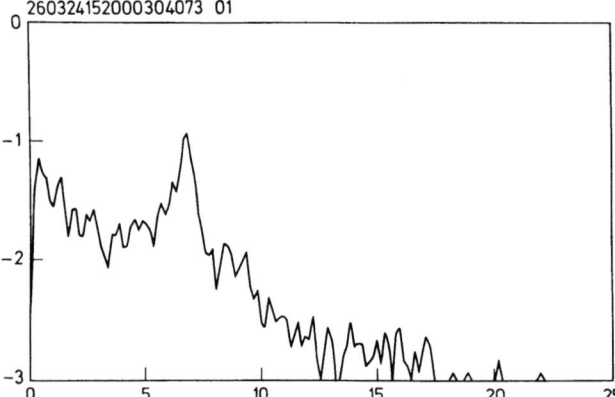

Abb. 6. Powerspektrum für einen EEG-Abschnitt von 3 min, präzentral rechts (*Abszisse:* Frequenz in Hz, *Ordinate:* Leistung logarithmisch)

ohne weiteres toleriert werden kann. Dadurch ergeben sich Spektren, wie sie in Abb. 7 dargestellt sind. Einen vergleichbaren Effekt kann man auch durch die Mittelung einer Reihe von Spektren aus aufeinanderfolgenden Segmenten erhalten [19], wobei allerdings wieder das Stationaritätsproblem berücksichtigt werden muß. In Abb. 7 ist jeweils eine Sequenz von Spektren aus aufeinanderfolgenden Segmenten hintereinander in einer quasi-dreidimensionalen Darstellung aufgetragen, von links nach rechts entsprechend den Abteilungen von temporal links, occipital links, occipital rechts, temporal rechts. Diese Art von „compressed spectral array" [1] erlaubt eine synchron-optische Darstellung der Verlaufsdynamik des EEG, die in dieser kompakten Form und Differenzierung einer rein visuellen Beurteilung des EEG nicht zugänglich ist. Als hervorstechendes Merkmal zeigen die vier paarweise symmetrischen Kanäle einen Doppelgipfel in alpha-Bereich (hier bei etwa 10 Hz). Der Beobachtungszeitraum erstreckt sich über etwa

Abb. 7. Verlaufsdynamik der EEG-Aktivität während 30 min. *Von links nach rechts:* temporobasal links, occipital links, occipital rechts, temporobasal rechts

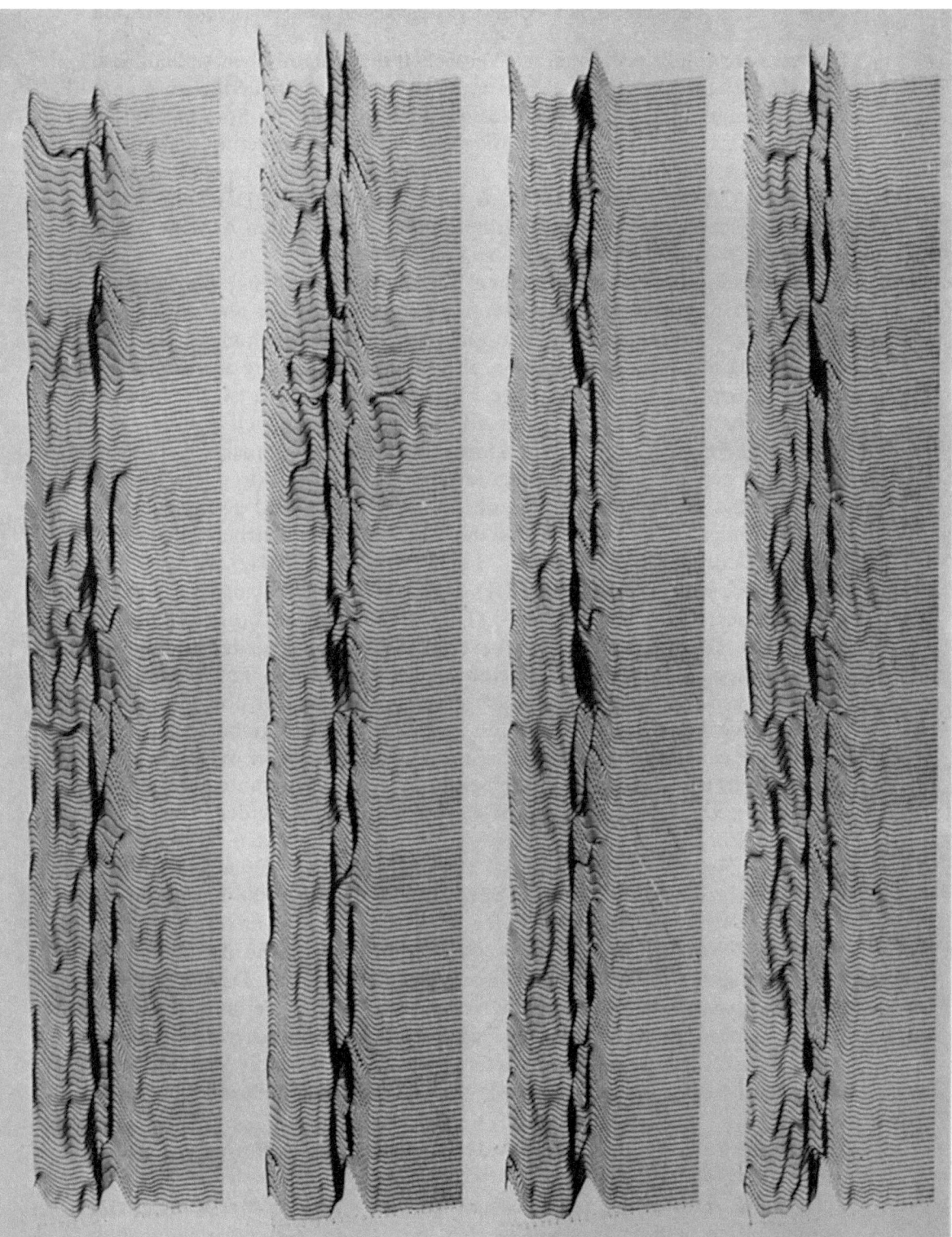

30 Minuten; er läßt erkennen, wie verwickelt die dynamischen Verhältnisse der Grundaktivität sich darstellen und daß sie in unterschiedlichen Kanälen verschieden ablaufen. Damit lassen sich mit Hilfe der Spektralanalyse des EEG Sachverhalte darstellen, die sich einer zureichenden Beschreibung im konventionellen Begriffssystem der klinischen Elektroenzephalographie entziehen. Gleichzeitig wird deutlich, daß diese Form der Darstellung sich besonders dazu anbietet, EEG-Verläufe unter dynamischen Aspekten – etwa bei der Narkoseüberwachung – zu kontrollieren.

Gleichzeitig darf nicht übersehen werden, daß dem Auge des Betrachters damit eine Fülle von Information angeboten wird, die nur schwer verarbeitet werden kann. Hier besteht nicht nur für Überwachungszwecke die Notwendigkeit der Datenreduktion, d. h. der Beschränkung auf den Informationsanteil, der für die jeweilige Fragestellung relevant ist. Dieses Problem ist vorläufig noch von einer allgemeinen Lösung weit entfernt. Ein Verfahren, welches sich für viele klinische Zwecke als brauchbar erwiesen hat, stützt sich auf eine Parametrisierung der EEG-Spektren. Es wird in Abb. 8 erläutert. Dabei wird von der klinisch weitgehend gebräuchlichen Einteilung der EEG-Frequenzen in die folgenden Frequenzbereiche ausgegangen: Delta-Band (0,5–3,5 Hz), Theta-Band (3,5–7,5 Hz), Alpha-Band (7,5–13 Hz), Beta-Band (über 13 Hz). Mitunter ist es zweckmäßig, das relativ breite Beta-Band noch in Beta-1 (13–18 Hz) und Beta-2 (über 18 Hz) zu unterteilen. Die spektrale Frequenzverteilung innerhalb jedes dieser Frequenzbänder kann dann durch eine kleine Anzahl von Parametern beschrieben werden, und zwar zunächst durch das Integral über das Spektrum im jeweiligen Band (die Fläche unter der Kurve zwischen den Bandgrenzen wird auch absolute Bandleistung genannt). Dieser Wert, dividiert durch das Integral über das ganze Spektrum (die Fläche unter der gesamten Kurve), kann als relative Bandleistung bezeichnet werden. Das Maximum der Frequenzverteilung im jeweiligen Band stellt den Modus, auch dominante Frequenz genannt, dar. Ein Maß für die Frequenzvariabilität innerhalb eines Bandes stellt die Differenz der 10%- und 90%-Perzentile der spektralen Verteilung dar (diejenigen Frequenzen, bis zu denen die Fläche unter der Spektralkurve 10% bzw. 90% der Gesamtfläche des jeweiligen Frequenzbandes erreicht). Auf diese Weise läßt sich die Darstellung aus Abb. 7 auf wenige Kurvenzüge, die etwa den zeitlichen Verlauf der Delta-, Theta-, Alpha- und Beta-Bandleistung wiedergeben, reduzieren, allerdings unter Verzicht auf eine differenziertere Information über die Verlaufsdynamik. Für Überwachungszwecke hat sich bislang die Methode jedoch bewährt.

Andere Verfahren der EEG-Analyse, wie die autoregressive Filterung, die KALMAN-Filterung oder die Berechnung von normierten Steilheitsmaßen [15, 16], sind bislang nur vereinzelt für Überwachungszwecke eingesetzt worden. Eine nähere Diskussion der mit ihnen zusammenhängenden Aspekte findet sich bei PRONK (1982).

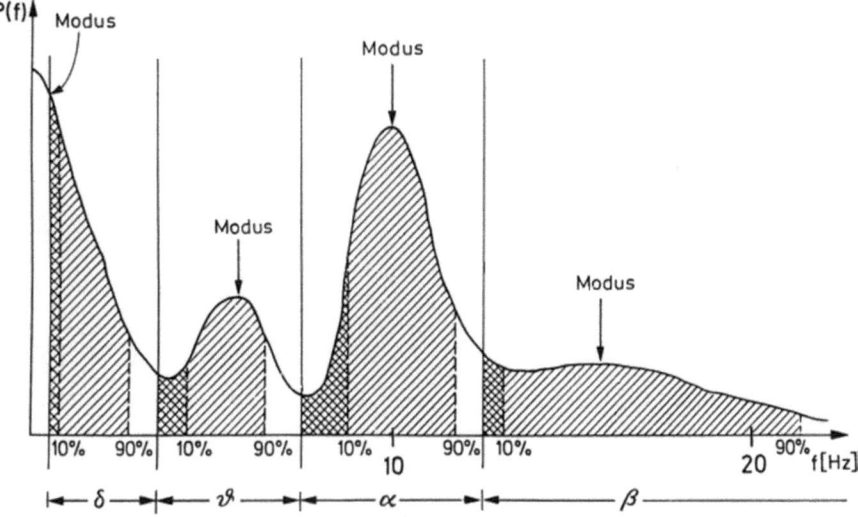

Abb. 8. Definition der EEG-Spektralparameter (Erklärungen s. Text)

Literatur

A. Lehrbücher und zusammenfassende Übersichten

Cooper R, Osselton JW, Shaw JC (1974) Electroencephalography, Fischer Stuttgart
Pronk RAF (1982) EEG Processing in cardiac surgery. Institute of Medical Physics TNO. Utrecht Report R-1982-1
Saltzberg B, Edwards RJ, Heath RG (1968) Synoptic analysis of EEG signals. Pergamon Press, Oxford

B. Einzelarbeiten

1. Bickford RG, Fleming N, Billinger Th (1971) Compression of EEG data. In: Trufant SA (ed) Transactions of the American Neurological Association. Springer Publishing Company Inc., New York Vol 96, p 118
2. Burch NR, Nettleton WI, Sweekly J, Edwards RJ (1964) Period analysis of the electroencephalogram on a general-purpose digital computer. Ann NY Acad Sci 115:827
3. Burdick JA, Sugermann AA, Goldstein L (1967) The application of regression analysis to quantitative EEG-analysis in man. Psychophysiologie 3:249
4. Cooley JW, Tukey JW (1965) An algorithm for the machine calculation of complex fourier-series. Math Comp 19:267
5. Dumermuth G (1973) Numerical spectral analysis of the electroencephalogram. In: Matousek M (ed) Handbook electroencephalography and clinical neurophysiology. Vol 5, Part A, Elsevier, Amsterdam p 33
6. Drohocki Z (1948) L'intégrateur de l'électroproduction cérébrale pour l'électroencéphalographie quantitative. Rev Neurol (Paris) 80:619
7. Etevenon P (1977) Etude méthodologique d'électroencephalographie quantitative. Application à quelques examples. Thèse, Paris
8. Ferber G (1982) Syntactic pattern recognition in clinical routine-EEG. Proceedings of the 6th international conference of pattern recognition. München 1982. Computer Society Press Silver Spring, USA, p 1186

9. Ferber G, Künkel H (1979) Die Bedeutung der automatischen EEG-Analyse für die klinische EEG-Befundung. Wiss J EM Arndt-Universität, Greifswald 28:25
10. Fink M (1977) Quantitative EEG analysis and psychpharmacology. In: Remond A (ed) EEG informatics: A didactic review of methods and applications of EEG data processing. Elsevier, Amsterdam p 301
11. Gasser T (1977) General characteristics of the EEG as a signal. In: Remond A (ed) EEG informatics. A didactic review of methods and applications of EEG data processing. Elsevier, Amsterdam p 37
12. Goldstein L (1975) Time domain analysis of the EEG: The integrative method: In: Dolce G, Künkel H (eds) CEAN-computerized EEG analysis. Fischer, Stuttgart, p 251
13. Gotman J, Gloor P (1976) Automatic recognition and quantification of interictal epileptic activity in the human scalp EEG. Electroencephalogr Clin Neurophysiol 41:513
14. Harner RN (1977) EEG-analysis in the time domain. In: Remond A (ed) EEG informatics: A didactic review of methods and applications of EEG data processing. Elsevier, Amsterdam, p 57
15. Hjorth B (1970) EEG analysis based on time domain properties. Electroencephalogr Clin Neurophysiol 29:306
16. Hjorth B (1973) The physical significance of the time domain descriptors in EEG analysis. Eletroencephalogr Clin Neurophysiol 34:321
17. Itil TM (1975) Digital computer period analysed EEG in psychiatry and psychopharmacology. In: Dolce G, Künkel H (eds) CEAN-computerized EEG analysis. Fischer, Stuttgart, p 289
18. Jacob H (1976) Ein Beitrag zur automatischen in Echtzeit ablaufenden Analyse von kontinuierlichen und intermittierenden Aktivitäten im Elektroencephalogramm. Dissertation TU Hannover
19. Künkel H (1972) Die Spektraldarstellung des EEG. EEG-EMG 3:15
20. Künkel H, Westphal M (1970) Quantitative EEG-analysis of Pyrithioxine Action. Pharmakopsychiatr Neuropsychopharmakol 3:41
21. Lopes da Silva FH, van Hulten K, Lommen JG, Storm van Leeuwen W, van Vellen CWM, Vliegenthart W (1977) Automatic detection and localization of epileptic foci. Electroencephalogr Clin Neurophysiol 43:1
22. Matousek M, Ayvidson A, Friberg S (1979) Serial quantitative electroencephalography. Electroencephalogr Clin Neurophysiol 47:614
23. McGillivray B (1977) The application of automated EEG analysis to the diagnosis of epilepsy. In: Remond A (ed) EEG informatics. A didactic review of methods and applications of EEG data processing. Elsevier Amsterdam, p 83

III. Technische Voraussetzungen zur Elektroenzephalographie im Operationsbereich

INHALT

Elektroden 24
Verstärker und Aufzeichnungsgeräte 26
Weiterverarbeitung der EEG-Signale mit der Spektralanalyse 28
Elektrische Sicherheitsvorkehrungen 30
Artefakte: Erkennung und Vermeidung 30
Wahl des Ableitungsschemas 31

Die unter Normalbedingungen an der Kopfhaut registrierbare hirnelektrische Aktivität weist Spannungen zwischen 10 und etwa 100 µV bei Frequenzen von etwa 0,5 bis etwa 40 Hz auf; sie kann sich für einige Potentialformen aber auch auf 200 bis 300 µV erstrecken und weist damit einen erheblichen dynamischen Bereich auf. Dies sowie die Notwendigkeit, gleichzeitig vorhandene Störspannungen zu unterdrücken, deren Amplituden mehrere Größenordnungen höher liegen können, führt zu Qualitätsanforderungen an einen hochempfindlichen EEG-Verstärker, mit dem die Grenzbereiche des physikalisch überhaupt Realisierbaren erreicht werden. Es ist deshalb im Bereich der klinischen Neurophysiologie üblich, EEG-Ableitungen in speziell dafür eingerichteten abgeschirmten Räumen durchzuführen. Neben bequemen Sitz- oder Liegegelegenheiten zur Ausschaltung biologischer Artefakte während der Ableitung haben diese Räume eine spezielle elektrische Ausstattung – zumeist einen Faraday'schen Käfig – um externe elektrische Störfelder fernzuhalten. Um die Vorteile der EEG-Registrierung im anästhesiologischen Routinebetrieb auszunutzen, müssen die hochempfindlichen Geräte in den Operationsbereich verlagert werden. Eine Vielzahl vorhandener Störquellen muß dabei in Kauf genommen werden. Die im EEG-Labor eingebauten Störschutzmaßnahmen fehlen in aller Regel im Operationsbereich. Da ein Umbau der räumlichen Gegebenheiten aus Kostengründen gewöhnlich ausscheidet, die Vorteile der kontinuierlichen EEG-Registrierung während anästhesiologischer Behandlungen insgesamt und im Einzelfall aber wertvoll sind, soll in diesem Kapitel darauf eingegangen werden, wie trotz der bestehenden Schwierigkeiten technisch brauchbare EEG-Ableitungen gewonnen werden können ([4]; BRECHNER u. WALTER 1962, FAULCONER u. BICKFORD 1960, SADOVE et al. 1967).

24   Einführendes zur Elektroenzephalographie in anästhesiologischen Bereichen

Elektroden

Die Abnahme der Hirnstrompotentiale von der behaarten Kopfhaut unter Ausschluß invasiver Methoden kann auch heute noch ein Problem darstellen. Abbildung 1 zeigt mehrere mögliche Elektrodenformen, die z. Z. in Gebrauch sind. Im neurophysiologischen Arbeitsbereich werden vorwiegend wache und kooperative Patienten behandelt; dazu bewähren sich *Pilz- oder Z-Elektroden,* die durch eine Gummihaube auf der Konvexität des Schädels festgehalten werden (Abb. 2). Ihr Gebrauch im Bereich der Anästhesie ist nicht zu empfehlen, da sie bei Manipulationen am Kopf leicht disloziiert werden können und dann keine brauchbaren, weil zu artefaktreiche, Ableitungen liefern.

Nadelelektroden werden in die Kopfschwarte eingestochen. Ihre Vorteile liegen in der schnellen Applikation und einer relativ guten Stabilität ihrer Registriereigenschaften. Wesentliche Nachteile sind in der unnötigen Hautverletzung und der schmerzhaften Anlage zu sehen. Nadelelektroden sollten deshalb nur intranarkotisch benutzt werden. Da jedoch das pränarkotische EEG zur besseren Beurteilung der intraoperativen Veränderungen vorliegen sollte, sind Nadelelektroden selten anwendbar. Im operativen Umfeld sind *Klebeelektroden* als Optimum anzusehen. Sie bestehen aus einer becherförmigen Silber/Silberchlorid-Elektrode mit fest angelötetem Kabel sowie einem Kunststoffrand zur Befestigung. Diese Elektroden werden mit Kollodium auf der Kopfhaut festgeklebt. Bei einiger Übung ist dies ohne Entfernung von Haaren möglich. In den Becher der Elektrode wird nach Befestigung Elektrodenpaste gefüllt. Der Vorteil der Klebeelektroden

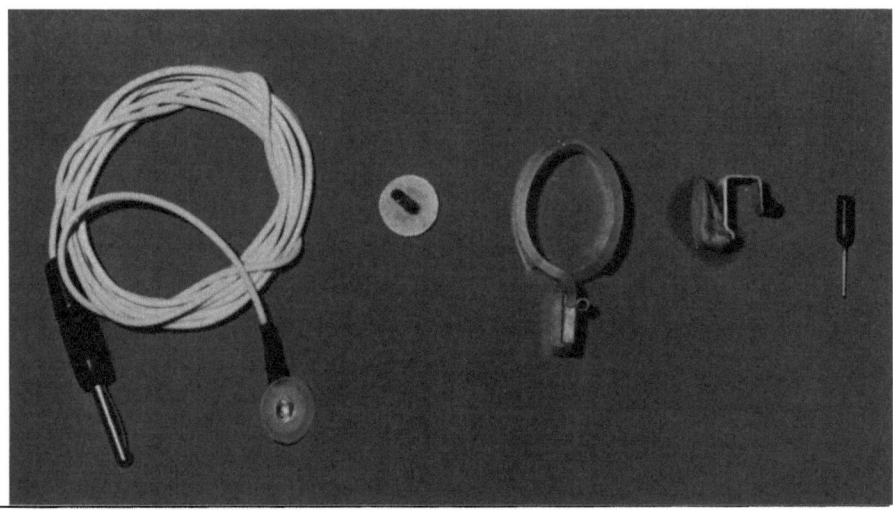

Abb. 1. Darstellung gebräuchlicher EEG-Abnahmeelektroden. *V. l. n. r.:* Ag/AgCl-Klebeelektrode; Ag/AgCl-Pilzelektrode; Ohrelektrode; Ag/AgCl-Z-Elektrode; Stahl-Nadelelektrode

Technische Voraussetzungen zur Elektroenzephalographie im Operationsbereich 25

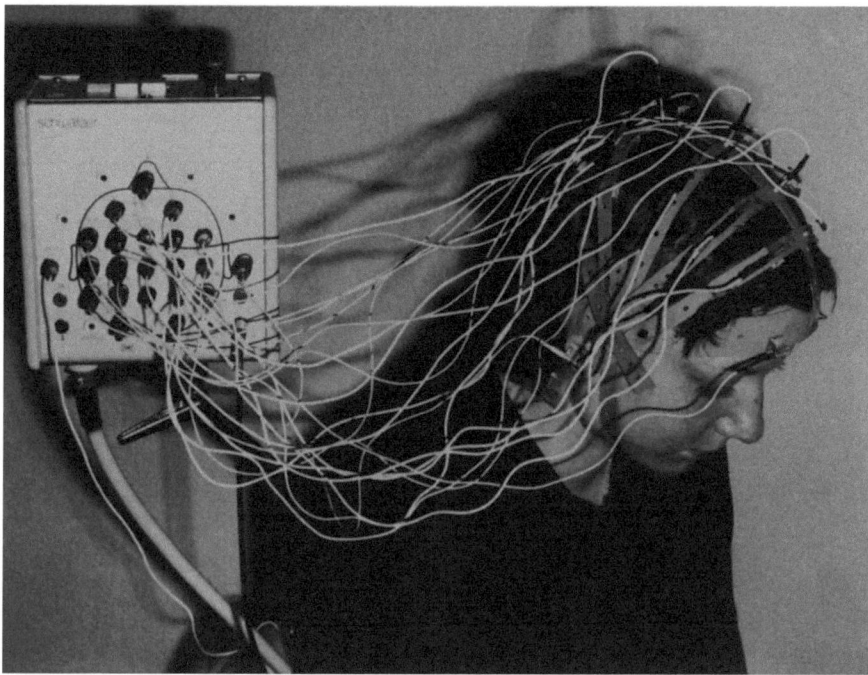

Abb. 2. Pilz- und Z-Elektroden werden angelegt und durch eine Gummihaube auf der Kopfhaut festgehalten. Übliches Ableiteverfahren bei wachen kooperativen Patienten in der klinischen Routine

liegt in ihrer mechanischen und elektrischen Festigkeit, ihrem niedrigen Übergangswiderstand sowie in der nicht invasiven Applikationsform. Ihr Nachteil besteht darin, daß die Anbringung Zeit und Geschick erfordert. In der Neurophysiologie wird diese Elektrodenform für langfristige Schlaf- und Nachtableitungen verwendet (Abb. 3). Weitere Elektrodenformen, die für spezielle neurologische Fragestellungen entwickelt worden sind, sind für die Anwendung in der Anästhesiologie ohne Bedeutung, sie werden deshalb nicht näher besprochen. Die *elektrischen Eigenschaften* verschiedener *Elektrodenmaterialien* haben Einfluß auf die Güte der aufgezeichneten Kurve. In praxi hat sich herausgestellt, daß die Kombination von Silber und Silberchlorid die günstigsten Ableiteigenschaften für das EEG hat. Durch die Kombination des Edelmetalls mit seinem Salz hat die Elektrode auch für niederfrequente Ströme einen geringen Übergangswiderstand, da die bei Verwendung von einfachen Metallelektroden auftretenden Kondensatoreigenschaften hier kompensiert werden. Beim Anbringen der Elektroden auf dem Kopf des Patienten ist neben der mechanischen Stabilität auch auf den Übergangswiderstand zu achten. An den meisten EEG-Geräten findet sich eine Einrichtung zur Messung dieser sog. Elektrodenimpedanz. Die Impedanz sollte etwa 10 Kiloohm betragen, auf jeden Fall aber unter 50 Kiloohm liegen und bei mehreren Elektroden untereinander zahlenmä-

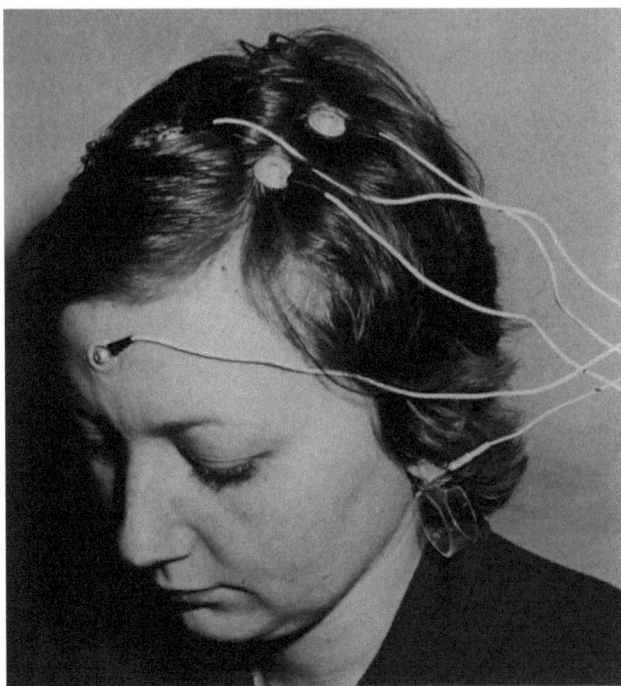

Abb. 3. Ableiteverfahren beim eigenen anästhesiologisch-operativen Krankengut: Kopfhautklebeelektroden für 2 Spuren; C_z-A_1 und C_3-P_3 (Stirnelektrode = Erdungselektrode)

ßig möglichst gleich sein, da es sonst zu erheblichen Störeinstreuungen kommen kann. Die sorgfältige Anbringung der Elektroden ist zwar zeitraubend, für den Erfolg einer sauberen Ableitung jedoch entscheidend.

Verstärker und Aufzeichnungsgeräte

Welches EEG-Gerät aus der großen angebotenen Zahl ausgesucht wird, ist hauptsächlich eine Frage der persönlichen Anschauung und der zur Verfügung stehenden Mittel. Die in diesem Buch abgebildeten EEG-Kurven sind mit Geräten der Firma Schwarzer aufgezeichnet worden. Vielfach besteht eine gewisse Furcht vor EEG-Geräten auf Grund der Vielzahl von Hebeln und Schaltern. Diese Furcht ist unbegründet, denn es handelt sich bei genauer Betrachtung nur um 3 Kenngrößen, die beachtet werden müssen. Da diese Größen für alle Kanäle simultan wie auch für jeden Kanal einzeln geschaltet werden können, resultiert die hohe Anzahl an Bedienungselementen.

Im folgenden sollen diese 3 wichtigen Größen kurz erklärt werden:

1. Verstärkung: Im allgemeinen ist es üblich, routinemäßig mit einer Verstärkung von 50 µV = 7 mm zu beginnen. Das heißt, ein Eingangssignal von 50 µV wird so verstärkt, daß auf dem Papier ein Zeigerausschlag von 7 mm zustande kommt. Vereinbarungsgemäß sind EEG-Geräte so geschaltet, daß eine positive Eingangsspannung zu einem Zeigerausschlag nach unten führt. Da es unter Narkosebedingungen auch zu sehr flachen Kurvenverläufen kommen kann, ist es wünschenswert, daß das Gerät auch größere Verstärkungen, z. B. 10 µV/7 mm, zuläßt.

2. Hochfrequenzfilter: Mit diesem Filter kann man die obere Grenzfrequenz der Aufzeichnung bestimmen. Der Frequenzbereich, in dem sich der wesentliche Anteil der elektrischen Hirnaktivität befindet, erstreckt sich von ~ 0,5 Hz bis ~ 40 Hz. Es ist üblich, mit einer Filtereinstellung von 70 Hz abzuleiten. Gerade im OP-Bereich kann es notwendig werden, die obere Grenze auf 30 Hz herunterzunehmen. Da diese Maßnahme jedoch zu einem Informationsverlust führen kann, ist diese Schaltung unbedingt auf der Kurve zu vermerken.

3. Die Zeitkonstante: Die Zeitkonstante ist ein Parameter, der in Sekunden angegeben wird und ein direktes Maß für die untere Grenzfrequenz darstellt. Der Ausdruck Zeitkonstante ist aus der Arbeitsweise dieser Filter entstanden: Gibt man an den Eingang dieses Filters eine Sprungfunktion, d. h. die Spannung wird von „0" abrupt auf einen beliebigen aber konstanten Gleichspannungspegel eingestellt, so findet auf der Filterausgangsseite zunächst der gleiche Sprung statt. Im Anschluß fällt jedoch die Spannung exponentiell auf „0" ab. Die Zeitkonstante ist nun jene Zeit, in der die Spannung auf 37% ihres Ausgangswertes abgefallen ist. Die Größen „Untere Grenzfrequenz" (F) und „Zeitkonstante" (T) stehen in folgender fester Beziehung: $F = 1/(2\pi T)$. Typische Werte, die eingestellt werden können, sind: 0,03 s, 0,1 s, 0,3 s, 1 s, bzw. in Frequenzen ausgedrückt: 5,3; 1,6; 0,53 und 0,16 Hz. Nach üblicher Vereinbarung wird ein EEG meistens mit einer ZK = 0,3 s geschrieben. Durch eine Verkleinerung der ZK lassen sich langsame Störeinstreuungen, wie sie durch Schwitzen oder auch durch Beatmungsgeräte verursacht werden können, gut unterdrücken. Es ist jedoch zu beachten, daß – für die Narkose wesentliche – EEG-Phänomene des Delta-Bereichs (0,5–3,5 Hz) durch eine Anhebung der unteren Grenzfrequenz teilweise unterdrückt werden können.

Die 3 wichtigen Kenngrößen sollten für alle Kanäle gleicherweise eingestellt sein. An den meisten Geräten finden sich zusätzliche Schalter, mit denen alle Spuren simultan umgeschaltet werden können.

Die *Papiergeschwindigkeit* ist in Deutschland allgemein mit 30 mm/s vereinbart; für spezielle Fragestellungen können noch andere Geschwindigkeiten eingestellt werden (Eine Zusammenfassung der technischen und physikalischen Voraussetzungen zur EEG-Ableitung findet sich bei COOPER et al. (1974)). Vom EEG-Gerät führt ein Kabel zum sogenannten Abnahmekopf, in den die Bananenstecker der Elektrodenkabel eingesteckt werden. Dieses Kabel ist zumeist 2,5–3 m lang. Geräte, bei denen die EEG-Eingangsverstärker durch Miniaturisierung in den Abnahmekopf eingebaut sind, stellen heute den Standard dar. Das EEG-Signal läuft nur noch in den Elektrodenkabeln unverstärkt; dies beschränkt den Einfluß von störenden elektrischen oder magnetischen Feldern auf ein Minimum. Bei Benutzung solcher Geräte kann die Leitung zwischen Aufnahmekopf und EEG-Gerät – in gewissem Umfange – verlängert werden; das Aufzeichnungsgerät kann dann bei räumlich beengten Verhältnissen im Operationsbereich auch außerhalb plaziert werden. Ein Nachteil ist, daß der Anästhesist die aktuelle Kurve nicht direkt an seinem Arbeitsplatz einsehen kann. Ein zusätzliches Display in Form eines Bildschirms – wie bei der EKG-Aufzeichnung – würde einen gangbaren Weg darstellen. Neuere Entwicklungen stellen sogenannte Elektrodenverstärker dar, bei denen Elektroden und Verstärker durch eine Mikro-Miniaturisierung integriert sind. Hierdurch kann das Signal bereits am Kopf des Patienten auf ein höheres Niveau verstärkt werden, wodurch sich eine bedeutende Verbesserung gegenüber Störeinflüssen ergibt.

Weiterverarbeitung der EEG-Signale mit der Spektralanalyse

Die EEG-Aufzeichnung in der bisher beschriebenen konventionellen Form ohne weitere Analyse könnte für den Gebrauch in der Anästhesiologie ausreichend sein – sie wurde auch schon früher gelegentlich eingesetzt –, wenn die EEG-Kurve nicht ein solch komplexes Gebilde aus diversen Frequenzen, Wellenformen und Spannungen darstellte, daß zur Auswertung ein Arzt mit längerer EEG-Erfahrung notwendig wäre. Eine große Hilfe bei der EEG-Auswertung durch den Anästhesisten stellt daher die computerisierte EEG-Analyse in on-line Technik dar. Hierbei kann allerdings gegenüber der Originalkurve ein Informationsverlust auftreten, der sich hauptsächlich auf die Erkennung von bestimmten EEG-Mustern und pathologischen Wellenformen bezieht. Da diese in der Anästhesie nur bei speziellen Fragestellungen von Bedeutung sind, ist dieser Informationsverlust – der durch aufwendigere Verfahren der Mustererkennung kompensiert werden könnte – bei der Narkoseüberwachung im allgemeinen zu tolerieren. Unter einer Vielzahl von Möglichkeiten der computergestützten EEG-Auswertung hat sich die Spektralanalyse unter Zuhilfenahme der Fast-Fourier-Transformation als praktisch gut verwendbar erwiesen und ist auch von uns angewandt worden. Die Grundlagen dieses Verfahrens werden an anderer Stelle (Kap. A II) näher besprochen. Eine Spektralanalyse setzt das im Zeitbereich aufgezeichnete EEG-Signal in den Frequenzbereich um. Die so gewonnenen Leistungsspektren (=Powerspektren) zeigen den Anteil der elektrischen Leistung der verschiedenen Frequenzbereiche über einen bestimmten analysierten Zeitabschnitt. Diese Spektren eignen sich sowohl zur visuellen Auswertung als auch zum numerischen Vergleich. Schreibt man mehrere solcher Spektren von nachfolgenden EEG-Abschnitten hintereinander, so entsteht ein Spektralgebirge, in dem sich Veränderungen der Grundaktivität des EEG z.B. durch Medikamenteneinwirkung sehr deutlich darstellen lassen (Abb. 4 und 5). Die in diesem Buch abgebildeten Spektralanalysen wurden mit dem Biosignalprozessor BIO 16 der Firma AEG-Telefunken und dem sogenannten LEM (= Langzeit-EEG-Analysen)-Programm praktisch durchgeführt. Der Dialog war so ausgelegt, daß jeweils ein 16 s langes Teilstück der EEG-Kurve analysiert wurde; anschließend brauchte das Gerät 14 s zur Ausgabe der Ergebnisse. Daraus resultiert, daß die Spektren mit einem Abstand von 30 s geschrieben wurden.

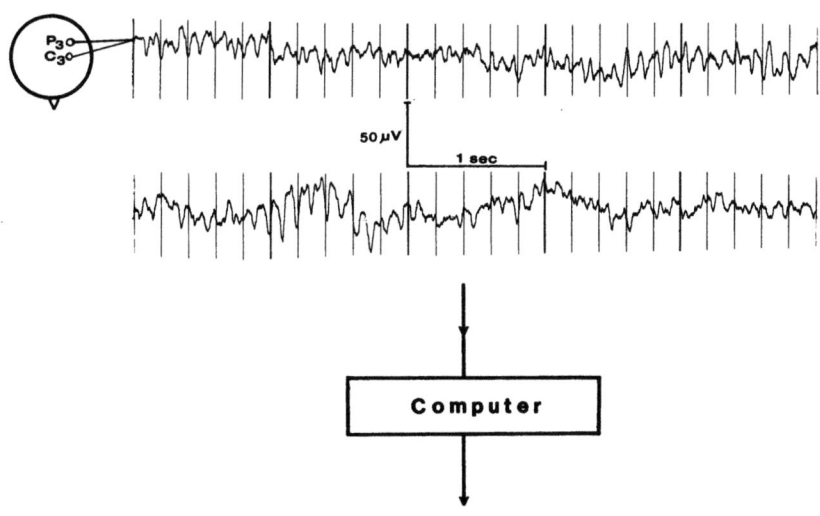

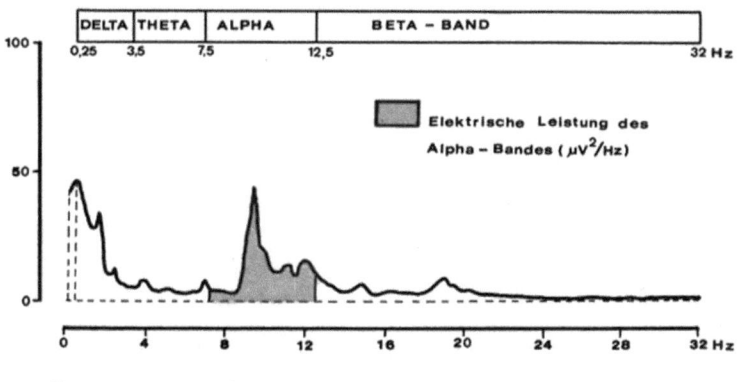

Abb. 4. Schematische Darstellung der Übertragung des EEG vom Zeit- in den Frequenzbereich. *Oben:* Übliche EEG-Ableitung, bei der die elektrischen Spannungen in Abhängigkeit von der Zeit aufgezeichnet sind. *Unten:* Durch die Fourier-Transformation im Computer entsteht ein Spektralgebirge der elektrischen Leistung in Abhängigkeit der Frequenz

Pat.: 30 J. ♂

Allgemeinzustand: sehr gut

Ableitung: C_3-P_3

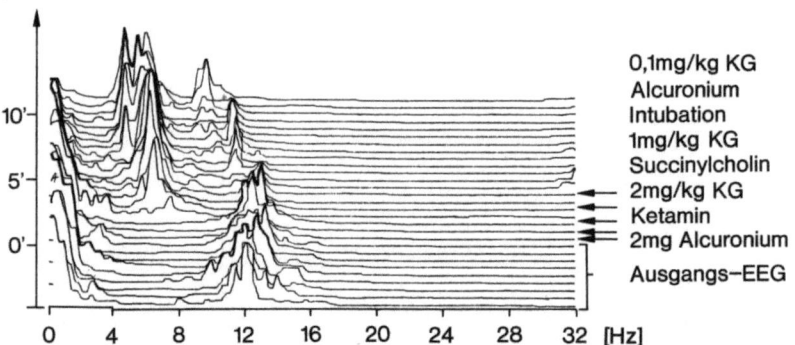

Abb. 5. Beispiel einer etwa 15minütigen EEG-Spektralanalyse vor und nach der intravenösen Applikation von Ketamin zur Narkoseeinleitung. Die Veränderungen der dominanten Frequenzanteile sind als „plastische Spektralgebirge" in ihrem zeitlichen Verlauf leicht zu beobachten

Alle Abbildungen des Buches sind mit dem gleichen Programm erstellt. Die Kurven wurden auf einem X/Y-Plotter ausgegeben; das Gerät kann zwei EEG-Spuren gleichzeitig analysieren.

Elektrische Sicherheitsvorkehrungen

Die Ableitung eines Elektroenzephalogramm ist für den Patienten eine völlig ungefährliche und nebenwirkungsfreie Untersuchungsmethode, wenn die Geräte intakt und den Herstellervorschriften entsprechend gewartet sind. Die entsprechenden Hinweise sind den Gebrauchsanweisungen zu entnehmen. Beim Betrieb dieser Geräte im Operationssaal sind außerdem die weitgehenden Bestimmungen der VDE-Blätter 0107/3.68, 0107/77 und 0750 Teil 1 bis 2d zu beachten [1, 2]. Unter der Voraussetzung der Beachtung dieser Vorschriften stellt die kontinuierliche Registrierung des EEG während der Narkose keine Gefährdung des Patienten dar. Bei gleichzeitiger Anwendung von Hochfrequenzströmen durch den Chirurgen gelten die gleichen Vorsichtsregeln wie bei der kontinuierlichen EKG-Registrierung.

Artefakte: Erkennung und Vermeidung

Bei den niedrigen Spannungen eines EEG-Signals ist die Erkennung und Vermeidung artefaktbedingter Störungen hinsichtlich der diagnostischen

Brauchbarkeit der Kurve wichtig [3]. Schwerwiegende Artefakt-Störungen (z. B. HF-Koagulator) erkennt auch der Ungeübte leicht. Es gibt jedoch Artefakte, die eine abnorme hirnelektrische Aktivität vortäuschen können. Ihre Erkennung ist von Bedeutung, um diagnostische und therapeutische Fehlschlüsse zu vermeiden. Artefakte sind in 2 Gruppen einteilbar: die biologisch bedingten (Tabelle 1) und die technisch bedingten (Tabelle 2). Biologisch bedingte Artefakte werden vom Patienten selbst produziert bzw. entstehen am Übergang Patient zu Elektrode, während technisch bedingte Artefakte im Abnahmegerät oder in der Raumausstattung begründet sind. In den Tabellen 1 und 2 sowie der Abb. 6 sind die häufigsten Störungen und deren Vermeidung aufgeführt.

Wahl des Ableitungsschemas

Die Möglichkeit der simultanen Ableitung mehrerer EEG-Spuren brachte die Entwicklung einer Vielzahl von Ableitungsschemen mit sich, deren Vor- und Nachteile noch diskutiert werden. So bevorzugt nahezu jedes EEG-Labor seine eigenen Ableitungsschemata (CHRISTIAN 1975, KUGLER

Tabelle 1. Biologisch bedingte Artefakte

Ursache des Artefaktes	Vermeidung durch:	Bemerkungen
Bewegungsartefakte (Lidschlag, Augenbewegung, Muskelzittern, sonstige Bewegungen)	Aufklärung des Patienten, bequeme Sitz- oder Liegeposition, Aufforderung zum ruhigen Liegen.	Bewegungsartefakte entfallen meistens nach Narkoseeinleitung und Muskelrelaxation. Stärkere Bewegungen können Aktivität im Delta-Band vortäuschen.
Herzaktionsartefakte (R-Zacke im EEG)	U.U. Änderung der Bezugselektrodenposition.	Wenn Herzaktionen als solche erkannt werden, wenig störend. In der Spektralanalyse kann ein 1–2 Hz Peak vorgetäuscht werden.
Pulswellenartefakte	Lageveränderung der Elektroden, wenn die Elektrode über einer Arterie plaziert war.	–
Schwitzartefakte	Angepaßte Klimatisierung des Ableiteraums. Als Zeichen zu flacher Narkose: Narkosevertiefung.	Schwitzartefakte sind sehr langsame Potentiale, die durch Änderung der ZK mit Informationsverlust im Delta-Band unterdrückbar sind.
Elektroden- bzw. Kabelartefakte	Verringerung des Elektrodenwiderstandes (< 50 KΩ). Ruhige Lage des Kopfes – auch in Narkose (Einschränkung von Manipulationen am Kopf).	Übergang von biologisch zu technisch bedingten Artefakten.

Tabelle 2. Technisch bedingte Artefakte

Ursache des Artefaktes	Vermeidung durch:	Bemerkungen
Einstreuungen von 50 Hz Wechselstrom (Lichtnetz) „Netzbrumm".	1. Ausschluß von Gerätestörungen (sonst Kundendienst) 2. Verringerung der Elektrodenimpedanz 3. Evtl. Umbau bei Raumstörung durch elektrische oder magnetische Felder. 4. Verlegung nebeneinanderliegender Ableite- und Netzkabel. 5. Herstellung des Potentialausgleichs bei Anwendung mehrerer elektrischer Geräte an einem Patienten – „zentrale Erde".	Bei neueren Geräten und guter Elektrodenimpedanz ist der Netzbrumm beinahe immer durch ein 50 Hz Filter beherrschbar.
Hochfrequenzartefakte z. B. durch Kauter z. B. durch Neonröhren	Entfernung des Kauters – im Regelfall nicht durchführbar. Erneuerung der Röhre bzw. Trafo, oder: Abschirmung der gesamten Leuchteinheit.	Achtung: Beim Kauten muß das EEG-Gerät auf „Bloc"-Stellung stehen, da sich sonst die Schreibzeiger verhaken und so beschädigt werden können.
Kabelartefakte durch allgem. Unruhe im Raum	Reduzierung von Publikumsverkehr im Ableiteraum, Verlegung der Kabel in geschützte Bereiche.	Im OP manchmal nicht leicht durchführbar.

1981). Eine gewisse Standardisierung – zumindest der Ableitungspunkte – konnte durch die Einführung des internationalen 10/20-Systems (Abb. 7) erreicht werden. Die Diskussion der Vor- und Nachteile verschiedener Systeme wäre hier nicht angebracht. Folgende Richtlinien sollten eingehalten werden, um eine gewisse Vergleichbarkeit der gewonnenen Kurven mit solchen anderer Untersuchergruppen zu gewährleisten:

1. *Die Elektrodenplazierung sollte anhand des internationalen 10/20-Systems erfolgen.*
2. Eine vollständige EEG-Ableitung im neurophysiologischen Sinn ist technisch aufwendig. *Deshalb muß im operativ-anästhesiologischen Routinebetrieb die Spurenanzahl reduziert werden.* Bei der *Spurenauswahl* sollten zur Senkung der Artefakthäufigkeit mechanisch *wenig belastete Elektrodenpositionen* bevorzugt werden, wobei topographische Besonderheiten der normalen Hintergrundaktivität zu beachten sind (s. a. Kapitel A IV).
3. *Das gewählte Ableitschema sollte zur Vergleichbarkeit der Kurven beibehalten werden.*

Artefakte

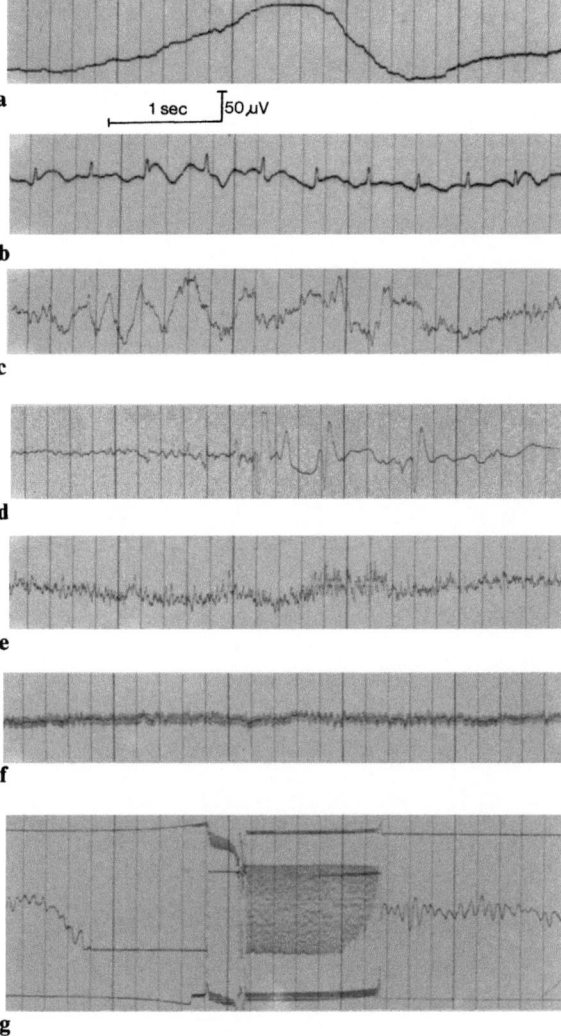

Abb. 6a–g. Darstellung häufiger Störungen im konventionellen EEG: **a** Schwitzartefakte; **b** EKG-Einstreuungen; **c** Artefakte durch Patientenbewegungen (leicht mit Delta-Aktivität verwechselbar); **d** Kabelartefakte; **e** durch Muskelzittern verursachte Artefakte (täuschen gelegentlich eine schnelle Beta-Aktivität vor); **f** 50 Hz-Einstreuung („Netzbrumm"); **g** Störung durch HF-Chirurgie

Im vorliegenden Buch wurden alle Ableitungen in 2 Spuren, präzentralparietal links (C_3-P_3) und Vertex – linkes Ohrläppchen (C_Z-A_1) vorgenommen. Die Reduktion auf 2 Spuren war zunächst technisch bedingt, da simultan nur 2 Spuren der Spektralanalyse unterzogen werden konnten. Die Beschränkung hat sich als tolerabel erwiesen, da im anästhesiologischen Routinebetrieb gewöhnlich neurologisch gesunde Patienten in ihrem EEG-Verhalten unter anästhesiologischen Maßnahmen untersucht werden. Bei Vorhandensein fokaler EEG-Veränderungen im „Wach-EEG" muß im Einzelfall entschieden werden, welchen Umfang die EEG-Überwachung im Hinblick auf diagnostische und therapeutische Maßnahmen haben soll.

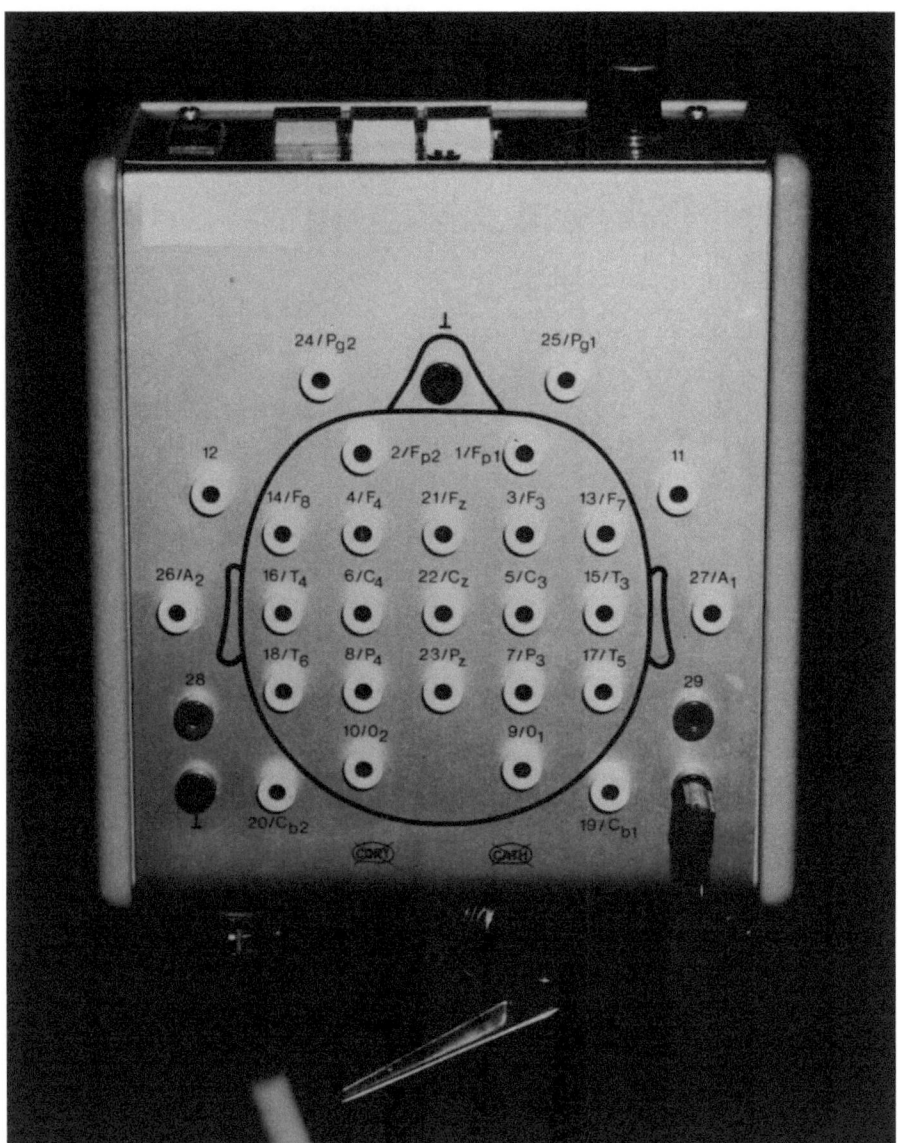

Abb. 7. Elektrischer Abnahmekopf des EEG-Gerätes. Die Elektrodenpositionen sind nach dem Internationalen 10/20-System gekennzeichnet

Literatur

A. Lehrbücher und zusammenfassende Übersichten

Brechner V, Walter R (1962) Practical Electroencephalography for Anesthesiologists. C. G. Thomas publisher, Springfield, Illinois
Christian W (1975) Klinische Elektroenzephalographie. Thieme, Stuttgart
Cooper R, Osselton JW, Shaw JC (1974) Elektroenzephalographie. Fischer, Stuttgart
Faulconer A, Bickford R (1960) Electroencephalography in Anesthesiology. C. G. Thomas publisher, Springfield, Illinois
Kugler J (1981) Elektroenzephalographie in Klinik und Praxis, 3. Aufl. Thieme, Stuttgart
Sadove MS, Becka D, Gibbs FA (1967) Electroencephalography for Anesthesiologists and Surgeons. Pitman, London

B. Einzelarbeiten

1. Streu, BK (1977) Elektrische Sicherheit im Krankenhaus. Hellige Beiträge für die Medizin, Bd. 4. Freiburg
2. VDE 0107/3.68 Bestimmungen für das Errichten elektrischer Anlagen in medizinisch genutzten Räumen.
   VDE 0107/77 Bestimmungen für das Errichten elektrischer Anlagen in medizinisch genutzten Räumen (Entwurf 2).
   VDE 0750 Teil 1/5.68 Bestimmungen für elektromedizinische Geräte
   VDE 0750 Teil 1a/8.70 Bestimmungen für elektromedizinische Geräte
   VDE 0750 Teil 1b/7.73 Bestimmungen für elektromedizinische Geräte
   VDE 0750 Teil 1c/75 Bestimmungen für elektromedizinische Geräte
   VDE 0750 Teil 2/8.70 Bestimmungen für elektromedizinische Geräte
   VDE 0750 Teil 2a/7.73 Bestimmungen für elektromedizinische Geräte
   VDE 0750 Teil 2b/4.74 Bestimmungen für elektromedizinische Geräte
   VDE 0750 Teil 2d/76 Bestimmungen für elektromedizinische Geräte
   Sämtlich: VDE-Verlag GmbH, Bismarckstr. 33, 1000 Berlin 12
3. Weber PA (1976) Mögliche elektrische Störungen bei der Gewinnung des EEG. J Electrophysiological Technology 2:172
4. Wiemers K, Puppel H (1959) Praktische Bedeutung der EEG-Registrierung im Operationssaal. In: Weber A, Heilmeyer L (Hrsg) 2. Freiburger Kolloquium über Kreislaufverhalten. Werk-Verlag Dr. E. Banasewski, München S 25

IV. Elektroenzephalographische Ausgangsbefunde im anästhesiologischen Patientengut

INHALT

Befunde in der Durchschnittsbevölkerung 36
Befunde im anästhesiologisch-operativen Krankengut (Auswertung bei 1000 Patienten) . 42
Gesamtbewertung der EEG-Befunde im anästhesiologischen Krankengut 44

Befunde in der Durchschnittsbevölkerung

Als elektroenzephalographische Grund- oder Hintergrundaktivität wird die kontinuierlich ablaufende Wellenfolge bezeichnet, die (8–16 Registrierkanäle) in Häufigkeit und Amplitude überwiegt. Die Aufteilung des üblicherweise abgeleiteten Frequenzbereiches von 0,5–32 Hz in 4 Frequenzbänder (s. Tabelle 1), die sich für die visuelle Auswertung des konventionellen EEG bewährt hat, wird weiterhin benutzt, obgleich fließende Übergänge zwischen den Bereichen bei aktuellen Bewußtseinsänderungen unterschiedlicher Genese eine solche Trennung vielfach zweifelhaft erscheinen lassen (KÜNKEL 1980).

Das EEG zeigt zwischen dem Neugeborenenalter und der abgeschlossenen Pubertät mehrere Entwicklungsstufen mit starken EEG-Veränderungen (DUMERMUTH 1976). Beim Erwachsenen ist der individuelle EEG-Grundtyp, dessen Vererblichkeit bisher nur teilweise bewiesen ist [15, 17, 18, 19, 20], voll ausgeprägt; er zeigt bis zum frühen Alter eine gewisse Konstanz [12]. In der späten Lebensphase tritt erneut eine fortlaufende Veränderung ein, die in ihrer Ausprägung individuell weit variiert und vorwiegend durch metabolische und hämodynamische Altersveränderungen bedingt ist [9, 12]. Obgleich im EEG des gesunden Erwachsenen häufig Anteile aller Frequenzbänder vorhanden sind, überwiegen eine oder zwei der

Tabelle 1. Frequenzbandverteilung des Elektroenzephalogramm zwischen 0,5–32 Hz

Bezeichnung des Frequenbereiches	Frequenzen (Hz)
Delta (δ)	0,5– 3,5
Theta (ϑ)	3,5– 7,5
Alpha (α)	7,5–12,5
Beta (β)	> 13

Tabelle 2. EEG-Typen der elektroenzephalographischen Grundaktivität nach JUNG 1953 und KÜNKEL 1980

Bezeichnung	dominierende Frequenzen (Hz)	Spannung µV
Alpha-EEG	8 –13	10–50
Beta-EEG	12,5–32	10–50
partielles Beta-EEG ($=\alpha+\beta$)	8 –13 +12,5–32	10–50 5–30
unregelmäßiges EEG ($=\alpha+\beta+\vartheta$)	4 –32	bis 100
Niederspannungs-EEG („flaches EEG")	schlecht erkennbare dominante Frequenz	< 10

Tabelle 3. EEG-Grundrhythmen

Bezeichnung	dominierende Frequenzbereiche der occipitalen Region
Alpha-EEG	8–13 Hz
Beta-EEG	16–25 Hz
Theta-EEG	4– 8 Hz
Mischbilder	2–32 Hz ohne dominante Frequenz

EEG-Spektralanalyse

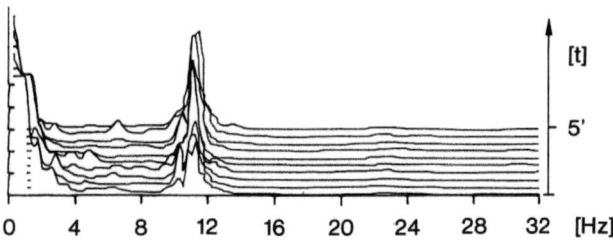

Konventionelles EEG

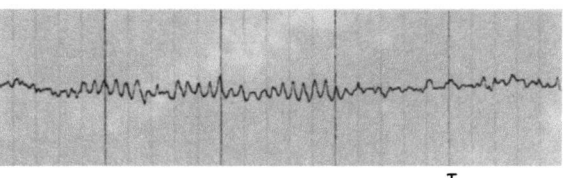

Abb. 1 a,b. Alpha-EEG in spektralanalytischer und konventioneller Form.
Ableitung: C_3-P_3

„klassischen Frequenzbereiche" Alpha, Beta oder Theta in ihrer Ausprägung. Entsprechend wird die individuelle Grundaktivität der EEG-Typen (s. Tabelle 2 und Abb. 1–5) festgelegt (JUNG 1953, KÜNKEL 1980).

Die in Tabelle 2 aufgeführten EEG-Typen der Grundaktivität kommen in 95% der erwachsenen Bevölkerung vor und stellen damit die häufigsten Normvarianten des EEG dar (KÜNKEL 1980).

Eine vereinfachte Einteilung der Grundrhythmustypen stammt von KUBICKI und HOELLER [8]. Ausschlaggebend für die Typen-Definition ist hier allein die dominante Frequenz der Occipitalregion (s. Tabelle 3). Wellen-

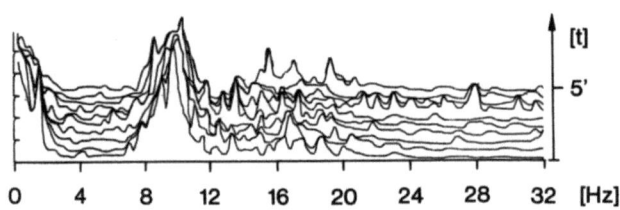

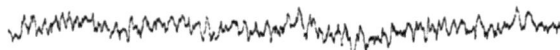

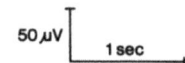

Abb. 2. Alpha + Beta-EEG. Ableitung: C_3-P_3

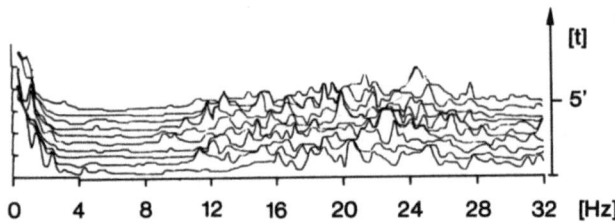

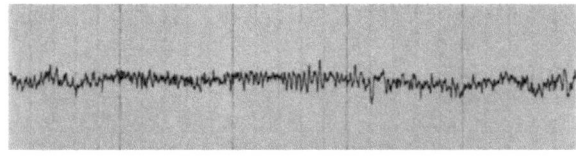

Abb. 3. Beta-EEG. Ableitung: C_3-P_3

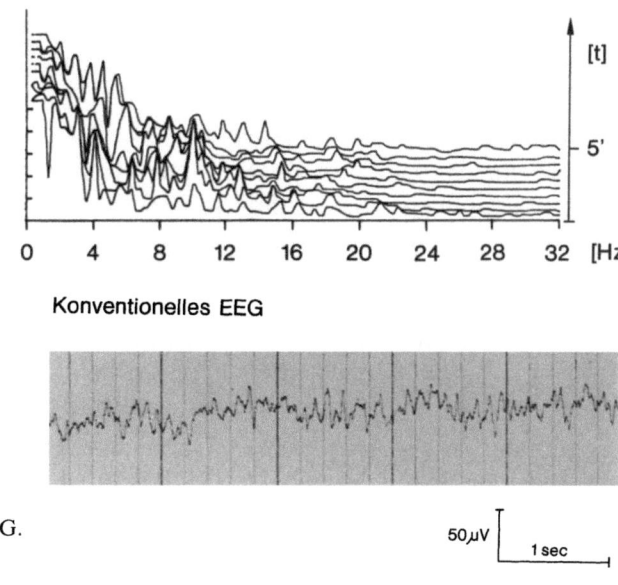

Abb. 4. Unregelmäßiges EEG.
Ableitung: C_z-A_1

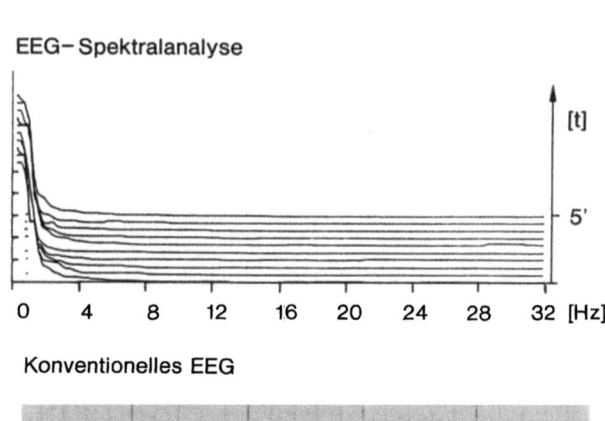

Abb. 5. Flaches EEG,
Niederspannungs-EEG.
Ableitung: C_3-P_3

folgen über anderen Hirnregionen bleiben ohne Einfluß auf die Bestimmung des EEG-Typs.

Die Aufteilung nach Höhe der elektrischen Spannung umfaßt die Begriffe hoch ($> 50\,\mu V$), normal ($10-50\,\mu V$), flach ($3-10\,\mu V$) und extrem flach ($< 3\,\mu V$). Ca. 82% der Grundrhythmustypen fallen in den Normbereich von 10–50 µV, 4,5% in den hohen, 13,8% in den niedrigen bzw. extrem niedrigen Amplitudenbereich. Zu den Grundrhythmustypen können im Einzelfall eine, selten mehrere Normvarianten hinzutreten, die ohne Krankheitswert sind. Hierzu zählen: die occipitale Theta-Variante, die µ-Aktivität, die präzentralen Beta-Gruppen, die Lambda-Wellen, die sog. Schlaf-Lambda und die Kappawellen.

Während das EEG im Bereich der Norm eine große interindividuelle Variabilität aufweist, bleibt der Befund bei der gleichen Person im Zeitraum zwischen dem 20. bis 50. Lebensjahr im allgemeinen konstant [20].

Bei Untersuchungen über die Verteilung der EEG-Befunde in der Bevölkerung (s. Tabelle 4 und 5) findet sich am häufigsten – in ca. 65–90% – ein Alpha-Typ. Der reine Beta-Typ ist mit etwa 7% selten. Die in der Literatur angegebenen Befunde über das Auftreten von Beta-Aktivität variieren stark (s. Tabelle 4). Ursache hierfür ist die Wahl unterschiedlicher Ableitungspunkte bei topographischen Unterschieden der Beta-Aktivitätsverteilung über der Schädelregion [7, 12]. Theta-EEG-Grundrhythmen, Theta-Varianten, unregelmäßige Theta-Formen bzw. insgesamt unregelmäßige

Tabelle 4. Verteilung der EEG-Grundtypen in der Normalbevölkerung

EEG-Typ	Verteilung in %	Autoren
Alpha	75–90	GIBBS et al. (1943, 1950)
	88–90	VOGEL et al. (1959, 1962, 1963)
	86	KUBICKI u. HOELLER (1980
Beta		
(13,5–17,5 Hz)	3,6	BRAZIER u. FINESINGER (1944)
(17,5 Hz)	100	
	6,6	GIBBS et al. (1943)
	3,0	FINLEY (1944)
	47	MUNDY-CASTLE (1951)
	82–97	MUNDY-CASTLE et al. (1953)
	51	OBRIST (1954)
	0,0	GALLAIS et al. (1957)
	28	PICARD et al. (1957)
	8,2–33,3	ROGER u. BERT (1959)
	8,1 } 5,2–8,1 }	VOGEL u. FUJIYA (1969)
Theta und	5–7	GIBBS et al. (1943, 1950)
unregelm. EEG	< 1–0,1	VOGEL et al. (1959, 1962, 1963)
	5,6	KUBICKI u. HOELLER (1980)
Niedervoltage-EEG	9	GIBBS et al. (1943)
(= Niederspannung	4,1	COHN (1949)
= flaches EEG)	11,6	GIBBS et al. (1950)
	7,3	PINE u. PINE (1953)
	19	GALLAIS et al. (1957)
	12	PICARD et al. (1957)
	8	ADAMS (1959)
	13–14	KUBICKI u. HOELLER (1980)

Tabelle 5. Verteilung der EEG-Typen im Alter (65–94 Jahre)

EEG-Typ	Verteilung in %	Autoren
Alpha	65–51	Obrist (1954)
7–8 Hz Variante	17–36	Obrist (1954)
Beta	ca. 12	Obrist (1954)
partiell Beta	ca. 51 ⎱ 55 ca. 59 ⎰	Obrist (1954) Simon (1967)
unregelmäßig	9–17	Obrist (1954)
Niedervoltage-EEG	∅ 1 13,3	Obrist (1954) Simon (1967) Martelli (1964)
Delta/Theta Herdbefunde	30–50	Obrist u. Busse (1965)

EEG-Varianten werden in 0,1–7% angegeben. Ein Niederspannungs-EEG kommt in einer Häufigkeit von 4–14% vor.

Mit zunehmendem Alter treten besonders 4 Formen von EEG-Veränderungen auf, die die Normverteilung erheblich verschieben (s. Tabelle 5; Literaturübersicht s. Obrist und Busse 1965):

1. Die dominante Alpha-Frequenz wird langsamer
Der dominante Gipfel der Alpha-Frequenz liegt zwischen dem 20.–50. Lebensjahr durchschnittlich bei 10,2–10,5 Hz. Er verschiebt sich bis zum 95. Lebensjahr auf ca. 8 Hz. Insgesamt sind Männer stärker von dieser Verschiebung betroffen als Frauen. Als pathophysiologisches Korrelat der Alpha-Verlangsamung werden cerebral-vaskuläre funktionelle und organische Altersveränderungen angenommen, die je nach dem Grad der individuellen Verschiebung des Alpha-Gipfels symptomlos bleiben oder mit dem Nachlassen von intellektueller Leistung und Merkfähigkeit korreliert sind. Die sog. langsame Alpha-Frequenz bzw. die 7–8 Hz Variante im EEG kann – auch bei Ausbleiben einer klinischen Manifestation – als erstes Zeichen cerebral-vaskulärer Veränderungen angesehen werden. Der prozentuale Anteil des 7–8 Hz Rhythmus an der EEG-Normverteilung im Alter liegt unter dem 70. Lebensjahr bei 17%, über dem 70. Lebensjahr bei 36%. Entsprechend verringert sich das 8–13 Hz EEG von 86% auf 65–51%. Gleichzeitig liegt bei alten Menschen die Gesamtspannung der EEG-Frequenzen niedriger; die EEG-Reaktivität ist verlangsamt [3].

2. Beta-Aktivität wird häufiger
Bei 50–60% der älteren Menschen, – bevorzugt bei Frauen – wird ein partielles Beta-EEG, bei 12% ein reines Beta-EEG beobachtet. Die Zunahme der Beta-Aktivität beginnt nach dem 50. Lebensjahr. Eine weitere Frequenzsteigerung bis ca. zum 70. Lebensjahr wird von einer Abnahme ge-

folgt. Die Amplituden liegen gewöhnlich zwischen 10 und 25 µV. Die Beta-EEG-Formen im frühen Alter sind mit gut erhaltenen intellektuellen Leistungen korreliert. Sie weisen möglicherweise auf das Vorhandensein cerebraler Kompensationsmechanismen für altersbedingte Verlangsamungen im EEG nicht erfaßbarer Hirnareale hin.

3. Gelegentlich tritt eine diffuse Frequenzverlangsamung auf
Unregelmäßige EEG-Formen mit 4–7 Hz und/oder 1–3 Hz Frequenzen werden besonders im hohen Alter häufiger – in etwa 9–17% – beobachtet. Äquivalent zu solchen EEG-Befunden sind mehr oder weniger ausgeprägte Stadien intellektueller Leistungsminderung und geistiger Verwirrung. Als Ursache dafür werden neben arteriosklerotischen Gefäßveränderungen herz-kreislaufbedingte funktionelle Störungen der cerebralen Blutversorgung und damit des cerebralen Stoffwechsels angesehen. Eine diffuse EEG-Verlangsamung ist – bei starker Ausprägung – sowohl für die geistige Leistung als auch für die Lebenserwartung insgesamt als ungünstig anzusehen.

4. Herdförmige EEG-Veränderungen werden häufiger
Zwischen dem 50. und 70. Lebensjahr treten – vorwiegend linksseitig temporal, herdförmig – Delta- oder Theta-Wellen bei 30–50% der untersuchten Bevölkerungsgruppen auf. In weiteren Lebensdekaden erfolgt keine Steigerung der Zahl von Herdbefunden. Solche Veränderungen weisen auf regional begrenzte cerebrale Durchblutungs- und Stoffwechselstörungen hin. Sie bleiben klinisch gewöhnlich stumm. Bei weiter Ausdehnung der fokalen EEG-Funktionsveränderungen können klinisch-neurologisch faßbare Korrelate beobachtet werden.

Befunde im anästhesiologisch-operativen Krankengut

EEG-Befunde. Die EEG-Grundrhythmusverteilung wurde bei 1000 Patienten (750 n = 20–50 J.; 250 n = > 70 J.) eines allgemeinchirurgisch-anästhesiologischen Krankengutes ca. eine Stunde vor Narkose und Operation erfaßt. Es wurden Personen zwischen dem 20. und 90. Lebensjahr untersucht. Ausgeschlossen waren Patienten mit anamnestisch erfaßbaren cerebralen Vorerkrankungen. Die EEG-Aufnahmen erfolgten bei medikamentös vorbehandelten und nicht vorbehandelten Patienten. Vigilanz und psychologische Ausgangslage wurden subjektiv beurteilt.

Da die EEG-Ableitungen – wie angegeben – nicht über der Occipitalregion erfolgten, ist eine strenge Einordnung der EEG-Befunde nach den Vorschlägen zur systematischen Einteilung der EEG-Grundrhythmen und Normvarianten nach KUBICKI u. HOELLER [8] nicht möglich. Deshalb wird die EEG-Typ-Definition von JUNG (1953), bei geriatrischen Patienten auch die Klassifikation nach OBRIST [12], benutzt.

Beim Vergleich der von uns bei Patienten zwischen dem 20. und 50. Lebensjahr erhobenen Befunde mit der Verteilung der EEG-Grundtypen in der Normalbevölkerung (s. Tabelle 4 und 6) stimmt die prozentuale Verteilung der EEG-Grundrhythmustypen Alpha, Beta, unregelmäßig (Theta), Niedervoltage, überein. Lediglich der bei unseren Patienten mit 33% – gegenüber im Mittel 12% – stark erhöhte Anteil von zusätzlich zum Grundrhythmus vorhandener Beta-Aktivität weicht vom Bevölkerungsdurchschnitt stark ab. Er ist ursächlich durch 2 Fakten bedingt: 1. durch den Einsatz psychotroper Substanzen, die die cerebrale Beta-Aktivität steigern, am Vorabend der Operation oder unmittelbar (30–45 min.) vor Operation; 2. durch die Wahl der Ableitungspunkte (C_3-P_3) an einem topographischen Ort hoher cerebraler Beta-Aktivität.

Die EEG-Befunde der von uns untersuchten geriatrischen Patienten (s. Tabelle 7) stimmen in den Prozentsätzen an 7–8 Hz Varianten und unregelmäßigen Frequenzverteilungen mit den von OBRIST [12] ermittelten Durchschnittswerten alter Patienten überein (s. a. Tabelle 5). Die großen Unterschiede der Ergebnisse im Alpha-Bereich dürften auf einer unterschiedlichen Methodik der Gruppenzuordnung beruhen. OBRIST hat offensichtlich zunächst alle Individuen aufgelistet, die überhaupt eine Tätigkeit im Alpha-Bereich zeigten (51–65%). Diese Gesamtgruppe wird dann von ihm weiter aufgeschlüsselt nach Personen mit einer 7–8 Hz Variante (17–36%) und zusätzlicher Beta-Aktivität (Alpha und Beta oder partiell Beta ca. 51%). Im eigenen Untersuchungsgut wurden unter „Alpha-Individuen" ausschließlich die Personen gezählt, die eine reine Alpha-Tätigkeit von 8–13 Hz boten, ohne Nebenfrequenzen und ohne langsame Normvarianten (s. Tabelle 7). Zählt man wie bei OBRIST diese Untergruppen hinzu, so stellt sich der Alpha-Typ im eigenen Patientengut mit 64% genau so groß dar, wie bei OBRIST (s. Tabelle 7).

Es bleibt der deutliche Unterschied bei den Patienten eines reinen Beta-Typs mit 1% im eigenen Patientengut gegenüber dem in der Literatur angegebenen Wert von ca. 12% [12]. Auch der Anteil an Beta-Normvarianten

Tabelle 6. Verteilung der EEG-Grundrhythmen bei jungen Patienten (n = 750; Alter: 20–50 J., Einteilung n. JUNG 1953)

EEG-Typ	Verteilung in %
Alpha/Alpha + Beta	43/33 (= 76)
Beta	3
unregelmäßig	8
Niederspannungs-EEG	13

Tabelle 7. Verteilung der EEG-Grundrhythmen und Normvarianten bei geriatrischen Patienten (n = 250; Alter > 70 J., Einteilung n. OBRIST 1954)

EEG-Typ	Verteilung in %
Alpha	27
7–8 Hz Variante	18
Beta	1
part. Beta	19
unregelmäßig	22
Niedervoltage-EEG	7
Delta/Theta	6

Tabelle 8. EEG-Befunde bei geriatrischen Patienten (n = 250; Alter > 70 J.)

EEG-Befunde	Verteilung in %
1. *Normales Ausgangs-EEG* (Alpha, Beta, Alpha und Beta-Normvariante)	47
2. *Flaches Ausgangs-EEG* (Normvariante, Angst spannungsbedingt)	7
3. *Alteriertes, aber nicht sicher path. Ausgangs-EEG,* (Übergänge zu unregelmäßigen Befunden, ohne Zuordnung zu Frequenzbereichen, grenzwertige Alpha-Frequenzverlangsamung)	18
4. *Ausgangs-EEG mit path. Aktivitätsveränderungen* (dominante Frequenz 7 Hz, unregelmäßige Frequenzen; Delta/Theta, Alpha u. Delta; Delta/Theta/Alpha-Beta-Typ)	28
Zusammengefaßt:	
A *Normales Ausgangs-EEG* (Gruppe 1 u. 2)	54
B *Alteriertes Ausgangs-EEG* (Gruppe 3 u. 4)	46

(Alpha und Beta) liegt in unserem geriatrischen Krankengut mit 19% niedriger als bei OBRIST [12] und SIMON (1967) mit ca. 55%. Ursache hierfür könnte die gewählte untere Altersgrenze der untersuchten Patienten sein, die bei OBRIST [12] mit 65 Jahren, im eigenen Patientengut mit 70 Jahren festgelegt ist.

Niedergespannte EEG-Bilder – bedingt durch psychische Spannung vor der Operation – waren im hier vorgestellten Patientenkollektiv häufiger.

Das anästhesiologische Patientengut zeigt bei über 70jährigen in ca. 54% normale Ausgangs-EEG, in ca. 46% mehr oder weniger stark veränderte EEG-Befunde (s. Tabelle 8).

Gesamtwertung der EEG-Befunde im anästhesiologischen Krankengut

Durch Fortschritte in der Anästhesie und operativen Medizin hat der Anteil alter Patienten im allgemeinchirurgischen Krankengut zugenommen. Entsprechend wurden bei den EEG-Untersuchungen unter 1000 Patienten 750 Personen zwischen dem 20. und 50. sowie 250 über dem 70. Lebensjahr gezählt. Dies entspricht in etwa dem heutigen Standard der Patientenverteilung in der operativen Medizin. Entsprechend, und mitgeprägt durch den Anteil geriatrischer Patienten, weicht die Gesamttabelle 9 über die Verteilung der EEG-Grundrhythmen vom Bevölkerungsdurchschnitt (s. Tabelle 4) ab.

Tabelle 9. Verteilung der EEG-Grundrhythmen und Normvarianten bei 1000 Patienten, Alter: 20–90 J. (kombinierte Einteilung nach JUNG 1953, OBRIST 1954, KUBICKI u. HOELLER 1980)

EEG-Typ	Verteilung in %
Alpha/Alpha-Beta	37/29 (= 66)
Beta	3
unregelmäßig	12
flach	11
7–8 Hz Variante	6
Delta/Theta	2

Insgesamt finden sich mit 66% ein geringerer Anteil Alpha-EEG mit 12% bzw. 6% erhöhte Prozentsätze unregelmäßiger EEG und 7–8 Hz Varianten. Der Einfluß des Klinikaufenthaltes prägt sich nur in dem höheren Anteil einer Beta-Beteiligung aus; er ist vornehmlich als medikamentenbedingt anzusehen.

Literatur

A. Lehrbücher und zusammenfassende Übersichten

Chatrian GE, Lairy GC (1976) The EEG of the waking adult. In: Remond A (ed) Handbook of electroencephalography and clinical neurophysiology. Volume 6 A. Elsevier, Amsterdam
Christian W (1975) Klinische Elektroenzephalographie. Thieme, Stuttgart
Cohn R (1949) Clinical Electroencephalography. McGraw-Hill, New York
Dumermuth G (1976) Elektroenzephalographie im Kindesalter, 3. Auflage. Thieme, Stuttgart
Gibbs FA, Gibbs EL (1950) Atlas of Electroencephalography, vol I–III. Addison-Wesley-Publishing Comp., Massachusetts, USA
Gibbs FA, Gibbs EL (1971) Elektroenzephalographie. Fischer, Stuttgart
Jung R (1953) Neurophysiologische Untersuchungsmethoden II. Das Elektroenzephalogramm (EEG). Springer, Berlin Göttingen Heidelberg (Hdb inn Med, 4. Auflage 5/1, S 1216)
Künkel H (1980) Die Grundphänomene des Elektroenzephalogramms. In: Gruhle HW, Jung R, Mayer-Gross W, Müller A (Hrsg). Handbuch: Psychiatrie der Gegenwart I/2, 2. Auflage. Springer, Berlin Heidelberg, S 116
Kugler J (1981) Elektroenzephalographie in Klinik und Praxis, 3. Auflage. Thieme, Stuttgart
Obrist WD, Busse EW (1965) Electroencephalogram in Old Age. In: Wilson WP (ed) Applications of Electroencephalography in Psychiatry. Duke University Press, Durham N.C., p 185
Simon O (1977) Das Elektroenzephalogramm. Urban und Schwarzenberg, München Wien Baltimore

B. Einzelarbeiten

1. Adams A (1959) Studies of flat electroencephalogram in man. Electroencephalogr Clin Neurophysiol 11:34
2. Brazier MAB, Finesinger JE (1944) Characteristics of the normal electroencephalogram. I. A study of the occipital cortical potentials in 500 normal adults. J Clin Invest 23:303
3. Drechsler F (1978) Quantitative analysis of neurophysiological processes of aging CNS. J Neurol 218:197

4. Finley K (1944) On the occurrence of rapid frequency potential changes in the human electroencephalogram. Am J Psychiatry 101:194
5. Gallais P, Collomb H, Milletto G, Cardaire G, Blanc-Garing J (1957) Confrontation entre les données de l'électroencéphalogramme et des examens psychologiques chez 522 sujets repartis en trois groupes différentes. II. Confrontations des données de l'électroencéphalogramme et de l'examens psychologique chez 113 jeunes soldats. In: Fischgold H, Gastaut H (eds) Conditionnement et réactivité en électroencéphalographique. Electroencephalogr Clin Neurophysiol [Suppl] 6:294
6. Gibbs FA, Gibbs EL, Lennox WG (1943) Electroencephalographic classification of epileptic patients and control subjects. Arch Neurol 50:111
7. Jasper H, Penfield W (1949) Electrocorticograms in man: Effect of voluntary movement upon the electrical activity of the precentral gyrus. Arch Psychiatr Nervenkr 183:163
8. Kubicki St, Holler L (1980) Systematische Einteilung der EEG-Grundrhythmen und -Normvarianten. Das EEG-Labor 2:32
9. Kugler J, Oswald WD, Herzfeld U, Seuser R, Pingel J, Welzel D (1978) Langzeittherapie altersbedingter Insuffizienzerscheinungen des Gehirns. Dtsch Med Wochenschr 103:456
10. Martelli G (1964) Il reperto elettroencefalografico nelle psicosi arteriopatiche e nelle demenze senili. G Psichiat Neuropat 92:115
11. Mundi-Castle AC (1951) Theta and Beta rhythm in the electroencephalogram of normal adult. Electroencephalogr Clin Neurophysiol 3:477
12. Mundy-Castle AC, McKiever BL, Prinsloo TA (1953) A comparative Study of the Electroencephalograms of normal Africans and Europeans of Southern Africa. Electroencephalogr Clin Neurophysiol 5:533
13. Obrist WD (1954) The electroencephalogram of normal aged adults. Electroencephalogr Clin Neurophysiol 6:235
14. Picard P, Navarranne P, Lavourer P, Grousset G, Jest C (1957) Confrontations des données de l'électroencéphalogramme et des examens psychologiques chez 522 sujets repartis en trois groupes différentes. III. Confrontations des données de l'électroencéphalogramme et de l'examens psychologique chez 309 candidats pilotes à l'aéronautique. In: Fischgold H, Gastaut H (eds) Conditionnement et rèactivité en électroencéphalographique. Electroencephalogr Clin Neurophysiol [Suppl] 6:304
15. Pine I, Pine HM (1953) Clinical analysis of patients with low-voltage-EEG. J Nerv Ment Dis 117:191
16. Richter K (1960) Über Anlagefaktoren im EEG. Fortschr Neurol Psychiatr 28:332
17. Roger A, Bert J (1959) Etude des corrélations entre les differentes variables EEG. Rev Neurol (Paris) 101:334
18. Vogel F (1962) Untersuchungen zur Genetik des Beta-Wellen-EEG beim Menschen. Dtsch Z Nervenheilk 184:137
19. Vogel F (1963) Genetische Aspekte des Elektroenzephalogramms. Dtsch Med Wochenschr 88:1748
20. Vogel F, Fujiya Y (1969) The incidence of some inherited EEG variants in normal Japanese and German males. Hum Genet 7:38
21. Vogel F, Götze W (1959) Familienuntersuchungen zur Genetik des normalen Elektroenzephalogramms. Dtsch Z Nervenheilk 178:668

B. Elektroenzephalographische Bilder unter anästhesiologischen Medikationen und perioperativen Einflüssen

I. Prämedikation

INHALT

Monosubstanzen	49
Atropin	49
Diazepam	51
Triflupromazin	53
Promethazin	55
Pethidin	58
Kombinationspräparate	60
Pethidin und Promethazin	60
Droperidol und Fentanyl	62
Gesamtwertung der EEG-Befunde unter Prämedikation	65

Die medikamentöse Vorbereitung von Patienten auf Narkose und Operation geht auf SCHNEIDERLINN [23] zurück, der im Jahre 1900 erstmals die Kombination von Morphin und Skopolamin anwandte, um heute noch gültige Ziele der Prämedikation – Vermeidung von Angstzuständen und adrenalininduzierten Nebenwirkungen, Erleichterung der Narkoseeinleitung und -führung sowie Vagusdämpfung – zu erreichen. Heute gehört die zeitgerechte Prämedikation operativ zu versorgender Patienten zur obligaten anästhesiologischen Routine. Die Vielzahl zur Verfügung stehender Substanzen mit sedierenden, analgetischen, antiemetischen, vagolytischen Wirkungen und Antihistamin-Eigenschaften unterschiedlicher Stärke und Dauer gibt die Möglichkeit, den angestrebten Zielen in der Prämedikation möglichst nahe zu kommen. Diese richten sich nach psychischer und physischer Ausgangslage des Patienten, nach Länge und Ausmaß des geplanten Eingriffs sowie nach evtl. angestrebter über den Operationszeitraum reichender Langzeitwirkung. Selbst bei exakt gewichtsbezogener Dosierung ist der klinische Effekt beim einzelnen Patienten schwer vorauskalkulierbar auf Grund der in Ausprägung und Art oft unterschiedlichen Wirkung der Medikamente. In der anästhesiologischen Routine hat sich deshalb eine gewisse Standardisierung der Prämedikation durchgesetzt, die jedoch der Situation einzelner Patienten nicht immer gerecht wird. Auch die Vielzahl der in jüngster Zeit durchgeführten Erprobungen von Substanzgemischen für die Prämedikation weist auf die immer noch bestehende Unsicherheit über die geeignetste Art dieser anästhesiologischen Maßnahme hin. Die exakte Wirkungsbeurteilung der benutzten Prämedikation – gerade auch die ihrer Einzeleffekte – wird weiter erschwert durch Einflüsse der folgenden Narkose und Operation und unterbleibt häufig auch aus Gründen der fehlenden anästhesiologischen Beobachtung in der postoperativen Phase. Es erscheint deshalb erforderlich, eine möglichst genaue klinische Beurteilung üblicher Prämedikationsmaßnahmen mit einer objektiven Untersuchungsmethode über Wirkungsweise und Stärke der verwendeten Substanzen zu kombinieren. Da vorwiegend die zentralen Wirkungen der zur Prämedikation benutzten Medikamente zur Diskussion stehen, erscheint das EEG als objektives Untersuchungsverfahren für die Fragestellung geeignet. Zu erwarten sind hiervon sowohl generelle Aussagen über die Art der durch die jeweilige Substanz hervorgerufenen Funktionsänderungen des Gehirns als auch über das Eintreten und die Stärke dieser Veränderungen im Einzelfall. Aus individuellen Abweichungen können dann unter Wertung der Ausgangsparameter möglicherweise Rückschlüsse auf eine adäquate Dosierung bzw. Medikamentenwahl für andere Patienten mit gleicher Konstellation gezogen werden.

Unter diesen Gesichtspunkten werden im folgenden die klinisch und im EEG analysierten Wirkungen von sieben heute zur Prämedikation gebrauchten Substanzen dargestellt. Grundlage hierfür sind eigene einheitlich und vergleichbar durchgeführte Untersuchungen an insgesamt 109 Patienten sowie gegebenenfalls entsprechende Literaturberichte [1, 3, 7, 20].

Da deutliche altersabhängige EEG-Unterschiede bekannt sind, beziehen sich eigene Untersuchungen auf zwei Altersgruppen von Patienten, solche im Alter von 20 bis 50 und solche über 70 Jahre. Nach Ableitung eines fünfminütigen Ruhe-EEG wurde die zu testende Prämedikationssubstanz intravenös injiziert. Die EEG-Ableitung erfolgte nach Prämedikation gewöhnlich 20 Minuten, in Einzelfällen eine bis mehrere Stunden. Zusätzlich zur Testsubstanz erhielten alle Patienten aus forensischen Gründen 0,25 mg Atropin.

Monosubstanzen

Atropin (Atropin)

Pharmakologische Wirkungsweise und klinische Anwendung. Anästhesiologisch bedeutsam ist vor allem die anticholinergische Wirkung von Atropin auf die Speichelsekretion und der vagusdämpfende Effekt auf das Herz. Die heute weitgehend routinemäßig geübte Zugabe von Atropin zur Prämedikation soll in erster Linie die Speichelbildung herabsetzen und ausgeprägten Bradykardien – infolge der Sympathicolyse bei Anästhetikagabe oder durch direkte chirurgische Manipulationen – entgegenwirken. Die übliche Dosierung von 0,05–0,5 mg beim Kind und 0,5–1,0 mg beim Erwachsenen ist vor allem für die erstgenannte Indikation ausreichend; bei auftretender Bradykardie ist die Dosierung von Atropin gegebenenfalls durch intravenöse Nachinjektion zu erhöhen.

Die zentrale Wirkung von Atropin, ein anticholinergischer Effekt an den Neuronen des ZNS, ist klinisch kaum bedeutsam. Die Depression von Morphin auf das Atemzentrum kann durch Atropin im Rahmen der Stimulation des ZNS aufgehoben werden. In höheren Dosen würde Atropin zentral dämpfend wirken.

EEG-Befunde

Eigene Befunde (8 Pat. 20–50 J.; 8 Pat. > 70 J.; Dosierung 0,5 mg Atropin i.v. [15]); (Tabelle 1; Abb. 1):

Beobachtete EEG-Veränderungen sind stets geringgradig und in ihrer Richtung inkonstant; vielfach bleiben sie – besonders in der höheren Altersgruppe – völlig aus.

Tabelle 1. EEG-Veränderungen nach intravenöser Atropin-Injektion

Frequenz-bereich	Art der EEG-Leistungsdämpfung n. Medikamentengabe	Zahl d. Auftretens in Prozent	Stärke der Veränderungen
Alpha	↑–↑↓–↓	6–13–25	ca. 5–10 μV
Beta	–↓	6	
Delta	↑*	62	ca. 10–20 μV
Theta	↑*		
	keine Veränderungen	13	

* besonders in der jüngeren Altersgruppe

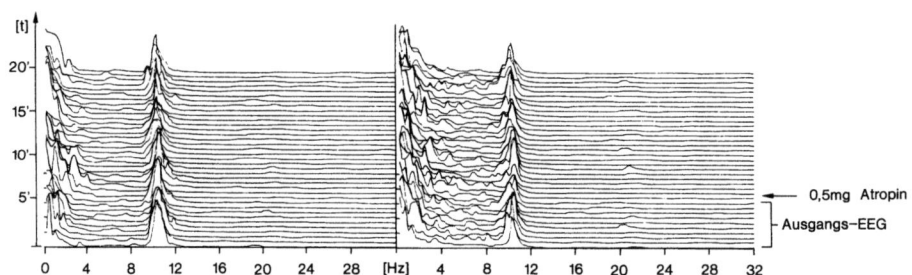

Abb. 1. EEG-Spektralanalyse vor und nach intravenöser Injektion von 0,5 mg Atropin. Das dominante Alpha-Ausgangs-EEG (10 Hz) wird nur geringfügig beeinflußt. Die zeitweise auftretende Unterdrückung der Alpha-Aktivität ist wohl spontanen Vigilanzschwankungen zuzuordnen.
Ableitungsbedingungen: ZK: 0,3 s; Filter: 70 Hz; Eichung: 50 μV = 7 mm; Fast-Fourier-Transformation in 30 s-Epochen

Berichte der Literatur: Im Rahmen der Atropin-Gabe bei psychiatrischen Erkrankungen werden – bei höherer Atropin-Dosierung – Zunahmen der elektrischen Leistungen im Beta- und Theta-Bereich und Abnahmen im Alpha-Bereich beschrieben [6].

Klinische Beurteilung. Außer der erwünschten Verringerung der Speicheldrüsensekretion werden im allgemeinen keine Wirkungen, speziell keine zentralnervösen Effekte, beobachtet. Die durchschnittliche Pulsfrequenz ist im eigenen Krankengut nach Atropin statistisch nicht signifikant erhöht; individuell lassen sich mäßige Pulsanstiege – besonders bei jungen Menschen – feststellen.

Wertung der EEG-Veränderungen in Korrelation zu klinischen Befunden. Entsprechend der nur geringen Wirkung von Atropin – in der gewählten Dosierung – an den Neuronen des ZNS waren wesentliche EEG-Veränderungen nicht zu erwarten und sind im eigenen Krankengut nicht aufgetreten. Deshalb können Schlußfolgerungen aus dem EEG-Verhalten auf adäquate Prämedikation mit Atropin nicht gezogen werden. Die beobachteten Veränderungen speziell im Alpha-Bereich können durch physiologische Vigilanzschwankungen bedingt sein bzw. sind von diesen nicht zu unterscheiden. Die besonders in der jüngeren Altersgruppe aufgetretene geringe Verstärkung der Aktivität im Delta- und Theta-Bereich kann als Ausdruck einer auch klinisch beobachteten, von der Atropin-Gabe eher unabhängigen, Beruhigung gewertet werden.

Diazepam (Valium)

Pharmakologische Wirkungsweise und klinische Anwendung. Diazepam hat als anxiolytisch wirksames Sedativum besonders weite Verbreitung gefunden. Zentrale Angriffspunkte sind Cortex und subcorticale Strukturen, speziell das Limbische System. Es führt zu gleichmäßiger Stimmungslage mit psychischer Sedierung bei Verlust seelischer Tiefe, in höherer Dosierung begleitet von Müdigkeit und Schlafbedürfnis. Es potenziert die Wirkung von Alkohol und von Schlafmitteln. Als auffallendste Nebenwirkung wird Verwirrung kombiniert mit motorischer Unruhe beobachtet. Bei längerem Gebrauch entsteht psychisch-körperliche Abhängigkeit mit Auftreten von Entzugsreaktionen bei Absetzen der Therapie. Eine weitere Indikation wird heute für Diazepam besonders in der Psychotherapie und Neurologie gesehen; Diazepam kommt dabei allein, auch in hohen Dosen oder in Kombination mit anderen Substanzen, zur Anwendung. Auch im Bereich der Anästhesiologie wird Diazepam häufig und aus mehreren Indikationsgründen angewandt: in der Prämedikation und in der Intensivmedizin zur Sedierung, bei Narkosen als Kombinationsanästhetikum und bei der Behandlung von Eklampsien und Tetanuserkrankungen als Antikonvulsivum.

EEG-Befunde

Eigene Befunde (8 Pat. 20–50 J.; 8 Pat. > 70 J.; 20 mg Valium i.v.; [18]); (Tabelle 2; Abb. 2):

Als charakteristische Veränderungen zeigen sich unabhängig vom Ausgangs-EEG Neuauftreten bzw. Leistungszunahme im Beta-Band zwischen 12,5 und 22 Hz sowie eine Reduktion der Alpha-Aktivität mit zusätzlichen Frequenzverschiebungen um ½ bis 1 Hz zum niedrigeren Bereich. Daneben finden sich vorübergehende Leistungszunahmen im Delta/Theta-Band

Tabelle 2. EEG-Veränderungen nach intravenöser Diazepam-Injektion

Frequenz-bereich	Art der EEG-Leistungsänderung n. Medikamentengabe	Zahl d. Auftretens in Prozent	Stärke der Veränderungen
Alpha	a. ↓ b. ↓ DF	a. 100 b. 80	a. 10–50 µV b. 1– 2 Hz
Beta	↑	100	(bei 12,5–22 Hz) 20–50 µV
Delta	↑	} 30	} 50–100 µV
Theta	↑		

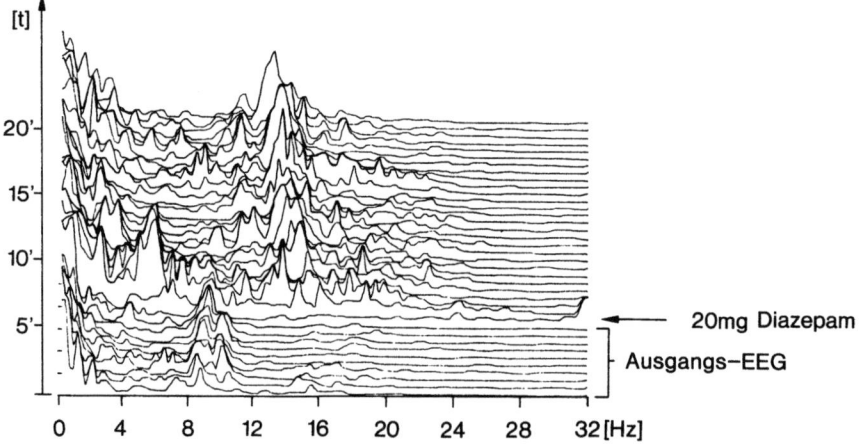

Abb. 2. Beispiel Diazepam-typischer Veränderungen der EEG-Spektralanalyse bei klinisch ausgezeichneter Prämedikationswirkung. Das Alpha-Ausgangs-EEG (9–10 Hz) wird zunächst zugunsten einer hochgespannten, unregelmäßigen Delta/Theta- und Beta-Aktivität aufgelöst. Im weiteren Verlauf dominiert die für die Diazepame charakteristische Aktivierung des Beta-Bandes.
Ableitungsbedingungen: ZK: 0,3 s; Filter: 70 Hz; Eichung: 50 µV = 7 mm; Fast-Fourier-Transformation in 30 s-Epochen

zwischen 3 und 8 Hz. Die Stärke dieser Veränderungen variiert individuell deutlich (entsprechend auch der Grad der Sedierung s. u.).

Berichte der Literatur: Bekannt ist aus EEG-Untersuchungen bei psychisch bzw. neurologisch Kranken die beschriebene Zunahme der Beta-Aktivität. Vorbestehende abnorme Frequenzbilder zeigen unter Diazepam eine Abnahme. Diese Befunde werden als Hinweis für eine subcorticale Beeinflussung von Anfallsleiden und Unruhezuständen durch Diazepam gewertet [10, 12, 25, 26].

Klinische Beurteilung. Die intravenöse Gabe von 20 mg Diazepam führt nach wenigen Minuten zu ausgeprägter psychischer Indifferenz mit Wohlgefühl, allerdings auch zu einer Tendenz zu kindlich-läppischem Verhalten, daneben zu individuell unterschiedlichen Sedierungsgraden und speziell in höherem Alter zu leichten bis tiefen Schlafzuständen. Als Nebenwirkungen werden trotz Vorhandensein psychischer Indifferenz bei etwa einem Drittel der Patienten Verwirrtheit und motorische Unruhe beobachtet, die besonders in Kombination mit schwereren Sedierungs- und leichten Schlafstadien auftreten. Bei der Altersgruppe über 70 Jahre tritt eine signifikante, milde Blutdrucksenkung ein.

Wertung der EEG-Veränderungen in Korrelation zu klinischen Befunden. Die EEG-Veränderungen unter Diazepam sind charakteristisch. Die besonders auffallende und stets vorhandene Aktivitätssteigerung im Beta-Bereich dürfte mit der Hauptwirkung des Diazepam, der Erzeugung einer psychischen Indifferenz, in Zusammenhang stehen. Die Stärke sowohl der EEG-Veränderungen als auch der psychischen Indifferenz variiert individuell, zeigt jedoch gegenseitige Konkordanz. Bei Abnahme der Alpha-Aktivität ist eine stärkere Sedierung feststellbar, Nebenwirkungen fehlen. Bei geringer Beeinflussung der Alpha-Aktivität und nur geringer Zunahme der Beta-Aktivität werden klinisch unerwünschte zentrale Nebenwirkungen beobachtet. Das Auftreten von Frequenzen zwischen 2 und 7 Hz geht parallel mit Müdigkeit und Schlafinduktion, wobei auch zwischen Höhe der Amplitudenzunahme und Schlaftiefe eine Korrelation feststellbar ist. Das EEG weist somit nicht nur auf die generelle Wirkungsweise der Diazepine hin; es erlaubt darüber hinaus individuell aus der Stärke der charakteristischen Veränderungen Rückschlüsse auf die erzielte zentrale Wirkung.

Triflupromazin (Psyquil)

Pharmakologische Wirkungsweise und klinische Anwendung. Triflupromazin gehört in die Gruppe der Phenothiazin-Derivate. Es wirkt hemmend auf Funktionen des tektoretikulären Systems, des Thalamus, der Area postrema und des Brechzentrums. Peripher hat es leicht anticholinergische und adrenolytische Effekte. Die zentrale Beeinflussung führt klinisch zur Beruhigung und gelegentlich zu Schlafinduktion. Analgetika, Sedativa, Hypnotika und Narkotika werden potenziert. In Normdosierung den Tranquillizern zugeordnet, wirkt Triflupromazin in höherer Dosierung neuroleptisch. Im Rahmen der Anästhesiologie wird die Substanz als Tranquillans und besonders zur Vermeidung von Erbrechen gelegentlich in der Prämedikation, häufiger in der postoperativen Behandlung, verwendet [24].

EEG-Befunde
Eigene Befunde (12 Pat. 20–50 J.; Dosierung 10 mg Psyquil i. v.; [19]); (Tabelle 3; Abb. 3):
Die EEG-Veränderungen unter Triflupromazin zeigen Unterschiede in ihrer Ausprägung, gelegentlich auch in ihrer Art, die von der gewichtsbezogenen Dosierung abhängen. Am häufigsten entwickeln sich innerhalb von 15 Minuten Delta- und Theta-Aktivitäten mittlerer bis starker Ausprägung gemeinsam mit Veränderungen im Alpha-Bereich, die über eine kurzfristige, ca. siebenminütige Aktivitätsverminderung in Aktivitätszunahme und Frequenzverlangsamung um ½–1 Hz übergehen. Gelegentlich treten bei höherer Dosierung (0,15–0,18 mg/kg KG) zusätzlich – ca. zehn Minuten nach Injektion – Beta-Aktivitäten zwischen 12,5 und 22 Hz auf. In Einzelfällen wird nur eine Alpha-Frequenzverlangsamung bzw. keine Änderung beobachtet.

Berichte der Literatur: In der Klassifikation der psychotropen Substanzen durch ITIL [5] zeigen Neuroleptika einen Anstieg der Delta- und Theta-Leistungen als Ausdruck der psychisch-physisch beruhigenden Effekte.

Klinische Beurteilung. Triflupromazin führt (neben der antiemetischen Wirkung, die hier nicht geprüft werden konnte) zu langsam sich steigernder Sedierung mit subjektiv angegebener Müdigkeit und Schlafeintritt. In Einzelfällen wird subjektiv und objektiv keine Änderung der Befindlichkeit wahrgenommen. Der Blutdruck fällt leicht ab. Die Pulsfrequenz ändert sich nicht signifikant; gelegentlich tritt kurz nach Injektion eine vorübergehende Tachykardie auf.

Wertung der EEG-Veränderungen in Korrelation zu klinischen Befunden. Die EEG-Veränderungen korrelieren generell und in ihrem Ausmaß mit klinisch feststellbaren sedierenden und schlafinduzierenden Wirkungen. Die Gabe von 10 mg Triflupromazin intravenös führt zu variablen EEG-Veränderungen, die von der individuellen gewichtsbezogenen Dosierung abhängen. Es treten jeweils Kombinationen von Veränderungen in mehreren Frequenzbereichen auf. Die Leistungszunahmen im Delta-/Theta-Bereich kongruieren mit Sedierung und Schlaf. Die Befunde reduzierter oder gesteigerter Aktivität im Frequenzband Alpha haben ihre klinischen Äquivalente in Tranquillierung bzw. gesteigertem Wohlbefinden. Beta-Aktivität

Tabelle 3. EEG-Veränderungen nach intravenöser Triflupromazin-Injektion

Frequenz-bereich	Art der EEG-Leistungsdämpfung n. Medikamentengabe	Zahl d. Auftretens in Prozent	Stärke der Veränderungen
Alpha	a. ↓ (2.–7. min) b. ↑ (7.–20. min) c. Frequenzabn.	56	10–40 μV 1/2–1 Hz
Beta	↑	12,5	(12,5–22 Hz) 5 –20 μV
Delta	↑	80	50–100 μV
Theta	↑		

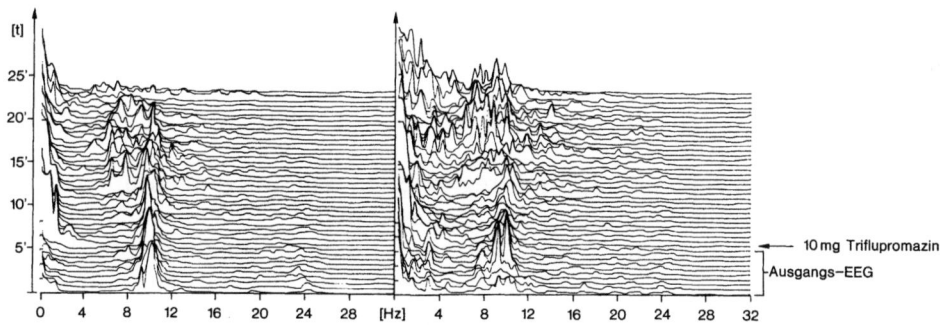

Abb. 3. EEG-Spektralanalyse vor und nach intravenöser Injektion von 10 mg Triflupromazin. Als Ausgangs-EEG findet sich ein normal ausgeprägtes Alpha-EEG mit einer dominanten Frequenz von 10 Hz. Nach Triflupromazin-Injektion kommt es zu einer kurzfristigen kompletten Unterdrückung der Ausgangsaktivität. Anschließend wird das Alpha-Band reaktiviert, zusätzlich – als Ausdruck der guten klinischen Sedierung – zeigt sich eine deutliche Aktivitätssteigerung des Theta-Bereiches.
Ableitungsbedingungen: ZK: 0,3 s; Filter: 70 Hz; Eichung: 50 μV = 7 mm; Fast-Fourier-Transformation in 30 s-Epochen

tritt bei individuell höherer Dosierung zusammen mit klinischen Einschlafphasen auf. Eine Beurteilung der klinischen Prämedikationswirkung von Triflupromazin ist insgesamt und im Einzelfall aus dem EEG-Befund möglich.

Promethazin (Atosil)

Pharmakologische Wirkungsweise und klinische Anwendung. Promethazin ist ein Phenothiazinderivat mit zentralen und peripheren Angriffspunkten; es wird den Neuroleptika zugeordnet. Als zentrale Wirkungsorte gelten die

Formatio reticularis des Hirnstammes, der Hypothalamus und möglicherweise das Limbische System (das tektoretikuläre System, der Thalamus und die Area postrema). Die zentrale Wirkung ist charakterisiert durch zentralpsychomotorische Dämpfung, schlafanstoßende Effekte, Potenzierung zentral-sedierender Medikamente, Hemmung des Brechzentrums und Beeinflussung der zentralen Temperaturregulation. Peripher liegen eine antiadrenerge Wirkung durch inkomplette alpha-Rezeptorenblockade sowie Antihistamineigenschaften durch kompetitive Blockierung der Histaminrezeptoren im Gewebe vor. Vor allem wegen der zentralen Wirkungen und der Antihistamineigenschaften wird Promethazin im perioperativen Zeitraum zur medikamentösen Operationsvorbereitung, zur Potenzierung der Narkose und postoperativen Analgetikatherapie sowie zur Unterstützung sedierender und temperatursenkender Maßnahmen in der Intensivbehandlung verwendet. Im Rahmen anästhesiologischer Maßnahmen wird Promethazin in Einzeldosen von 25–50 mg intravenös oder intramuskulär injiziert.

EEG-Befunde
Eigene Befunde (9 Pat. 20–50 J.; 8 Pat. > 70 J.; Dosierung 50 mg Atosil i. v. [14]); (Tabelle 4; Abb. 4):
Die elektroenzephalographisch registrierten Veränderungen unter Promethazin sind durch Dämpfung der Alpha-Aktivität – im einzelnen Amplitudenabnahme zwischen 20 bis 70% und Frequenzabnahme um ½ bis 1½ Hz (bei Alpha- und Alpha/Beta-Ausgangslage) – bzw. Reduzierung des Beta-Anteils bei unregelmäßigem Ausgangs-EEG und Zunahme der Delta/Theta-Aktivitäten gekennzeichnet.
Berichte der Literatur: EEG-Veränderungen nach Gabe verschiedener Substanzen der Phenothiazingruppe werden vor allem im Rahmen von psychiatrischen Langzeitbehandlungen untersucht [4]. Sie werden dort wegen ihrer antipsychotischen und sedierenden Wirkung eingesetzt. Es zeigt sich, daß Promethazin bei einer langsamen intravenösen Gabe (ca. 1 mg/kg KG über 10 Min.) initial die Spannung der Grundaktivität vermindert und zu Auftreten von schnellen und langsamen Wellen in geringer Ausprägung führt. Gelegentlich werden Schlafstadien mit gleichzeitigem Auftreten von Beta-Spindeln zwischen 18 und 32 Hz beobachtet. Diese Befunde sind mit Ausnahme des Auftretens von Beta-Spindeln mit den eigenen Beobachtungen kongruent. Beta-Spindeln können als kurzzeitig auftretendes Graphoelement von der Spektralanalyse nicht sicher erfaßt werden und sind daher im eigenen Krankengut möglicherweise unerkannt vorgekommen.

Klinische Beurteilung. Promethazin verursacht in der angegebenen Applikationsart und Dosierung leichte bis mittlere Sedierung mit gelegentlichen flüchtigen Schlafphasen. Das Ausmaß der klinischen Prämedikationswirkung variiert individuell, ist aber insgesamt bei älteren Patienten stärker

Tabelle 4. EEG-Veränderungen nach intravenöser Promethazin-Gabe (DF = Dominante Frequenz des Ausgang-EEG)

Frequenz-bereich	Art der EEG-Leistungsdämpfung n. Medikamentengabe	Zahl d. Auftretens in Prozent	Stärke der Veränderungen
Alpha	a. ↓ bei Alpha-Ausgangs-EEG (88%) b. ↓ DF	a. 100 b. 26	10–40 μV 1/2–1 1/2 Hz
Beta	a. ↓ d. höheren Bereiche bei unregelm. Ausgangs-EEG (12%)	100	(16–32 Hz) 30 μV
Delta	↑ } unabhängig vom	100	20–70 μV
Theta	↑ } Ausgangs-EEG		

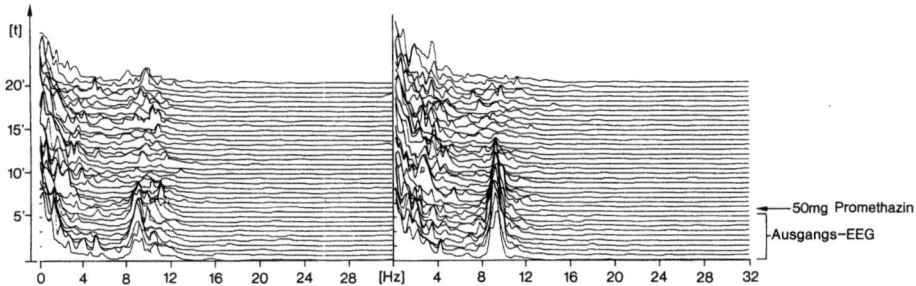

Abb. 4. EEG-Spektralanalyse vor und nach intravenöser Injektion von 50 mg Promethazin. Das Ausgangs-EEG zeigt eine Alpha-Aktivität mit einer dominanten Frequenz von 9 Hz. Nach der Promethazin-Injektion kommt es zu einer deutlichen anhaltenden Spannungserniedrigung des Alpha-Bandes und einer Aktivitätssteigerung im Delta- und Theta-Bereich. Klinisch waren die Veränderungen von einem guten Sedierungserfolg begleitet.
Ableitungsbedingungen: ZK: 0,3 s; Filter: 70 Hz; Eichung: 50 μV = 7 mm; Fast-Fourier-Transformation in 30 s-Epochen

ausgeprägt. Häufig – bei 62% der Patienten – treten trotz zentraler Sedierung schwere Grade psychomotorischer Unruhe auf, die subjektiv als unangenehm empfunden werden. Blutdruck und Pulsfrequenz zeigen geringe signifikante Anstiege.

Wertung der EEG-Veränderungen in Korrelation zu klinischen Befunden. Die divergierende klinische Wirkung von Promethazin in der Prämedikation mit Sedierung aber auch psychomotorischen Unruhezuständen findet ihren Ausdruck in den EEG-Veränderungen. Leistungsabnahmen im Alpha-Band (bzw. bei unregelmäßigem Ausgangs-EEG im Beta-Band) gehen im Ausprägungsgrad parallel mit beruhigenden klinischen Wirkungen.

Vermehrung der Delta/Theta-Aktivität ist stets Ausdruck einer schlafanstoßenden Wirkung. Eine geringe Abnahme der Leistung im Alpha-Band bietet trotz Zunahme niedriger Frequenzen das klinische Bild psychomotorischer Unruhe. Klinische Wirkungen und EEG-Befunde lassen sich korrelieren.

Pethidin (Dolantin)

Pharmakologische Wirkungsweise und klinische Anwendung. Pethidin ist ein synthetisches Opiat. In der Prämedikation wird seine spezifische analgetische Wirkung, die mit sedierenden und dys- bzw. leicht euphorisierenden Eigenschaften kombiniert ist, zur präoperativen psychischen und physischen Ruhigstellung seit 1939 genutzt [21, 22]. Zentrale Hauptangriffspunkte sind Hirnrinde und diencephale Zentren. Neben den erwünschten zentralen Wirkungen wird wie bei allen opiatartig wirkenden Analgetika das Atemzentrum dosisabhängig deprimiert. In der Peripherie führt Pethidin zu einer Tonusminderung der glatten Muskulatur mit gelegentlichen Blutdruckabfällen. Nebenwirkungen, wie Schwitzen, Schwindelgefühl und Kribbeln in den Extremitäten, sind Kombinationseffekte von Blutdrucksenkung und Einschränkung der Atemfunktion. Die Einzeldosierung liegt bei Kindern und Erwachsenen bei 1 mg/kg Kg.

EEG-Befunde
Eigene Befunde (8 Pat. 20–50 J.; 8 Pat. > 70 J.; Dosierung 100 mg Dolantin i.v. [13]); (Tabelle 5; Abb. 5):

Pethidin führt jeweils zu eindeutigen und im wesentlichen gleichgerichteten Veränderungen des EEG. Die individuelle Variationsbreite im Ausmaß der Reaktionen ist groß.

Charakteristisch ist die Abnahme der Alpha-Aktivität bei allen Patienten mit Alpha-Dominanz im Ausgangs-EEG bzw. den dominanten Aus-

Tabelle 5. EEG-Veränderungen nach intravenöser Pethidin-Gabe

Frequenz-bereich	Art der EEG-Leistungsdämpfung n. Medikamentengabe	Zahl d. Auftretens in Prozent	Stärke der Veränderungen
Alpha	a. ↓ b. ↓↑ bei Alpha-Ausgangs-EEG (69%)	a. 90 b. 10	10–70 µV
Beta	↓ bei unregelm. Ausgangs-EEG (31%)	100	(16–28 Hz) ca. 20 µV
Delta	↑ } unabhängig vom	} 69	} 5–40 µV
Theta	↑ } Ausgangs-EEG		

Prämedikation

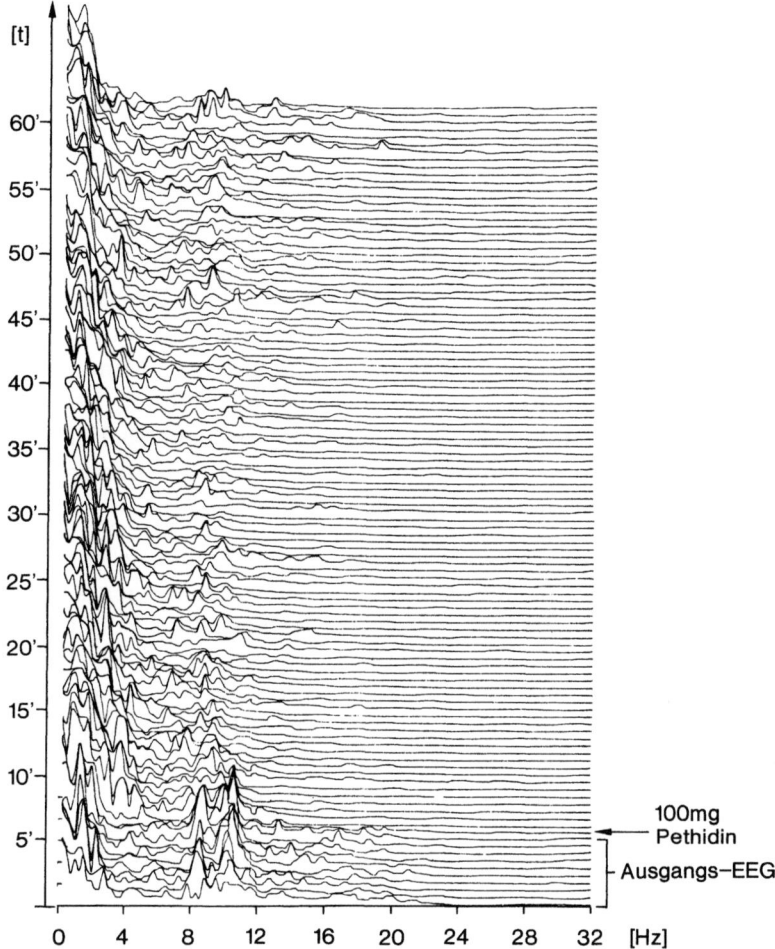

Abb. 5. EEG-Spektralanalyse vor und nach intravenöser Injektion von 100 mg Pethidin. Als Ausgangs-EEG findet sich ein Alpha-EEG von 8–12 Hz. Die Pethidin-Injektion führt zur Spannungs- und Frequenzreduktion des Alpha-Bandes und zur deutlichen Aktivitätssteigerung im Delta-Bereich. Die Veränderungen – im Einklang mit dem guten klinischen Sedierungserfolg – bleiben über den gesamten Beobachtungszeitraum von 45 Minuten erhalten.
Ableitungsbedingungen: ZK: 0,3 s; Filter: 70 Hz; Eichung: 50 µV = 7 mm; Fast-Fourier-Transformation in 30 s-Epochen

gangs-Frequenzen im primären Alpha/Beta-EEG. Sie reicht von geringen über starke Amplitudenverringerung bis zum völligen Verschwinden der Alpha- (bzw. Alpha/Beta) Aktivität. Bei älteren Patienten mit unregelmäßigem Ausgangs-EEG und vorhandenen Frequenzen im Delta- bis zum mittleren Beta-Bereich wird als Ausdruck der medikamentösen Beeinflussung die Frequenzbandbreite auf Kosten der höheren Frequenzbereiche eingeengt, d.h. es findet hier eine Aktivitätsabnahme individuell unterschiedlicher Ausprägung im Beta-Band statt. Delta- und Theta-Frequenzen werden ausnahmslos bei Patienten mit Alpha-Ausgangslage oder primärem Niederspannungs-EEG aktiviert.

Klinische Beurteilung. Neben analgetischen Effekten, die während einer Narkose als Grundanalgesierung wirken, führt Pethidin in der angewandten intravenösen Dosierung bereits nach zwei bis drei Minuten zu guter bis sehr guter Sedierung mit Schlafphasen leichter bis mittlerer Stärke. Die volle Wirkung hält bei jungen Patienten zehn bis 15 Minuten, bei älteren 30 bis 60 Minuten an. Überhänge sind stets feststellbar. Bei durchschnittlich 15% der Patienten treten leichte Nebenwirkungen in Form psychomotorischer Unruhe auf. Signifikante Änderungen von Blutdruck und Pulsfrequenz sind im eigenen Krankengut nicht vorhanden.

Wertung der EEG-Veränderungen in Korrelation zu klinischen Befunden. Die im EEG stets nachweisbaren zentralen Reaktionen korrelieren in ihrer Stärke direkt mit dem Ausmaß der festgestellten Prämedikationswirkungen. Dabei ist der Leistungsabfall zwischen 8 und 12 Hz – bei Patienten mit normalem Ausgangs-EEG – bzw. die Reduktion der Beta-Aktivität – bei Patienten mit unregelmäßigem Ausgangs-EEG – Ausdruck für das indifferente ruhige psychisch-physische Verhalten, die Aktivitätszunahme im Delta/Theta-Bereich für die Induktion von Schlaf. Psychomotorische Unruhe ist im EEG von starker Zunahme niedriger Frequenzen und geringer Alpha- bzw. Beta-Abnahme begleitet. Die zentralen Wirkungen des Pethidin korrelieren gut mit den zu beobachtenden EEG-Veränderungen.

Kombinationspräparate

Pethidin und Promethazin (Dolantin und Atosil)

Pharmakologische Wirkungsweise und klinische Anwendung. Pharmakologisch ist die Kombination dieser beiden Substanzen für die Ziele einer Prämedikation besonders sinnvoll: Die zentral sedierende Wirkung mit psychischer und physischer Beruhigung des Patienten sowie Abschirmung gegen äußere und innere Störfaktoren wird durch Pethidin und Promethazin erreicht, wobei sich die Substanzen zum Teil ergänzen, zum Teil potenzieren. Sie führen dabei zu langanhaltender Grundsedierung mit Vorteilen für die

Narkoseführung und die postoperative Phase. Diese Kombination bewährt sich klinisch bereits über drei Jahrzehnte.

EEG-Befunde

Eigene Befunde (8 Pat. 20–50 J.; 8 Pat. > 70 J.; Dosierung 50 mg Dolantin und 25 mg Atosil; [16]); (Tabelle 6; Abb. 6):

Tabelle 6. EEG-Veränderungen nach intravenöser Pethidin-Promethazin-Gabe

Frequenz-bereich	Art der EEG-Leistungsdämpfung n. Medikamentengabe	Zahl d. Auftretens in Prozent	Stärke der Veränderungen
Alpha	↓ bei Alpha-Ausgangs-EEG (87,5%)	100	20–70 µV
Beta	↓ d. höheren Bereiche b. unregelmäßigem Ausgangs-EEG (12,5%)		(16–28 Hz) 30 µV
Delta	↑ } unabhängig vom		} 50–100 µV
Theta	↑ } Ausgangs-EEG		

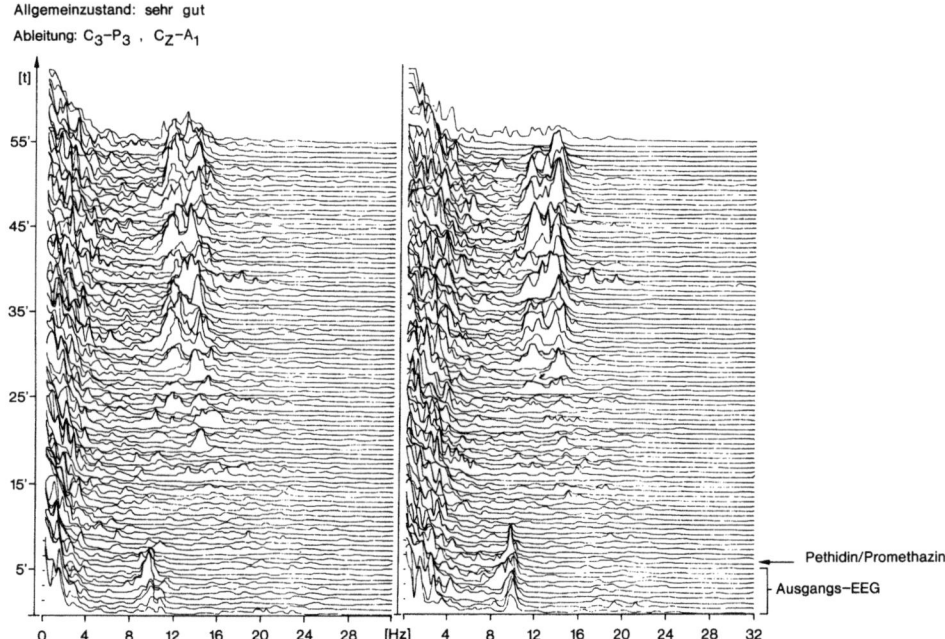

Abb. 6. EEG-Spektralanalyse vor und nach der intravenösen Injektion von 50 mg Pethidin und 25 mg Promethazin. Das Alpha-Ausgangs-EEG mit einer DF von 9 Hz wird für etwa 20 Minuten unterdrückt, um dann mit deutlich erhöhter Spannung und Frequenz (11–14 Hz) wieder aufzutreten. Zusätzlich findet eine leichte Aktivitätssteigerung im Delta-Bereich statt. Ableitungsbedingungen: ZK: 0,3 s; Filter: 70 Hz; Eichung: 50 µV = 7 mm; Fast-Fourier-Transformation in 30 s-Epochen

Es zeigt sich sehr konstant und stark ausgeprägt eine Aktivitätsverminderung im Alpha- bzw. Beta-Bereich je nach Ausgangs-EEG, sowie eine vom Ausgangs-EEG unabhängige Aktivitätszunahme im Delta- und Theta-Bereich. Gegenüber den generell gleichgerichteten EEG-Veränderungen nach Pethidin oder Promethazin allein führt die Kombination in jeweils halber Dosierung zu konstantem Therapieerfolg mit erhöhter Wirkungsstärke und verminderten Nebenwirkungen.

Klinische Beurteilung. Bei allen Patienten tritt innerhalb von ein bis zwei Minuten Wohlbefinden und zunehmende subjektiv angegebene Müdigkeit auf, die nach ca. fünf Minuten in starke Sedierung und Schlaf übergehen. Die Schlaftiefe ist bei jüngeren Patienten weniger ausgeprägt als bei geriatrischen. Die Wirkungsdauer beträgt ein bis drei Stunden. Zentrale Nebenwirkungen werden – wenn überhaupt – selten und in abgemilderter Form gesehen. Blutdruck und Pulsfrequenz zeigen einen leichten, aber signifikanten Anstieg.

Wertung der EEG-Veränderungen in Korrelation zu klinischen Befunden. Charakteristisch bei dieser Prämedikationsform sind die Konstanz und Konkordanz der psychischen Veränderungen mit denen des EEG im Sinne einer zentralen Sedierung. Die langanhaltende und stark ausgeprägte Abnahme der dominanten Grundaktivität im EEG korreliert jeweils mit Wohlbefinden und starker Sedierung; Ausprägung und Dauer der Aktivitätszunahme zwischen 2 und 6 Hz haben ihr Äquivalent in der Stärke und Dauer von Schlafzuständen. Aus dem EEG können somit die Wirkung und Wirkdauer der Kombination Pethidin-Promethazin beurteilt werden.

Droperidol und Fentanyl (Mischung 50:1 = Thalamonal)

Pharmakologische Wirkungsweise und klinische Anwendung. Thalamonal ist ein Mischpräparat aus Dehydrobenzperidol und Fentanyl, den beiden wirksamen Komponenten der klassischen Neuroleptanalgesie (1 ml = 2,5 mg DHB + 0,05 mg Fentanyl). Thalamonal hemmt die Formatio reticularis und dämpft damit periphere Einflüsse auf das Cerebrum. Daneben wird der Vertikularisbereich gehemmt. Die prägnanteste periphere Wirkung ist eine alpha-Rezeptorenblockade an den Gefäßen mit Weiterstellung des Gefäßlumens und Blutdrucksenkung speziell bei Vorliegen einer Hypovolämie. Thalamonal wurde zunächst in Dosierungen von 1–2 ml intramuskulär als Vorbereitung auf eine Neuroleptanalgesie benutzt. Heute wird es in weitem Rahmen unabhängig von der geplanten Narkoseform zur Prämedikation, bei Leitungsanästhesien intraoperativ, intravenös zur Sedierung und im Rahmen der Intensivbehandlung verwendet. Thalamonal erfüllt weitgehend die an eine medikamentöse Operationsvorbereitung ge-

Prämedikation 63

stellten Forderungen der psychischen Beruhigung, Reaktionsverminderung auf äußere Reize und Vorbeugung gegen Erbrechen. Dabei schützt die Thalamonal-Wirkung den Patienten vor den erregenden und beunruhigenden Einflüssen der Vorbereitungen im Operationsbereich. Da jedoch nur eine indirekte Wirkung auf die Großhirnrinde vorliegt, werden zentrale Erregungszustände nicht gedämpft. Dies führt gelegentlich zu dem Phänomen der subjektiv vom Patienten angegebenen höchsten inneren Unruhe mit Erstarrung nach außen hin, wobei objektiv der Eindruck einer ausreichenden psychischen und physischen Dämpfung vorliegt.

EEG-Befunde

Eigene Befunde (8 Pat. 20–50 J.; 8 Pat. > 70 J.; Dosierungen jeweils 2 ml Thalamonal i.v. [17]); (Tabelle 7; Abb. 7):

Die Alpha-Aktivität erfährt eine Betonung und Stabilisierung, d.h. eine leichte Zunahme der Spannung mit fehlender Modulierbarkeit durch äußere Einflüsse. Bei niedergespanntem Ausgangs-EEG kommt es zur Aktivierung eines niedergespannten Alpha-Rhythmus. Bei vorbestehender Alpha-Aktivität liegt sie um ½–1 Hz niedriger als im Ausgangsbefund; dies dürfte analog zu ähnlichen altersbedingten Veränderungen [9] auf eine Beeinflussung des cerebralen Stoffwechsels hinweisen. Bei unregelmäßigem Ausgangs-EEG wird die Frequenzbreite im höheren Beta-Bereich um ca. 2–6 Hz vermindert bzw. wird die Aktivität in diesem Bereich stark gedämpft. Außerdem zeigt sich stets eine Tätigkeitszunahme zwischen 2 und 4 Hz. Die beobachteten Veränderungen sind leicht ausgeprägt, aber konstant.

Berichte der Literatur: KUBICKI et al. [8] untersuchten die Wirkung von Droperidol und Fentanyl auf das EEG im Rahmen der Neuroleptanalgesie mit entsprechend höheren Dosierungen. Hierbei wird als charakteristische Veränderung die sogenannte Stabilisierung der Alpha-Aktivität, d.h. Unverändertbleiben des Alpha-Rhythmus gegenüber äußeren Einflüssen sowie eine Synchronisation der EEG-Frequenzen festgestellt. LINDE et al. [11] fanden bei Untersuchungen der EEG-Wirkungen von Thalamonal in der Prämedikation keine wesentlichen Veränderungen. Diese unterschiedlichen Ergebnisse – KUBICKI [8]: starke Veränderungen des EEG; *eigene Befunde:* mäßige EEG-Veränderungen; LINDE [1]: keine Veränderungen – müssen auf unterschiedliche Dosierungen und Applikationsformen zurückgeführt werden (vergl. Kapitel B IV).

Klinische Beurteilung. Thalamonal führt bei den untersuchten Patienten zu psychischer und physischer Ruhigstellung mit leichten Sedierungsgraden, gelegentlich zu Müdigkeit und kurzzeitigen Schlafphasen. Gegenüber dem typischen und konstanten Gesamtsedierungszustand etwa nach einer Pethidin-Promethazin-Prämedikation wirken die Patienten nach Thalamonal

Tabelle 7. EEG-Veränderungen nach intravenöser Thalamonal-Gabe.

Frequenz-bereich	Art der EEG-Leistungsdämpfung n. Medikamentengabe	Zahl d. Auftretens in Prozent	Stärke der Veränderungen
Alpha	bei Alpha-Ausg.-EEG (62%) a. ↑ b. ↓ DF bei Niederspannungs-Ausg.-EEG (19%) c. ↑	100	a. 10 µV b. 1/2–1 Hz c. 5–15 µV
Beta	↓ bei unregelm. Ausg.-EEG (19%)	100	10–20 µV
Delta	↑ unabhängig vom Ausgangs-EEG	100	20–50 µV
Theta	–	–	–

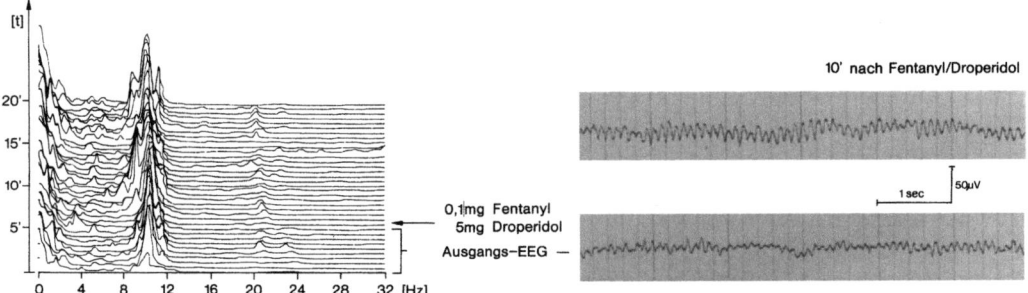

Abb. 7. EEG-Spektralanalyse und konventionelles EEG vor und nach der intravenösen Injektion von 0,1 mg Fentanyl und 5 mg Droperidol als Mischpräparat. Vor der Injektion zeigt sich ein Alpha-EEG mit einer dominanten Frequenz von 10,5 Hz. Die Injektion führt zu einer Spannungserhöhung mit geringfügiger Frequenzverlangsamung um ¼ bis ½ Hz. Klinisch zeigt sich ein guter Sedierungserfolg.
Ableitungsbedingungen: ZK: 0,3 s; Filter: 70 Hz; Eichung: 50 µV = 7 mm; Fast-Fourier-Transformation in 30 s-Epochen

klar und kommunikationsfähig. In der höheren Altersgruppe ist der Prämedikationseffekt stärker ausgeprägt. Die oben angegebene Nebenwirkung einer zentralen Erregung ist insgesamt sehr selten und tritt in dem hier bewerteten Krankengut nicht auf. Als häufigste Nebenerscheinung ist – trotz Vorgabe von 250 ml kolloidaler Volumenersatzlösung – bei jüngeren Patienten infolge des peripheren gefäßerweiternden Mechanismus von Droperidol ein geringer Blutdruckabfall erfaßbar, der im hohen Alter – wohl in Abhängigkeit der generellen Gefäßveränderungen – seltener vorkommt.

Wertung der EEG-Veränderungen in Korrelation zu klinischen Befunden.
Die im EEG sichtbare Betonung der dominanten Alpha-Aktivität geht parallel mit der erwähnten psychischen Ruhigstellung der Patienten. Das Erhaltenbleiben der Alpha-Aktivität steht dabei in Einklang mit der erwähnten klaren Kommunikationsfähigkeit und findet pharmakologisch ihre Erklärung im Fehlen einer direkten Großhirnsedierung. Aktivitätszunahmen im Delta-Bereich zeigen generell eine Schlafinduktion und ihren Wirkungsgrad an. Die EEG-Veränderungen nach Thalamonal lassen infolge der gleichsinnigen und charakteristischen Änderungsweise zwar eine Beurteilung der Prämedikationswirkung zu, sind jedoch geringer ausgeprägt und somit schwieriger zu erkennen als bei anderen Prämedikationsformen. Die Hauptbedeutung der EEG-Analyse bei Thalamonal liegt mehr im Nachweis der weiter vorhandenen bzw. betonten und stabilisierten Alpha-Aktivität als Ausdruck der ungestörten Vigilanzregulation bei Abschirmung peripherer Einflüsse, wie sie von KUBICKI und ZADUK [8] bei Neuroleptanalgesie und hier auch unter Thalamonal-Prämedikation festgestellt wird.

Gesamtwertung der EEG-Befunde unter Prämedikation
(s. Tabelle 8)

Die EEG-Befunde bei Prämedikation unter Berücksichtigung der klinischen Wirkungen lassen folgende Schlußfolgerungen zu:

1. Eine zentral wirkende Prämedikation führt zu klar erkennbaren EEG-Veränderungen, die vom Typ des Ausgangs-EEG abhängig sind
Entsprechend der zentral pharmakologischen Wirkung der zur Prämedikation verwendeten Substanzen (mit Ausnahme von Atropin) finden sich EEG-Veränderungen vor allem im führenden, den Vigilanzgrad charakterisierenden Alpha-Bereich – bei älteren Patienten mit unregelmäßigem Ausgangs-EEG entsprechend im dort überwiegenden Beta-Bereich. Als Ausdruck einer stärkeren Sedierung – klinisch häufig verbunden mit Schlafzeichen – ist vor allem das Auftreten von Aktivitäten im Delta- und Theta-Bereich aufzufassen.

2. Die EEG-Veränderungen sind häufig charakteristisch für einzelne zur Prämedikation verwendete Substanzen
In Abhängigkeit der spezifischen cerebralen Angriffsorte der zur Prämedikation verwendeten Substanzen und dem Grad ihrer hypnotisch-narkotischen Potenz ergeben sich relativ charakteristische EEG-Veränderungen. Ihre strenge Zuordnung zu bestimmten pharmakologischen Wirkungen und Angriffsorten ist heute nur bedingt möglich. Markante Unterschiede – wie etwa das Erhaltenbleiben bzw. die Betonung des Alpha-Bereiches unter Thalamonal – geben jedoch Hinweise auf das Vorhandensein wesentlicher Abweichungen ihrer Wirkungsweise gegenüber anderen Substanzen. Die

Tabelle 8. Zusammenfassung der Hauptveränderungen im EEG und im klinischen Verhalten unter verschiedenen Prämedikationsarten (n = 109)

Substanz und Dosierung	EEG	Klinisches Verhalten	
		Prämedikationswirkungen	Nebenwirkungen
Atropin 0,5 mg i.v.	(geringe Änderungen unter der geprüften Dosierung)		
	Geringe Leistungszu- und -abnahmen der Alpha-Aktivität	keine Sedierung	zentral: keine
	Geringe Leistungsabnahme der Beta-Aktivität	ausreichende Reduktion der Speichelsekret.	sonst: leichter Pulsanstieg
	Geringe Leistungszunahme der Delta/Theta-Aktivität		
Valium 20 mg i.v.	Aktivitätszunahme im Beta-Bereich (12,5–22 Hz); glgtl. Reduktion bzw. Auflösung der Alpha-Aktivitäten (bei Alpha-Ausgangs-EEG) bzw. Betonung des niederfrequenten Beta-Bereiches (12,5–22 Hz) (bei unregelmäßigem Ausgangs-EEG)	Psychische Indifferenz; Sedierung + bis + + +	zentral: leichte Grade psychomot. Unruhe ca. 35% sonst: leichter Blutdruckabfall vorwiegend bei geriatrischen Patienten
	Aktivitätszunahme im Theta-Bereich	Schlaf ∅ bis + + +	
Psyquil 10 mg i.v.	Nach vorübergehender Alpha-Reduktion leichte Aktivitätszunahme und Frequenzabnahme um 1/2–1 Hz.	Euphorie Sedierung + bis + + +	zentral: keine bzw. selten: Unruhe
	In Einzelfällen Aktivitätszunahme im Beta-Bereich (12,5–22 Hz)		sonst: geringer Blutdruckabfall, glgtl. vorübergehende Tachykardie
	Aktivitätszunahme im Delta/Theta-Bereich	Schlaf (+) bis +	
Atosil 50 mg i.v.	Reduktion der Alpha-Aktivität < 50% (bei Alpha-Ausgangs-EEG) bzw. Einengung der Grundfrequenzleistungen < 50% im höheren Frequenzbereich (bei unregelmäßigem Ausgangs-EEG)	Sedierung + bis + +	zentral: schwere Grade psychomot. Unruhe ca. 62%
	Aktivitätszunahme im Delta/Tetha-Bereich	Schlaf (+)	

Tabelle 8. (Fortsetzung)

Substanz und Dosierung	EEG	Klinisches Verhalten	
		Prämedikationswirkungen	Nebenwirkungen
Dolantin 100 mg i.v.	Reduktion der Alpha-Aktivität > 50% (bei Alphaausgangs-EEG) bzw. Einengung der Grundfrequenzleistungen > 50% im höheren Frequenzbereich (bei unregelmäßigem Ausgangs-EEG)	Sedierung + + bis + + +	zentral: leichte Grade psychomotor. Unruhe ca. 16%
	Aktivitätszunahme im Delta/Theta-Bereich	Schlaf + bis + +	
Dolantin Atosil 50 mg + 25 mg i.v.	Reduktion der Alpha-Aktivität > 50% (bei Alpha-Ausgangs-EEG) bzw. Einengung der Grundfrequenzleistungen > 50% im höheren Frequenzbereich (bei unregelmäßigem Ausgangs-EEG)	Sedierung + + +	zentral: keine
	Starke Aktivitätszunahme im Delta/Theta-Bereich	Schlaf + bis + + +	
Thalamonal 2 ml i.v.	Leichte Betonung der Alpha-Aktivität und Alpha-Frequenzabfall um 1/2–1 Hz (bei Alpha-Ausgangs-EEG) bzw. leichte Einengung der Grundfrequenzleistungen im höheren Frequenzbereich (bei unregelmäßigem Ausgangs-EEG)	Psychische Abschirmung; Sedierung + bis + + +	zentral: keine bzw. selten: subjektiv empfundene innere Unruhe bei äußerlich starrer Haltung (Katalepsie) sonst: leichter Blutdruckabfall vorwiegend bei jungen Patienten
	Leichte Aktivitätszunahme im Delta-Bereich	Müdigkeit, glgtl. Schlaf + bis + +	

Kenntnis der für einen bestimmten Stoff charakteristischen EEG-Veränderungen erlaubt eine Aussage über die Konstanz der Wirkung und über individuelle Abweichungen.

3. Zwischen Ausprägungsgrad der EEG-Veränderungen und Stärke der klinischen Wirkungen besteht eine Korrelation

Daraus kann geschlossen werden, daß die Stärke der EEG-Veränderungen individuell auch eine Aussage über den Prämedikations- bzw. Sedierungsgrad ermöglicht, die die klinische Beurteilung unterstützt und zur Erarbeitung gezielter Dosierungsmengen hilfreich sein kann. Differentes Verhalten der Serumspiegel und der klinischen Wirkung – häufig durch die Permeationsverhältnisse der Blut-Hirnschranke bestimmt (Beispiel Opiate) – wird durch EEG-Kontrollen erklärt.

4. Im EEG-Verhalten und entsprechend in den klinischen Befunden sind deutliche Unterschiede zwischen verschiedenen Altersgruppen und zwischen einzelnen Patienten gegeben

Gegenüber jeweils typischen EEG-Veränderungen bei unterschiedlichen Prämedikationsarten sind individuell nur selten Abweichungen in der Art der Veränderungen, dagegen häufig in der Stärke der Veränderungen festzustellen. Höhere Altersgruppen weichen in der Art des EEG-Verhaltens in typischer Weise von jüngeren Altersgruppen dann ab, wenn im höheren Alter Normabweichungen im Ausgangs-EEG vorliegen. In Stärke und Dauer der Medikamentwirkungen können sie auch unabhängig von primären EEG-Veränderungen von den Reaktionen jüngerer Patienten abweichen. Dies entspricht den Befunden von CASTLEDEN et al. [2], die für Nitrazepam bei unveränderter Pharmakokinetik eine erheblich erhöhte cerebrale Ansprechbarkeit bei geriatrischen Patienten beschreiben.

5. Das EEG hat Bedeutung für die Testung der zur Prämedikation verwendeten Substanzen. Es läßt sowohl Wirkungsart und -stärke des Medikamentes als auch unterschiedliche Reaktionsweisen und -wahrscheinlichkeiten einzelner Patientengruppen gegenüber der betreffenden Substanz erkennen

Die Kenntnis dieser spezifischen EEG-Veränderungen ist notwendig für eine sachgerechte Beurteilung des EEG während der Narkose.

Literatur

A. Lehrbücher

Benzer H, Frey R, Hügin W, Mayrhofer O (1982) Lehrbuch der Anästhesiologie, Intensivmedizin und Reanimatologie, Springer, Berlin Heidelberg New York

Lee JA, Atkinson RS (1978) Synopsis der Anästhesie. Gustav Fischer, Stuttgart New York

B. Einzelarbeiten

1. Arfel G (1978) Die Kennzeichen des seneszenten EEG. Vortrag auf dem internat. Symp. „Le cerveau agé et ses médicaments", Paris 9. u. 10. Jan.
2. Castleden CM, George CF, Marcer D, Hallet C (1977) Increased sensitivity to nitrazepam in old age. Br Med J 1:10–12
3. Drechsler F (1978) Quantitative analysis of neurophysiological processes of the aging CNS. J Neurol 218:197–213
4. Itil T (1961) Elektroenzephalographische Befunde zur Klassifikation neuro- und thymoleptischer Medikamente. Medicina Experimentalis, Basel 5:347
5. Itil T (1969) Definition and Classification of Neuroleptics from the EEG Point of View. In: Bobon DP (ed) Reprints of the Interdisciplinary Week of Neuroleptics, University of Liège, p 167–169
6. Itil T, Fink M (1966) Anticholinergic drug-induced delirium: Experimental modification, quantitative EEG and behavioral correlations. J Nerv Ment Dis 143:492

7. Karbowski K (1977) Das Alters-EEG. Schweiz Med Wochenschr 107:1241–1247
8. Kubicki St, Zaduk P (1966) EEG-Veränderungen nach Neuroleptanalgesie. In: Henschel WF (Hrsg) Die Neuroleptanalgesie. Anästhesiologie und Wiederbelebung Bd. 9. Springer, Berlin Heidelberg New York
9. Kugler J, Oswald WD, Herzfeld U, Hus R, Pingel J, Wetzel D (1978) Langzeittherapie altersbedingter Insuffizienzerscheinungen des Gehirns. Dtsch Med Wochenschr 103:456
10. Lieb J, Scabassi R, Wandall P, Buchners R (1974) Comparison of the action of diazepam and phenobarbiturate using EEG derived power spectra obtained from temporal lobe epileptics. Neuropharmacology 13:769
11. Linde L, Seidlitz K, Wallrabe D, Schulz H (1976) Der Einfluß der Prämedikation von Droperidol und Fentanyl auf die Hintergrundaktivität im Elektroenzephalogramm bei zerebralen Erkrankungen. Dtsch Gesundheitswesen 31:1804
12. Payk Th (1978) Therapie mit Psychopharmaka. Ther Ggw 117:1328
13. Pichlmayr I, Lips U (1979) Pethidin-Effekte im Elektroenzephalogramm. Anaesthesist 28:433
14. Pichlmayr I, Lips U (1980) Promethazin-Effekte im Elektroenzephalogramm. Anaesthesist 29:18
15. Pichlmayr I, Lips U (1980) Atropin-Effekte im Elektroenzephalogramm. Anaesthesist 29:249
16. Pichlmayr I, Lips U (1980) Pethidin-Promethazin-Kombinationseffekte im Elektroenzephalogramm. Anaesthesist 29:254
17. Pichlmayr I, Lips U (1980) EEG-Effekte der Prämedikation mit Thalamonal®. Anaesthesist 29:360
18. Pichlmayr I, Lips U (1980) Diazepam-Effekte im Elektroenzephalogramm. Anaesthesist 29:317
19. Pichlmayr I, Lips U (1981) EEG-Effekte der Medikation mit Triflupromazin (Psyquil®. EEG EMG 12:105
20. Porcher H (1978) Berichte über das internationale Symposium „Le cerveau agé et ses médicaments". Selecta 29:2572–2580
21. Rovenstine EA, Battermann RJ (1943) Utility of demerol as substitute for opiates in preanesthetic medication. Anesthesiology 4:126
22. Schlungbaum H (1939) Schmerzbekämpfung mit Dolantin, einem synthetisch hergestellten Spasmolytikum und Analytikum. Med Klin 35:1259
23. Schneiderlinn J (1903) Die Scopolamin-(Hyoszin-)Morphium-Narkose. Münchner Med Wochenschr 1:371
24. Squibb: Wissenschaftlicher Prospekt zu Psyquil® (Literaturübersicht zu Triflupromazin)
25. Squires R, Braestrup C (1977) Benzodiazepine receptors in rat brain. Nature 266:732
26. Synder SH, Yamura HJ (1977) Opiate receptors and internal opiates. Sci Am 236/3:44

II. Narkosestadien

Narkotische, analgetische und neuroleptische Substanzen, die im Rahmen der Anästhesiologie zur Durchführung einer Allgemeinnarkose benutzt werden, rufen eine reversible – in konstanter Folge ablaufende – Dämpfung aller oder einzelner Strukturen des Zentralnervensystems hervor (holencephale bzw. telencephale Narkotika). Die während einer Narkoseeinleitung, -durchführung und -ausleitung ablaufenden Veränderungen des Bewußtseinszustandes und vegetativer Funktionen geben zu jedem Zeitpunkt des Narkoseverlaufes Hinweise auf die aktuelle Narkosetiefe. Damit ist eine *Einteilung in Narkosestadien* möglich, die *nach klinischen Gesichtspunkten* erstmals 1920 von GUEDEL erfolgte [5]. Im Laufe einer Narkosevertiefung werden diese Stadien – von der Analgesie bei vollem Bewußtsein, über Bewußtlosigkeit, bis zum Koma unter Narkotikaintoxikation bei Überdosierung – grundsätzlich bei holencephal wirksamen Medikamenten in gleicher Reihenfolge durchlaufen. Die Zeit, in der die einzelnen Narkosestadien erreicht werden, auch ihre jeweilige Dauer, hängen von der Art des Narkotikums und seiner spezifischen An- und Abflutung im Gehirn ab. Bei modernen Anästhesieverfahren mit Kombinationen mehrerer anästhetisch-narkotisch-relaxierender Substanzen sind die einzelnen Stadien der Narkosetiefe in ihrer klinischen Ausprägung häufig verwischt und dabei ungenauer zu beurteilen und voneinander zu trennen als bei den früher benutzten Mononarkosen.

Da die cerebrale Funktion im EEG reflektiert wird, stellten GIBBS et al. 1937 [4] fest, daß alle (heute: die meisten [9]) Anästhetika vergleichbare EEG-Veränderungen hervorrufen. Aus dem EEG läßt sich somit die Narkosetiefe ablesen. Die Beurteilung einzelner Narkosestadien aufgrund enzephalographischer Veränderungen ist noch sehr viel exakter als diejenige auf der Grundlage klinisch erfaßbarer Veränderungen. Basierend auf der enzephalographischen Schlaftiefeneinteilung von LOOMIS et al. [10] und unter Berücksichtigung der klinisch definierten Narkosestadien von GUEDEL [5], wurde von SCHNEIDER und THOMALSKE [15] sowie gleicherweise von GIBBS und GIBBS (1951) eine *enzephalographische Narkosestadieneinteilung* vorgestellt, die in der Folgezeit speziell von MARTIN [11], KUGLER (1966) und KUBICKI [6, 7, 8] präzisiert wurde (s. Tabelle 1 und 2).

Die einzelnen Narkosestadien sind durch EEG-Charakteristiken gekennzeichnet, die durch Art und Ausprägung der cerebralen Depression bestimmt werden (s. Tabelle 1 und 2). Während eines Narkoseverlaufes geht jeweils ein definiertes Narkosestadium fließend in ein anderes über.

Tabelle 1. Schlaf-, Narkose- und Komastadieneinteilung nach klinischen bzw. elektroenzephalographischen Kennzeichen (Literaturauszug).

Zustand (Beurteilungsart)	Ausgangslage	Stadien-Einteilungen							Autoren
Schlaf (EEG)	wach	A	B	C	D		E	–	Loomis (1935)
Narkose (Klinik)		I	II	III			IV		Guedel (1920)
Narkose (EEG)		I Induktion		L leichte Narkose	M mittlere Narkose		T tiefe Narkose	K komatöser Narkosezust. = TG Toleranzgrenze	Schneider u. Thomalske (1956)
				1	2	3	4		
		very light sleep		light sleep	moderate sleep		very deep sleep	–	Sadove, Becka, Gibbs (1967) Gibbs u. Gibbs (1951)
		0	I	II	III	IV	V	VI	Martin (1959)
		A_1A_2	$B_0B_1B_2$	$C_0C_1C_2$	$D_0D_1D_2$		$E_0E_1E_2$	F	Kugler (1966)
		A_0	*Aktivationsst.* *Einschlafst.*			*Chir. Schlafst.*	*St.d.narkot. Tiefschlafes*	*St.d.kompl. narkot. Tiefschlafes*	Kubicki (1968)
Intoxikation (EEG)	normal								Kubicki et al. (1970)
		Erholungsphase		Somnolenz		Koma (spontane Reversibilität)		Koma mit Zusammenbr. vegetativer Funktionen Reversibilität nicht unmöglich	

Tabelle 2. EEG-Veränderungen und -Charakteristik während der ZNS-Beeinflussung bei einzelnen Narkosestadien

Narkosestadieneinteilung n. klinischer Beurteilung (GUEDEL 1920)	Klinische Veränderungen (GUEDEL 1920)	EEG-Charakteristik-Befunde (KUBICKI 1968)
Ausgangszustand = wach	∅	Alpha (8–12 Hz) — normal
I		Alpha-Reduktion — Aktivationsstadium
II		Beta (13–30 Hz) — Einschlafstadium
III 1		Delta-Theta (0,5–8 Hz) ↑ beta (13–30 Hz)
III 2		Delta-Theta (0,5–8 Hz) — Chirurgisches Schlafstadium
III 3		Delta (0,5–3 Hz)
III 4		Delta (0,5–2 Hz) Burstsuppression — Stadium des narkotischen Tiefschlafs
IV		Suppression — Stadium des kompletten narkotischen Tiefschlafs

Klinische Veränderungen Spalten: Atmung, Augenbewegungen, Pupillengröße, Brechreflex, Lidreflex, Conj.-reflex, Corneareflex, Sekr.-reflex, Lichtreflex

Entsprechend erfolgt ein Wechsel der zugehörigen EEG-Charakteristiken ebenfalls nicht abrupt. Man findet zeitweise die für einzelne Narkosestadien typischen Frequenzbilder nebeneinander. In Tabelle 2 werden die einzelnen Bewußtseinsstadien während einer Narkosevertiefung und die entsprechenden EEG-Charakteristiken dargestellt. Die dominante Frequenz des wachen Patienten (vorwiegend Alpha-Aktivität, s. Kapitel A IV) wird bei Narkoseeinleitung zunächst abgeflacht, später unterdrückt. Überlappend bzw. unmittelbar darauf erfolgt neben der Dämpfung – gekennzeich-

Charakteristik und Spektrum der EEG-Veränderungen; (KUGLER 1966)		Narkosestadieneinteilung nach EEG-Beurteilung (KUGLER 1966)	ZNS-Depression (Lit.Übers.: s. Nemes, Niemer, Noack 1979)	Im eigenen Patientengut verwandte Einteilung:
Normvariante		A_0	keine	0
Alpha-Abflachung	Alpha-Diffusion Alpha niedrig, spärlich, langsam	A_1 A_2	leichte Cortexdepression, Euphorie, Diskrimination verloren	1
gemischte rasche u. unterlagerte langsame Wellen	Theta niedrig Delta niedrig, Theta mittelhoch	B_0 B_1 B_2	Cortexdepression, Bewußtlosigkeit, Subcortex dominant, Hypersensibilität	2
niedrige langs. Tätigkeit v. niedrigen raschen Wellen überlag.	Theta hoch u. delta 30% der Zeit Theta hoch 50% der Zeit Theta langsam fast konstant	C_0 C_1 C_2	Subcortex Depression leicht	
mittelhohe bis hohe langsame Tätigkeit	Delta bis 30% d.Zt. breite K-Komplexe Delta bis 50% d.Zt. Theta-Aktivitäten Delta bis 80% d.Zt.	D_0 D_1 D_2	ausgeprägt; Mittelhirn dominiert, beginnende Depression der Med. spinalis	3
hohe langsame Tätigkeit	Delta kontinuierlich Delta sehr hoch Delta sehr langsam und hoch	E_0 E_1	beginnende Mittelhirndepression	
periodisch langs. Gruppen, flache Strecken	periodisch langsame Gruppen, flache Strecken	E_2	beginnende Pons-Depression	4
flache Strecke	flache Strecke	F	Medulla obl. Depression, veget. Zusammenbruch	5

net durch vereinzelte langsame Wellen – eine Aktivierung cerebraler Funktionen, die durch das Auftreten schneller Wellen charakterisiert ist und die bei starker Ausprägung mit den klinischen Zeichen motorischer und psychischer Unruhe bzw. mit ausgeprägter Exzitation gekoppelt ist. Die langsamen Frequenzen werden im Einschlafstadium ausgeprägter und bilden bei weiterer Narkosevertiefung das Bild der sog. „chirurgischen Narkose". Das Stadium des narkotischen Tiefschlafes ist durch weitere Frequenzverlangsamung gekennzeichnet.

Die Depression – auch der tieferen cerebralen Areale – zeigt sich bei anhaltender Narkosemittelanflutung in flachen Strecken, die zunächst noch durch einzelne Frequenzausbrüche (Bursts) unterbrochen werden. Letztere werden im Stadium des kompletten narkotischen Tiefschlafes seltener und fehlen schließlich ganz. Die flache Strecke im EEG zeigt dann den völligen cerebralen Funktionsausfall an. Äquivalent dazu ist der klinisch erfaßbare Zusammenbruch aller vegetativen Funktionen. Gleichzeitig ist die Toleranzgrenze für das entsprechende Narkotikum erreicht bzw. überschritten. Auch im Stadium des kompletten narkotischen Tiefschlafes besteht grundsätzlich eine Reversibilität der EEG-Veränderungen und des klinischen Zustandes, die jedoch sowohl vom Allgemein- und Organzustand des Patienten, wie auch von der cerebralen Abflutungsgeschwindigkeit der Substanz und von der Dauer des totalen cerebralen Funktionsausfalls – mit seinen negativen Wirkungen auf Kreislauf und Atmung – beeinflußt wird. Die bei der Narkosevertiefung durchlaufenen Stadien mit ihren klinischen und enzephalographischen Zeichen treten beim Abklingen der Anästhesie in rückläufiger Reihenfolge auf. In der Aufwachphase finden sich dann – speziell nach Barbituratgaben – leichte Narkosestadien und Fluktuationen physiologischer Schlafstadien – klinisch sichtbar und enzephalographisch nachweisbar – nebeneinander (KUGLER 1966). In der postnarkotischen Phase sind auch beim klinisch wachen Patienten über Stunden noch vermehrte Beta-Frequenzen und/oder eine Amplitudenverminderung der dominanten Ausgangsfrequenzen im EEG nachweisbar (KUGLER 1966, [13, 14]). Während einer Narkose verschwinden individuelle Varianten des Ausgangs-EEG; in tiefen Narkosestadien gleichen sich mögliche lokale Differenzen der corticalen elektrischen Aktivität aneinander an [11].

Dies und die schon beschriebene, exakte Bestimmbarkeit der Narkosetiefe holencephal wirksamer Narkotika aus dem enzephalographisch registrierten cerebralen Funktionsverlauf sind grundlegende Voraussetzungen für die elektroenzephalographische Narkoseüberwachung, für ihre Vereinfachung sowohl durch Verminderung der Anzahl von Ableitpunkten als auch der erfaßten Parameter sowie für die theoretische und praktische Möglichkeit einer apparativen Narkosetiefensteuerung. Die Reduzierung der Ableitungen von 12–16 auf minimal 2 läßt generelle cerebrale Funktionsveränderungen – die im Verlauf einer Narkose ausschlaggebend sind – noch ausreichend erkennen. Eine stärkste Reduzierung elektroenzephalographisch ermittelter Aussagen zur klinischen Interpretation cerebraler Funktionen liegt im sog. „integrierten EEG" (CFM = Cerebral-Function-Monitor) vor [12]. Richtwerte sind die über ein 1-Spuren-EEG aufgenommenen, artefaktgefilterten Änderungen von Frequenz und Amplitude, die nach Integration als ein Wert der cerebralen Gesamtaktivität ausgeschrieben werden. SCHWILDEN und STOECKEL [16] halten aufgrund ihrer EEG-Untersuchungen den Median des Powerspektrums bzw. die biparametrische Darstellung von Median und mittlerer Amplitude für geeignete elektroenzephalographische Indikatoren der Narkosetiefe. Die Möglichkeit einer automatischen Narkosetiefensteuerung mit Hilfe analoger Frequenzfilterverfahren wurde 1950 erstmals von BICKFORD vorgestellt und bei Barbituratnarkosen mit Erfolg eingesetzt [1, 2, 3]. Sowohl die beschriebene Reduktion elektroenzephalographischer Informationen als auch die Automatisierung der Narkosesteuerung werden individuellen Besonderheiten des Narkoseverlaufs z.Z. noch nicht gerecht und bedürfen weiterer Verbesserungen.

Literatur

A. Lehrbücher

Gibbs FA, Gibbs EL (1951) Atlas of Electroencephalography, vol. I–III. Addison-Wessly Publishing Comp., Massachusetts
Kugler J (1966, 1981) Elektroenzephalographie in Klinik und Praxis, eine Einführung. 2. Auflage, 3. Auflage. Thieme, Stuttgart
Nemes C, Niemer M, Noack G (1979) Datenbuch der Anästhesiologie. Fischer, Stuttgart New York
Sadove MS, Becka D, Gibbs FA (1967) Electroencephalography for anesthesiologists and surgeons. Pitmann, London

B. Einzelarbeiten

1. Bickford RG (1950) Automatic electroencephalographic control of general anesthesia. Electroencephalogr and Clin Neurophysiol, 2:93
2. Bickford RG (1951) Use of frequency discrimination in the automatic electroencephalographic control of anesthesia (Servo Anesthesia) Electroencephalogr and Clin Neurophysiol, 3:83
3. Courtin RF, Bickford RG, Faulconer A (1950) The classification and significance of electroencephalographic patterns produced by nitrous-oxide-ether anesthesia during surgical operations. Proc Staff Meet Mayo Clin 25:197
4. Gibbs FA, Gibbs EL, Lennox WG (1937) Effect on electroencephalogram of certain drugs which influence nervous activity. Arch Intern Med 60:154
5. Guedel AE (1951) Signs of inhalation anesthesia. A fundamental guide. McMillan Co New York. Internat Anesthesia Res Soc Bull 3:1920
6. Kubicki St (1968) Elektroenzephalographische Aspekte der Narkose. Berliner Medizin 19:4
7. Kubicki St, Rieger N, Busse G, Barckow D (1970) Elektroenzephalographische Befunde bei schweren Schlafmittelvergiftungen. EEG EMG 1:80
8. Kubicki St (1971) EEG-Veränderungen durch Neuroleptanalgesie. In: Henschel WF (Hrsg) Neue klinische Aspekte der Neuroleptanalgesie. Schattauer, Stuttgart, S 37
9. Kubicki St, Herrmann WM, Fischte K, Freund G (1979) Reflection of the Topics: EEG Frequency Bands and Regulation of Vigilance. Pharmakopsychiatr Neuropsychopharmakol 12:237
10. Loomis AL, Harvey EN, Hobart CA (1938) III. Distribution of disturbance patterns in the human electroencephalogram with special reference to sleep. J Neurophysiol 1:413
11. Martin JT, Faulconer Ä, Bickford RG (1959) Electroencephalography in Anesthesiology. Anesthesiology 20:359
12. Maynard D, Prior PF, Scott DF (1969) Device for continuous monitoring of cerebral activity in resuscitated patients. Br Med J 4:545
13. Pichlmayr I, Gubernatis G, Luba A (1977) EEG-Verhalten in der Aufwachphase nach barbituratinduzierter Neurolept-Analgesie. XV. Gemeinsame Tagung der Deutschen – Österreichischen und Schweizerischen Gesellschaften für Anästhesiologie und Reanimation 13.–16. 9.

14. Pichlmayr I, Gubernatis G, Luba A (1977) EEG-Verhalten in der Aufwachphase nach barbituratinduzierter Halothannarkose. XV. Gemeinsame Tagung der Deutschen – Österreichischen und Schweizerischen Gesellschaften für Anästhesiologie und Reanimation 13.–16. 9.
15. Schneider J, Thomalske G (1956) Betrachtungen über den Narkosemechanismus unter besonderer Berücksichtigung des Hirnstammes. Zentralbl Neurochir 16:185
16. Schwilden H, Stoeckel H (1980) Untersuchungen über verschiedene EEG-Parameter als Indikatoren des Narkosezustandes. Anaesth Intensivther Notfallmed 15:279

III. Inhalationsnarkotika

INHALT

Stickoxydul	78
Halothan	79
Enfluran	81
Methoxyfluran	83
Isofluran	84
Fluroxen	84
Cyclopropan	85
Trichloroethylen	85
Äthylchlorid	86
Chloroform	86
Diäthyläther	86

Bei den modernen Kombinationsnarkosen stellen Inhalationsnarkotika entweder den Hauptbestandteil oder ein gering dosiertes bzw. intermittierend benutztes Adjuvans dar. Reine Inhalationsnarkosen kommen nur bei spezieller Indikation in Einzelfällen bzw. gehäuft in der Kinderanästhesie zur Anwendung. Die Reihe der heute gebräuchlichen Inhalationsnarkotika umfaßt die Substanzen: Lachgas, Halothan, Enfluran, Methoxyfluran, Isofluran und Fluroxen. Äthylchlorid, Chloroform, Diäthyläther auch Cyclopropan und Trichlorethylen werden wegen spezifischer Nachteile ihrer klinischen Wirkung oder ihrer Anwendung nicht mehr bzw. kaum noch gebraucht. Aus dem Spektrum der möglichen Substanzen benutzt jede Klinik neben Lachgas als Basisanalgetikum ein bis zwei Inhalationsnarkotika, die für die speziellen Anforderungen des Operations- und Krankengutes geeignet sind. Daher werden im folgenden Kapitel eigene Befunde nur für Halothan und Enfluran vorgestellt. Die Pharmakokinetik der verschiedenen Inhalationsnarkotika wird von der angebotenen Konzentration, der alveolaren Ventilation sowie von ihrer Löslichkeit in Blut und Gewebe bestimmt. Je geringer das Lösungsvermögen ist, um so schneller wird eine hohe Blut- und Gewebespannung erreicht. Die Narkosetiefe hängt von der Anästhetikaspannung im Gehirn ab. Als Maß für die Narkosestärke einer Substanz und als Richtwert für ihre Dosierung wurden sog. MAC-Werte eingeführt [12] und für Inhalationsnarkotika angegeben (s. Tabelle 1) (MAC = mini-

Tabelle 1. Physikalische Daten der gebräuchlichen Inhalationsnarkotika (in Anlehnung an GOODMAN – GILMAN 1980)

Inhalations-narkotikum	Dampfdruck (mmHg bei 20 °C)	Blut/Gas Verteilungs-koeffizient bei 37 °C	Öl/Gas Verteilungs-koeffizient bei 37 °C	MAC[a] (Vol. %)
Lachgas	liegt nur in der Gasphase vor	0,47	1,4	105[b]
Halothan	243	2,3	224	0,75
Enfluran	175	1,9	98	1,68
Methoxyfluran	22,5	12,0	970	0,16
Isofluran	250	1,4	99	1,40

[a] MAC = minimale alveoläre Konzentration in Vol. %
[b] Ein MAC-Wert über 100 Vol. % bedeutet, daß die MAC nur unter hyperbaren Bedingungen erreichbar ist.

male alveoläre Konzentration der Substanz, die bei 1 Atmosphäre Druck bei 50% der Patienten Schmerzreize unterdrückt).

Klinische Wirkungen von Inhalationsnarkotika werden auch heute noch im Vergleich zu Äther – der bei langsamer Anflutungszeit typische Narkosestadien erkennen läßt – beurteilt (BENZER et al. 1982; DRIPPS et al. 1977; GOODMAN-GILMAN 1980; KUSCHINSKY-LÜLLMANN 1981; LEE-ATKINSON 1978; NEMES et al. 1979). Die im EEG erkennbaren Veränderungen unter den einzelnen Substanzen zeigen sowohl gemeinsame Merkmale in ihrer Art (EEG definierte Narkosestadien) als auch spezifische Besonderheiten in ihrem Ablauf. Inhalationsanästhetika vermindern den cerebralen Stoffwechsel und erhöhen dosisabhängig – zumindest in der Anflutungsphase durch Erweiterung der cerebralen Gefäße – den cerebralen Blutdurchfluß und damit den Liquordruck. Die cerebrale Autoregulation der Gehirndurchblutung bleibt weitgehend erhalten [5, 6, 17, 18, 20, 21, 22, 23, 24, 25, 31, 32, 33, 34, 37].

Stickoxydul (Lachgas)

Pharmakologische Wirkungsweise und klinische Anwendung. Stickoxydul ist ein Narkosegas, welches in seiner klinisch gebräuchlichen Anwendungsform mit einem Sauerstoffanteil von mindestens 20% schwache narkotische und stärker ausgeprägte analgetische Wirkungen aufweist. Nach physikalischer Lösung des Gases im Blut beruhen diese zentralnervösen Wirkungen nicht primär auf metabolischen Prozessen, sondern wahrscheinlich auf einer mechanischen Verdrängung des Sauerstoffs aus den Ganglienzellen. Im Körper ablaufende chemische Reaktionen des Lachgases wurden bisher nicht nachgewiesen. Stickoxydul gilt bei ausreichender Mischung mit Sauerstoff und begrenzter Anwendungszeit als nahezu unschädlich. Es wird bei fast jeder Allgemeinnarkose als Basisanalgetikum benutzt. Seine Anwendung führt zur Einsparung anderer narkotischer Substanzen, die entsprechend ihrer höheren Potenz mit Nebenwirkungen belastet sind.

EEG-Befunde (s. Tabelle 2)

Eigene Befunde: Aufgrund der kombinierten Anwendung von Stickoxydul mit anderen Anästhetika im eigenen Patientengut lassen sich lachgasspezifische Veränderungen des Elektroenzephalogramm nicht isolieren. Eine ausschließliche Stickoxydulinhalation wird für klinische Patienten als nicht zumutbar angesehen.

Berichte der Literatur: Die alleinige Lachgas/Sauerstoffzufuhr im Verhältnis 4:1 führt entsprechend der beschränkten narkotischen Wirksamkeit zu flacher Narkose und zu den entsprechenden EEG-Stadien bis C_1. Dabei können die EEG-Charakteristiken 1–3 verifiziert werden ([2, 29], BRECHNER et al. 1962, SADOVE et al. 1967), wobei Charakteristik 1 bei der Mehrzahl der Autoren unberücksichtigt bleibt. Bei Sauerstoffdrosselung und entsprechender Lachgasüberdosierung kann die Narkose bis zum Stadium III_2 bzw. D_1 vertieft werden [13]. Unter Curarisierung und N_2O/O_2-Zufuhr (2:1) über längere Zeit (90 Min.) wird spindelförmige Alpha-Aktivität hoher Amplitude beobachtet (BRECHNER et al. 1962, SADOVE et al. 1967).

Halothan (Fluothane, Halothan)

Pharmakologische Wirkungsweise und klinische Anwendung. Halothan, 1951 erstmals hergestellt, ist stark wirksam und gut steuerbar; es stellt heute das wesentliche und neben Lachgas hauptsächlich benutzte Inhalationsnarkotikum dar. Die analgetische Komponente der Substanz ist gering ausgeprägt; narkotische Wirkung und Nebenerscheinungen, die sich hauptsächlich in starker Blutdrucksenkung – sowohl infolge peripherer Gefäßerweiterung als auch direkter Kardiodepression – äußern, sind dosisabhängig. Der MAC-Wert für Halothan beträgt 0,75 Vol.%. Der cerebrale Stoffwechsel wird gesenkt, die cerebrale Durchblutung zumindest in den ersten 30 bis 60 Minuten – bei Konstanterhaltung der peripheren Blutdruckwerte – gesteigert. Entsprechend wird der Liquordruck erhöht. Die cerebrale Autoregulation ist generell erhalten, jedoch je nach Ausmaß der cerebralen Gefäßerweiterung verlangsamt. Unter Halothannarkose liegt bei peripherer Kreislaufstabilität eine cerebrale Luxusdurchblutung vor [21, 34]. Eine Metabolisierungsrate von 10–25%, zu teilweise sehr reaktionsfähigen Metaboliten, ist möglicherweise als Ursache für immunologisch bedingte Leberschädigungen verantwortlich (BENZER et al. 1982).

EEG-Befunde

Eigene Befunde (50 Pat.; 20–90 J.; [35]; s. Abb. 1 und Tab. 2):

Das Ausgangs-EEG (DF 8–12 Hz; 20–60 μV bei 80% der Pat.; Normvarianten ohne pathologischen Wert bei 20% der Patienten) wird durch Inhalation von 1 Vol.% Halothan und Lachgas/Sauerstoff (3:1) entsprechend dem Durchlaufen der Narkosestadien verändert. Von 50 Patienten erreichen 38 innerhalb von 20 Minuten das Narkosestadium III_{2-3} bzw. D_{1-2}; 12 Patienten das Stadium $II–III_1$ entsprechend $B_2–C_1$. In den ersten Minuten wird die dominante Ausgangsfrequenz zunehmend unterdrückt. Es folgen schnelle Frequenzen, die während der weiteren Narkosevertiefung eine Frequenzverlangsamung vom schnellen in den langsamen Beta-Bereich er-

a Konventionelles EEG

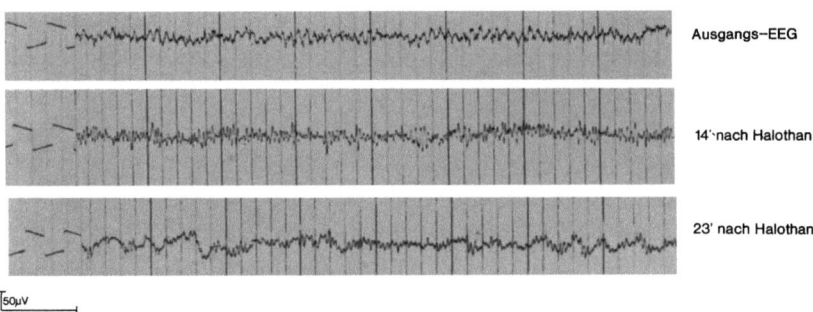

b EEG-Spektralanalyse

c Narkosestadien nach GUEDEL

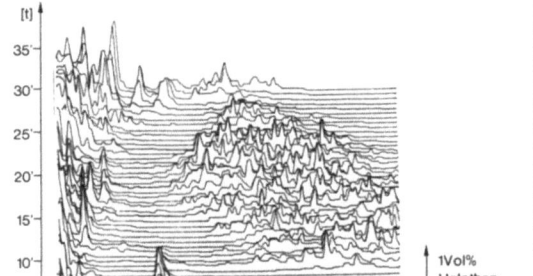
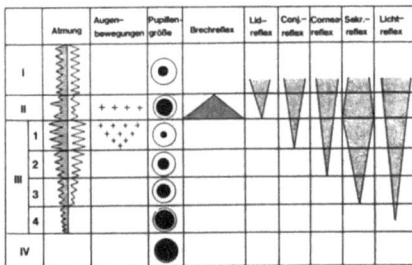

Abb. 1a–c. Typischer EEG-Verlauf in zwei verschiedenen Darstellungen bei Halothan-Narkoseeinleitung (Halothan 1 Vol.%; $N_2O/O_2 = 3:1$). **a** Konventionelle Darstellung: Alpha-Ausgangs-EEG 25–30 μV; DF 9 Hz. 14' nach Halothan: Beta-EEG ca. 15–20 μV; DF ca. 25 Hz. 23' nach Halothan Delta-EEG um 75 μV; DF 2–3 Hz, geringfügige Beta-Ein- und -Auflagerungen. **b** Spektraldarstellung des EEG. Halothan-spezifisches Durchlaufen der Guedel-Stadien I–III/2. Konkordantes Frequenzverhalten zum konventionellen EEG. **c** Schema der Narkosestadien nach Guedel.
Ableitungsbedingungen: **a**: Ableitung: $C_3–P_3$; ZK: 0,3 s, Filter: 70 Hz; Eichung: 50 μV = 14 mm; Papiergeschwindigkeit: 30 mm/s. **b**: Ableitung: $C_z–A_1$; Fast-Fourier-Transformation in 30 s-Epochen

fahren und beim Übergang zu Stadium III (bzw. C) allmählich vollkommen reduziert werden. Sie sind bei Amplituden > 20 μV mit den klinischen Zeichen der Exzitation gekoppelt. Bei sehr starker Prämedikation, schlechtem Allgemeinzustand, Blutdrucksenkung und primärer Anflutung hoher Halothankonzentrationen werden Auftreten, Dauer und Ausprägung der schnellen Wellen vermindert bzw. verhindert oder aufgehoben. Im Narkosestadium III (C/D) nehmen langsame Wellen – die gelegentlich schon im Stadium II zu beobachten sind – an Zahl und Amplitude zu. Die Narkosetiefe des Stadium III_2 mit weiterer Frequenzverlangsamung und Amplitudenzunahme wird bei den eigenen Patienten nicht überschritten.

Berichte der Literatur: Verlaufsbeobachtungen des EEG unter Halothannarkose stimmen untereinander sowie auch mit den eigenen Befunden überein ([7, 16, 26], BRECHNER et al. 1962, SADOVE et al. 1967). Im Stadium III_3 (E) herrschen sehr langsame, hohe Wellen vor, die in „Burst-Suppression"-Phasen übergehen können und nach GAIN und PALETZ [15] im Verlust der kortikalen Aktivität enden.

Enfluran (Ethrane)

Pharmakologische Wirkungsweise und klinische Anwendung. Enfluran wurde 1973 als Inhalationsnarkotikum in die Klinik eingeführt. Wie aus Tabelle 1 hervorgeht, sind seine physikalischen Eigenschaften Voraussetzungen für die besonders gute Steuerbarkeit durch schnelle An- und Abflutung in den Geweben. Der MAC-Wert von Enfluran wird mit 1,68 Vol.% angegeben. Unter der Narkose kommt es zu dosisabhängiger reversibler kardiogener Depression sowie zum Abfall des peripheren Gefäßwiderstandes durch Gefäßerweiterung. Der konsekutive dosisabhängige Blutdruckabfall entspricht in etwa demjenigen unter äquipotenter Halothanzufuhr. Im Gegensatz zu Halothan soll Enfluran keine Bradykardie und keine Sensibilisierung des Herzens gegenüber Katecholaminen verursachen.

2–5% der Enfluranzufuhr werden in der Leber metabolisiert. Eine negative Beeinflussung einer bereits gestörten Nierenfunktion durch Fluoride, die als Stoffwechselprodukte anfallen, wird diskutiert. Der cerebrale Stoffwechsel wird durch Enfluran eingeschränkt; die cerebrale Durchblutung – bei Konstanterhaltung des Perfusionsdruckes – gesteigert; entsprechend steigt der intrakranielle Druck an.

EEG-Befunde

Eigene Befunde (16 Pat.; 8 Pat. < 50 J.; 8 Pat. > 70 J.; s. Abb. 2 und Tab. 2):

Die Auswirkungen von Enfluraninhalation entsprechen bei Narkoseeinleitung und -vertiefung den bereits unter Halothan klinisch und enzephalo-

Pat.: 32 J. ♀

Allgemeinzustand: sehr gut

Ableitung: C_3-P_3

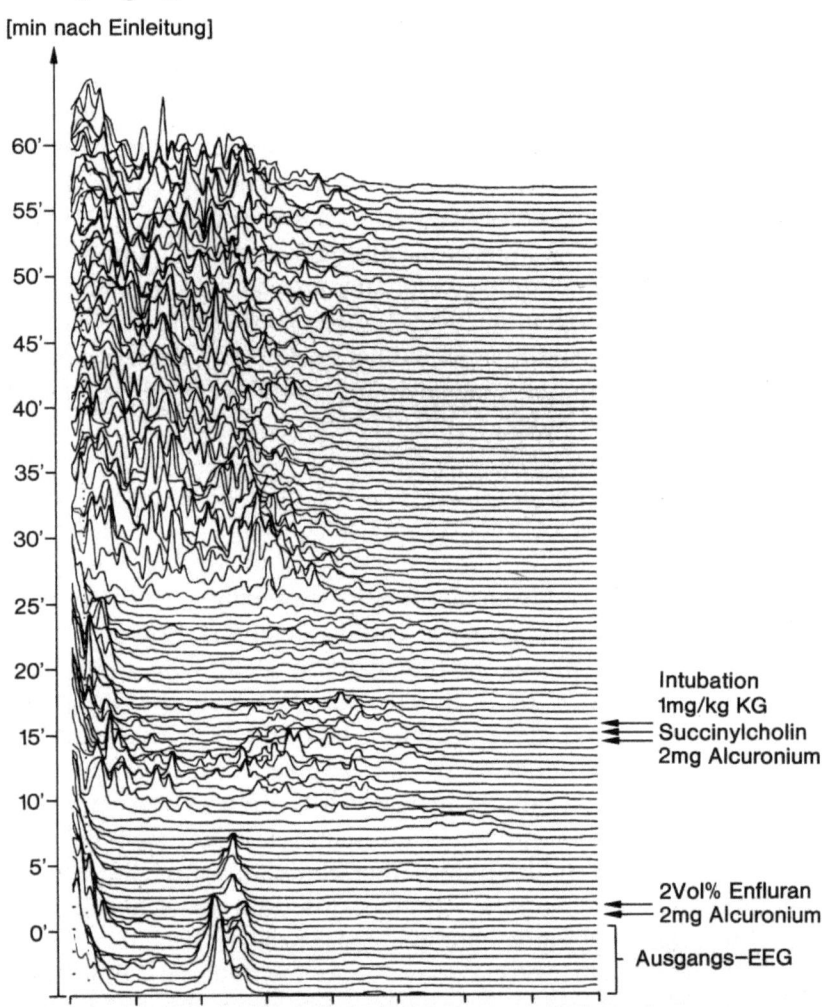

Abb. 2. EEG-Verlauf einer Enfluran-Narkoseeinleitung und Fortführung in einem flachen Narkosestadium. Die zunächst gut ausgeprägte Alpha-Aktivität wird nach Enfluran-Zufuhr langsam abgebaut. Es treten Aktivitäten im Delta/Theta- und vor allem im Beta-Bereich auf. Die Beta-Anteile sistieren nach 7–10′; die Delta-Aktivität bleibt bestehen. Von der 25.′ an Reduktion der Enfluran-Zufuhr. Als Ausdruck der jetzt flachen Narkose zeigt sich ein hochgespanntes unregelmäßiges EEG mit einer oberen Grenzfrequenz von 12 Hz (Narkosestadium nach Guedel: Übergang II/III$_1$)

Ableitungsbedingungen: Ableitung: C_3-P_3; ZK: 0,3 s; Filter: 70 Hz; Eichung: 50 μV = 7 mm; Fast-Fourier-Transformation in 30 s-Epochen

graphisch registrierten Narkosestadien. Die Grundaktivität wird zunächst gedämpft, dann innerhalb weniger Minuten von Beta-Aktivitäten abgelöst. Die Beta-Frequenzen liegen insgesamt höher als unter Halothan; sie werden mit Narkosevertiefung langsamer. Im Stadium der chirurgischen Narkose III_1-III_2 (C_2-D_0) setzt eine hochgespannte Delta/Theta-Aktivität ein, die zu Beginn des Stadium III_1 (C_0-C_1) noch von schnellen Frequenzen überlagert ist. Tiefere Narkosestadien werden bei unseren Patienten nicht angestrebt. Beträchtliche dosisabhängige Blutdruckabfälle erfordern zur Konstanterhaltung der cerebralen Perfusion neben Volumensubstitution gelegentlich die Gabe von Sympathikomimetika. Im Unterschied zu den eigenen Beobachtungen unter Halothan ist im Stadium II (B) eine Zuordnung der elektrischen Leistung im Beta-Spektrum zu klinisch manifester Exzitation nicht möglich. Konzentrationsumstellungen von Ethrane im Narkosesystem führen schneller als unter Halothan zu sichtbaren Narkosetiefenänderungen im EEG. Dies bestätigt die gute Steuerbarkeit der Substanz.

Berichte der Literatur: Die vorliegenden Veröffentlichungen bestätigen auch unter Enfluran die prinzipielle Vergleichbarkeit der EEG-Veränderungen mit denen anderer Inhalationsnarkotika [1, 3, 11, 16, 27]. Häufiges Auftreten steiler Wellen und frühzeitig einsetzende Amplitudenerhöhung sowie auch rasche Reversibilität der Veränderungen werden als Besonderheit der Enflurannarkose gewertet. Sehr hohe Enfluranzufuhr (2,5 Vol.%), die sich für die klinische Anwendung wegen der zu erwartenden Herz-Kreislaufwirkungen ohnehin verbietet, ruft im Narkosestadium III_3 – gesteigert unter Hyperventilation – paroxysmale poly-spike-wave-Komplexe hoher Amplitude hervor, die zusammen mit gelegentlich vorkommender tonisch-klonischer Muskelaktivität an eine epileptogene Wirkung der Substanz denken lassen. Obgleich die Auslösungsrate epileptischer Krampfanfälle unter Enfluran die in der Durchschnittsbevölkerung zu erwartende provokatorische Aktivationsrate nicht übersteigt [28] und obgleich Myokloni als Enthemmung subcorticaler Strukturen und steile Wellen als patientenbedingte besondere Verarbeitung afferenter Impulse gesehen werden [19], sollte doch die Enflurananwendung bei Epileptikern kritisch betrachtet werden [10]. „Burst-Suppression"-Phasen sind auch unter Enfluranzufuhr Ausdruck einer Überdosierung und als Zeichen der cerebralen Toleranzgrenze gegenüber der Substanz zu werten.

Methoxyfluran (Pentran)

Pharmakologische Wirkungsweise und klinische Anwendung. Methoxyfluran wird seit 1960 in der Klinik angewendet. Es ist trotz hoher Potenz mit einem MAC-Wert von 0,16 Vol.% bei starker Blutlöslichkeit ein nur langsam an- und abflutendes Inhalationsanästhetikum. Methoxyfluran hat dosisabhängige kardiodepressive Wirkungen. Der periphere Gefäßwiderstand wird nicht verändert. Durch Biotransformation anfallende Fluoride können die Nierenfunktion beeinträchtigen. Wie andere Inhalationsnarkotika reduziert Methoxyfluran den cerebralen Stoffwechsel; die gleichzeitige Dilatation der Gehirngefäße führt zur Steigerung von Hirndurchblutung und intrakraniellem Druck.

EEG-Befunde (s. Tabelle 2)
Berichte der Literatur: Auch unter Methoxyflurananflutung werden im Narkosestadium II (B) Beta-Frequenzen niedriger Amplitude beobachtet. Abweichend zu den bisher besprochenen Inhalationsanästhetika treten bei weiterer Narkosevertiefung im Stadium III_1 (C_0–C_1) erneut Alpha-Frequenzen auf, die sich dann über den Theta-Bereich im Stadium III_2 (D_0–D_3) zum Delta-Bereich (Stadium III_3 = E) verlangsamen [39].

Isofluran (Forane)

Pharmakologische Wirkungsweise und klinische Anwendung. Isofluran ist eine in physikalischen Eigenschaften und klinischer Wirkungsweise dem Enfluran ähnliche Substanz; es ist ein Isomer des Enfluranmoleküls. Exzitationsphänomene sind selten. Abweichend zu anderen Inhalationsnarkotika sind kardiodepressive Wirkungen gering. Eine markante Blutdrucksenkung tritt dosisabhängig durch periphere Gefäßdilatation auf. Mögliche negative Wirkungen auf die Leber – im Sinne einer Tumorinduktion – werden noch diskutiert.

EEG-Befunde (s. Tabelle 2)
Berichte der Literatur: Isofluran bewirkt die erwartete Frequenzerhöhung im Stadium II (B). Als Besonderheit werden niedrige Beta-Wellen im Stadium III_1 (C) beobachtet. Bei Überdosierung treten „Burst-Suppression"-Phasen auf [12].

Fluroxen (Fluromar)

Pharmakologische Wirkungsweise und klinische Anwendung. Fluroxen wurde 1951 entwickelt. Schneller Wirkungseintritt und kurzer Narkoseüberhang sind durch niedrige Löslichkeitskoeffizienten der Substanz gegeben. Fluroxen ist mit einer hohen Rate von postoperativer Übelkeit und Erbrechen belastet [4].

EEG-Befunde (s. Tabelle 2)
Berichte der Literatur: Auch unter Fluroxen werden anderen Inhalationsnarkotika ähnliche Veränderungen im EEG gesehen. Über ein Stadium des

Frequenzanstieges mit gleichzeitiger Amplitudenerniedrigung fällt mit zunehmender Narkosetiefe die Frequenz – bei wieder zunehmender Amplitude – bis in den Delta-Bereich ab [1].

Die nun folgenden Inhalationsnarkotika sind vorwiegend von theoretischem Interesse; sie werden entweder wegen ihrer möglichen Gefahren bzw. erwiesenen Nebenwirkungen nur ausnahmsweise unter speziellen Indikationen eingesetzt oder sind nicht mehr im klinischen Gebrauch.

Cyclopropan (Trimethylen)

Pharmakologische Wirkungsweise und klinische Anwendung. Cyclopropan wurde 1934 als Inhalationsanästhetikum eingeführt. Es ist hoch explosiv und wurde durch die Einführung elektronischer Geräte aus dem Operationsbereich verdrängt. Cyclopropan weist bei niedrigem Verteilungskoeffizienten hohe Potenz und große therapeutische Breite auf. Es wirkt stärker als andere Inhalationsnarkotika atemdepressiv. Cyclopropan sensibilisiert das Herz gegen Katecholamine und senkt dosisabhängig die Herzkraft. Letztere Wirkung wird durch Aktivierung zentraler vasomotorischer und vasopressorischer Zentren überdeckt. Sowohl der Sympathikotonus als auch der Vagotonus werden gesteigert; klinisch tritt Blutdrucksteigerung mit Bradykardie in Erscheinung. Ausgeprägte Exzitationen finden sich im Einschlaf- und Aufwachstadium; postnarkotisch liegt die Rate an Erbrechen und Übelkeit hoch.

EEG-Befunde (s. Tabelle 2)
Berichte der Literatur: Auch unter Cyclopropan zeigt nach einem Stadium der Desynchronisation die Synchronisation die Vertiefung der Narkose an. „Burst-Suppression"-Phasen sind auch hier Zeichen der Überdosierung [36].

Trichloroethylen (Trichlorethen)

Pharmakologische Wirkungsweise und klinische Anwendung. Trichloroethylen wurde 1934 zum klinischen Gebrauch eingeführt; es wird zur Zeit nicht bzw. kaum verwendet. Bei hohem Blut-Gas-Verteilungskoeffizienten sind Narkoseein- und -ausleitung sehr langsam. Trichloroethylen eignet sich nur als Teilkomponente einer Kombinationsnarkose, da es in tieferen Narkosestadien zu schwerer respiratorischer und kardiogener Depression führt. Die Verwendung im Rückatmungssystem ist nicht möglich, da es in Verbindung mit erhitztem CO_2-Absorberkalk toxisch wirkt.

EEG-Befunde (s. Tabelle 2)

Berichte der Literatur: EEG-Veränderungen unter Trichloroethylen wurden bis zum Stadium III_{2-3} (C–D) registriert. Sie weisen den unter Inhalationsnarkosen üblichen Verlauf auf [9].

Äthylchlorid (Chloräthyl Dr. Henning)

Pharmakologische Wirkungsweise und klinische Anwendung. Das schnell anflutende Äthylchlorid wurde bis ca. 1960 als Einleitungsnarkotikum und zur Erzeugung des Analgesiestadiums für die Durchführung chirurgischer Blitzeingriffe benutzt („Kurzrausch"). Starke kardiotoxische Nebenwirkungen verboten eine Narkosevertiefung und die weitere Anwendung in unserer Zeit. Lediglich die lokalanästhetische Wirkung durch Vereisung mit Äthylchlorid wird noch ausgenutzt.

EEG-Befunde (s. Tabelle 2)

Berichte der Literatur: Unter dem Einfluß von Äthylchlorid sind im EEG bei Narkosen im Stadium $II–III_1$ Frequenzabfälle kombiniert mit Amplitudenzunahmen beobachtet worden [38].

Chloroform

Pharmakologische Wirkungsweise und klinische Anwendung. Chloroform wird als Inhalationsnarkotikum mit geringer narkotischer Breite sowie kardio-, hepato- und nephrotoxischen Eigenschaften nicht mehr benutzt.

EEG-Befunde (s. Tabelle 2)

Berichte der Literatur: Auswirkungen einer Chloroformnarkose auf das EEG wurden bis ins Narkosestadium III_3 (D) registriert. Sie entsprechen den bei Inhalationsnarkosen üblichen und zu erwartenden Veränderungen [20].

Diäthyläther (Aether puriss. pro narcosi Hoechst)

Pharmakologische Wirkungsweise und klinische Anwendung. Äther ist das älteste Inhalationsnarkotikum. Er ist seit dem 16. Jahrhundert bekannt; die erste geschichtlich berühmte klinische Anwendung erfolgte 1846 durch MORTON. Bei hoher Blutlöslichkeit der Substanz flutet Äther langsam an und ab. Hieraus ergibt sich die große therapeutische Breite. Die Narkose durch zentrale Depression, die vom Großhirn zur Medulla fortschreitet, ist von guter Analgesie begleitet. Bis zur chirurgischen Narkose und bei gleichzeitiger sympathikomimetischer Wirkung sind Herz- und Kreislaufstörungen gering. In tieferen Narkosestadien, die auch durch eine Relaxation der Muskulatur ausgezeichnet sind, sinkt durch Lähmung medullärer Kreislaufzentren der Blutdruck ab. Der hohe Prozentsatz von postoperativer Übelkeit und Erbrechen ist für die Äthernarkose charakteristisch. Trotz großer therapeutischer Breite und guter analgetisch-narkotischer Eigenschaften ist die Explosibilität des Narkosegemischs für die fast vollständige Verdrängung aus der klinischen Anwendung verantwortlich.

EEG-Befunde (s. Tabelle 2)
Berichte der Literatur: Die einzelnen Narkosestadien sind durch die nur langsame Narkosevertiefung im Ablauf von klinischer Symptomatik und in den Auswirkungen auf das EEG besonders gut zu beobachten. Nach Verschwinden der dominanten Ausgangsfrequenz im Stadium I ($A_{1,2}$) wird im Stadium II (B) Beta-Aktivität niedriger Amplitude beobachtet, die zunächst in rhythmische Delta/Theta-Aktivität hoher Amplitude übergeht (III_1 C). Im Stadium III_2 (D) herrschen arrhythmische langsame hohe Wellen vor. Das Stadium III_3 (E) ist durch einen zunehmenden Aktivitäts-Verlust mit „Burst-Suppression"-Phasen gekennzeichnet. Die cerebrale Aktivität wird bei Fortsetzung der Ätherzufuhr in diesem Stadium zunächst reversibel, dann irreversibel unterdrückt ([8, 30], BRECHNER et al. 1962, SADOVE et al. 1967). Die gemessenen Ätherkonzentrationen im Blut zeigen ein den EEG-Narkosestadien konkordantes Verhalten [14].

Gesamtwertung der EEG-Veränderungen unter Inhalationsnarkotika im Vergleich zu klinischen Befunden

Obgleich die verschiedenen Inhalationsnarkotika durch unterschiedliche Anflutungszeiten in ihrer klinischen Symptomatik enger oder weiter differieren, zeigen sie ähnliche EEG-Veränderungen, die die einzelnen Narkosestadien parallel zu den klinischen Beobachtungen, oder exakter als diese, angeben. Das Exzitationsstadium II, das bei neueren Inhalationsnarkotika klinisch nur reduziert bzw. nicht in Erscheinung tritt, ist aus dem EEG jeweils gut ablesbar. Der besondere Wert der cerebralen Narkosetiefenregistrierung liegt in der Vermeidung auch kurzfristiger Überdosierungen sowie in der Möglichkeit unter adjuvanter Muskelrelaxation einen verfrühten Operationsbeginn zu verhindern sowie ein gewähltes Narkosestadium konstant zu halten.

Tabelle 2. Übersicht der in der Literatur erhobenen EEG-Befunde unter Narkoseeinleitung und Vertiefung durch Inhalationsnarkotika

Narkotikum Autoren	Beobachtete Parameter	EEG-Charakteristiken unter enzephalographisch-klinis		
		I		II
		A_0	$A_1\ A_2$	$B_0\ B_1\ B_2$
		0	1	2
allgemein	Frequenz	8–13		↑ 20–30
Martin et al. (1959)	elektr.	5–50	↓	↑ > 50
Brechner et al. (1962)	Leistung			
	sonstige	Normvarianten ohne pathologischen Wert		
Stickoxydul	Frequenz		=	18–24
Beecher et al. (1939)	elektr.		↓	< 50
Faulconer et al. (1949)	Leistung			
Pearcy et al. (1957)	sonstige			
Brechner et al. (1962)				
Sadove et al. (1967)				
Halothan ($+N_2O/O_2$)	Frequenz			15–25
Gain et al. (1957)				
	elektr.			10–25
	Leistung			
	sonstige			
Brechner et al. (1962)	Frequenz			15–20
	elektr.			10–25
	Leistung			
	sonstige			
Sadove et al. (1967)	Frequenz			15–25
	elektr.			„niedrig"
	Leistung			
	sonstige			
Gibbs et al. (1974)	Frequenz			24
	elektr.			40–60
	Leistung			
	sonstige			

definierten Narkosestadien				
III$_1$	III$_2$	III$_3$	IV	n. Guedel 1920
C$_0$ C$_1$ C$_2$	D$_0$ D$_1$ D$_2$	E$_0$ E$_1$ E$_2$ F		n. Kugler 1966
3		4	5	eigene Einteilung
↓ 1–5 (regelm.)	1–3 (unregelm.) +3–6	1–2		Hz
↑ 50–300	100–300 50–100	↓		µV
		„Burst-Suppression" = period. Unterbrechungen der cortik. Aktivität von zunehmender Dauer	Suppression = Depression = völliger Verlust cortikaler Aktivität	
2–4 (–7)	2–4			Hz
↑	↓↑			µV
3–6 → 4	2–3 (unregelm.)	1+ 6–8		Hz
50 50–100	100–300	100–200 25 ± 50		µV
aufgelagerte schn. Frequ. niedriger Ampl.		Burst-Suppr.	isoelektrisches EEG	
4	2–3	1 u. 6		Hz
50–100	100–300	100–300 u. 25–40		µV
4–6	3 + 4–5	2–4 (unregelm.)		Hz
„mittel"	„hoch"	„niedrig"		µV
	↓	weiter ↓		Hz
	↑	weiter ↑		µV
		periodisch „steile Wellen"		

Tabelle 2. (Fortsetzung)

Narkotikum Autoren	Beobachtete Parameter	EEG-Charakteristiken unter enzephalographisch-klinisch		
		I		II
		A_0	$A_1\ A_2$	$B_0\ B_1\ B_2$
		0	1	2
Pichlmayr et al. (1980)	Frequenz	8–12		15–25
	elektr. Leistung	20–60	↓ bis 0	10–50
	sonstige	unregelmäßig mit patholog. Wert		
Enfluran ($+N_2O/O_2$) Bart et al. (1971)	Frequenz elektr. Leistung sonstige			35
Clark et al. (1971)	Frequenz sonstige			14–18
Neigh et al. (1971)	Frequenz			15–20
	elektr. Leistung			25
	E-Konzentr. sonstige			1
Bosken et al. (1974)	Frequenz		=	20
	elektr. Leistung		↓	
	E-Konzentr. sonstige			1
Gies et al. (1974)	Frequenz elektr. Leistung sonstige	Ähnliches Frequenzverhalten wie unter Halothan. Charakteristisch: Früher einsetzende verstärkte Amplitudenerhöhung und steile Wellen mit langsamer Nachschwankung. (Bei 2,5 Vol. % keine s/w-Komplexe.)		
Doenicke et al. (1975)		Prinzipielle Vergleichbarkeit mit den klassischen EEG-Stadien bei Inhalationsnarkotika Besonderheit: Häufiges Auftreten „steiler Wellen".		

definierten Narkosestadien				
III_1	III_2	III_3	IV	n. Guedel 1920
$C_0\ C_1\ C_2$	$D_0\ D_1\ D_2$	$E_0\ E_1\ E_2\ \ F$		n. Kugler 1966
3		4	5	eigene Einteilung
3–5	2–3			Hz
50–100	50–200			μV
Einschränkung der oberen Grenzfrequenz				
8–10	8–10			Hz
80	80			μV
	„Spikes" 150–200 μV	„Spikes" und „Burst-Suppression"		Hz
„Spike-Dome"-Komplexe, die später mit elektrischer Stille abwechseln.				
2–4 (7)	2–4 (7)			Hz
50–100	50–100			μV
2 aufgelagerte schnelle Wellen	2,5–3 „Spikes" 150 μV	3,5 „Spikes" (150–300 μV) u. „Burst-Suppression"		Vol. %
4–7	4–5			Hz μV
2	2,5 „Polyspikes" u. „Waves"	„Burst-Suppression"		Vol. %
10 „hohe Amplitude"				Hz μV
	„Polyspikes" u. „Waves" 500 μV	„Burst-Suppression		

Tabelle 2. (Fortsetzung)

Narkotikum Autoren	Beobachtete Parameter	EEG-Charakteristiken unter enzephalographisch-klinisch	
		I	II
		A_0	$A_1\ A_2$ $B_0\ B_1\ B_2$
		0	1 2
Eigene Befunde	Frequenz elektr. Leistung E-Konzentr. sonstige	8–12 20–60 unregelmäßige Formen mit path. Wert	= 13–32 ↓ 25–30 Einschränkung = der oberen Grenzfrequenz (alle Stadien)
Methoxyfluran (+ N_2O/O_2) Sadove et al. (1967) Bart et al. (1971) Yurewich (1974)	Frequenz elektr. Leistung sonstige		18–25 ↓
Isofluran (+ N_2O/O_2) Eger et al. (1971)	Frequenz elektr. Leistung sonstige		↑ ↓
Fluroxen (+ N_2O/O_2) Brechner et al. (1957) Sadove et al. (1967) Bart et al. (1971)	Frequenz elektr. Leistung sonstige	8–13 20–50	20–30 50 Ähnliche Veränderungen wie unter Ätheranästhesie. Frequenzverlangsamung mit Narkosevertiefung.
Cyclopropan (+ N_2O/O_2) Possati et al. (1953) Brechner et al. (1962) Sadove et al. (1967)	Frequenz elektr. Leistung sonstige	8–13 50 Entsprechende Veränderungen wie bei Vertiefung der Äthernarkose. In tieferen Narkosestadien geringe Amplituden- höhe. EEG-Befunde korrelieren mit den Blutkonzentrationen.	↑ 20–30 ↓ 20
Trichloroethylen (+ N_2O/O_2) Beecher et al. (1939) Courtin (1955) Brechner et al. (1962)	Frequenz elektr. Leistung sonstige	 EEG-Verhalten gleichartig wie unter anderen volatilen Substanzen.	↑ ↓

definierten Narkosestadien				
III_1	III_2	III_3	IV	n. Guedel 1920
C_0 C_1 C_2	D_0 D_1 D_2	E_0 E_1 E_2 F		n. Kugler 1966
3		4	5	eigene Einteilung
2–7	2–6			Hz
50–100	100			µV
gelegtl. aufgelagert schnelle Aktivität	=			Vol. %
9–15	4–7 + 12–15	1–3		Hz
40–60	> 100	80–120		µV
14–17				Hz
120–180				µV
		„Burst-Suppression"		
3–4	3	1–2		Hz
50–100	150	150–300		µV
3–8	2–8	1–2		Hz
100–200	= ↓ 50–20			µV
		„Burst-Suppression"		
3–5 (rhythmisch)	2–3 (arrhythm.)			Hz
100–200	> 200			µV

Tabelle 2. (Fortsetzung)

Narkotikum Autoren	Beobachtete Parameter	EEG-Charakteristiken unter enzephalographisch-klinisch		
		I		II
		A_0	$A_1\ A_2$	$B_0\ B_1\ B_2$
		0	1	2
Äthylchlorid UJÜC (1954)		Frequenzerniedrigung und Amplitudenerhöhung bei Narkosevertiefung; wird heute nicht mehr zur Vollnarkose angewendet.		
Chloroform PEARCY et al. (1957)	Frequenz		Beta vereinzelt Delta	20–30
	elektr. Leistung		↓ ↑	↓
Diaethyläther ($+N_2O/O_2$) COURTIN et al. (1950)	Frequenz		Alpha	20–30
	elektr. Leistung sonstige		↓ bis 0	„niedrig"
FAULCONER (1952)		Ätherkonzentrationen im Blut zeigen ein lineares Verhalten zu den EEG-Veränderungen		
BRECHNER et al. (1962)	Frequenz	8–13	5	20–30
	elektr. Leistung	25–50		30
	sonstige	Aufgelagerte schnelle Wellen niedriger Amplitude.		
SADOVE et al. (1967)	Frequenz	10		15–25
	elektr. Leistung sonstige			„niedrig"

Inhalationsnarkotika

definierten Narkosestadien					
III_1	III_2	III_3	IV		n. Guedel 1920
C_0 C_1 C_2	D_0 D_1 D_2	E_0 E_1 E_2 F			n. Kugler 1966
	3	4	5		eigene Einteilung
2–4 unregelm. ↑	2–7 unregelm. =	2–4 (7) ↓			Hz µV
2–8 (rhythmisch) 200–300	2–5 (arrhythm.) < 200				Hz µV
	aufgelagert schnelle Wellen	„Burst-Suppression" leicht < 3 s mittel 3–10 s schwer > 10 s	isoelektrisches EEG		(Zeitdauer der isoelektrischen Strecken)
2–6 200–300	1–3 + 4–8 150–200 +50–100	2–3 (unregelm.) 150 < 100 B/S			Hz µV
3 (rhythm.) „hoch"	1–3 (arrhythm.) „hoch"				Hz µV
		slight moderate marked complete Suppression			

Literatur

A. Lehrbücher und zusammenfassende Übersichten

Benzer H, Frey R, Hügin W, Mayrhofer O (1982) Lehrbuch der Anästhesiologie, Intensivmedizin und Reanimation. Springer, Berlin Heidelberg New York
Brechner VL, Walter RD, Dillon JB (1962) Practical electroencephalography for the anesthesiologist. C. G. Thomas Publisher, Springfield, Illinois
Dripps RD, Eckenhoff JE, Vandam LD (1977) Introduction to anesthesia. The principles of safe practice. W. B. Saunders Company, Philadelphia London Toronto
Goodman LS, Gilman A (1980) Goodman and Gilman's: The pharmacological basis of therapeutics. McMillan Publishing Co., New York Toronto London
Kugler J (1966) Elektroenzephalographie in Klinik und Praxis. Thieme, Stuttgart
Kuschinsky O, Lüllmann H (1981) Kurzes Lehrbuch der Pharmakologie. Thieme, Stuttgart
Lee JA, Atkinson RS (1978) Synopsis der Anaesthesie. Fischer, Stuttgart New York
Nemes C, Niemer M, Noack G (1979) Datenbuch der Anästhesiologie. Fischer, Stuttgart New York
Sadove MS, Becka D, Gibbs FA (1967) Electroencephalography for anesthesiologists and surgeons. Pitham, London

B. Einzelarbeiten

1. Bart AJ, Homi J, Linde HW (1971) Changes in power spectra of electroencephalograms during anesthesia with fluroxene, methoxyflurane and ethrane. Anesth Analg Curr Res 50:53
2. Beecher HK, McDonough FK (1939) Cortical action potentials during anesthesia. J Neurophysiol 2:289
3. Bosken F, Hanquet M, Galletz JP (1974) Enflurane and EEG. Acta Anaesthesiol Belg 2:233
4. Brechner VL, Dornette WHL (1957) Electroencephalographic patterns during nitrous-oxide-trifluorethyl vinylether. Anesth Analg 18:321
5. Christensen MS, Hoedt-Rasmussen K, Lassen NA (1965) The cerebral blood flow during halothane anaesthesia. Acta Neurol Scand [Suppl] 14:152
6. Christensen MS, Hoedt-Rasmussen K, Lassen NA (1967) Cerebral vasodilatation by halothane anaesthesia in man and its potentiation by hypotension and hypercapnia. Br J Anaesth 39:45
7. Clark DL, Hosik EC, Rosner BS (1971) Neurophysiological effects of different anesthetics in unconscious man. J Appl Physiol 31, 6:884
8. Courtin RF, Bickford RG, Faulconer A (1950) The classification and significance of electroencephalographic patterns produced by nitrous oxide ether anesthesia during surgical operations. Proc Staff Meet Mayo Clin 25:197
9. Courtin RF (1955) Electroencephalographic and clinical observations with trichlorethylene and nitrous oxide. Anesthesia Dallas MJ 41:613
10. Degen R (1980) Diskussionsbemerkung auf dem Symposion über Anästhesie bei zerebralen Krampfanfällen, Bielefeld 1979. In: Opitz A, Degen R (Hrsg) Anästhesie bei zerebralen Krampfanfällen und Intensivtherapie des Status epilepticus. Perimed, Erlangen, S 156
11. Doenicke A, Kugler J (1975) Wirkungen des Ethrane auf das zentrale Nervensystem. In: Kreuscher H (Hrsg) Ethrane. Neue Ergebnisse in Forschung und Klinik. Schattauer, Stuttgart New York, S 45
12. Eger EJ, Stevens WG, Cromwell ThH (1971) The electroencephalogram in man anesthetized with forane. Anesthesiology 35, 5:504
13. Faulconer A, Pender JW, Bickford RG (1949) Influence of partial pressure of nitrous oxide on depth of anesthesia and electroencephalogram in man. Anesthesiology 10:60
14. Faulconer A (1952) Correlation of concentrations of ether in arterial blood with electroencephalographic patterns occurring during ether anaesthesia of human surgical patients. Anesthesiology 13:361
15. Gain EA, Paletz SG (1957) An attempt to correlate the clinical signs of fluothane anesthesia with the electroencephalographic levels. Can Anesth Soc J 4:289

16. Gies B, Gerking P, Scholler KL (1974) Das EEG bei Probanden-Narkosen und kontinuierlicher EEG-Frequenzanalyse (EISA) während Operationen unter Ethrane. In: Lawin P, Beer R (Hrsg) Ethrane. Anästhesiologie und Wiederbelebung. Springer, Berlin Heidelberg New York, S 263
17. Kekeski F, Gallyas F, Szanto J (1967) Die Wirkungen von verschiedenen Inhalationsnarkosetypen auf die Gehirndurchblutung. Acta Med Acad Sci Hung 24:156
18. Kreuscher H, Grote J (1969) Die Hirndurchblutung und cerebrale Sauerstoffaufnahme in Narkose. In: Betz E, Wüllenweber R (Hrsg) Pharmakologie der Gehirndurchblutung. Ärztl Forsch Sonderbd, S 120
19. Kugler J (1980) Diskussionsbemerkung auf dem Symposion über Anästhesie bei zerebralen Krampfanfällen, Bielefeld 1979. In: Opitz A, Degen R (Hrsg) Anästhesie bei zerebralen Krampfanfällen und Intensivtherapie des Status epilepticus. Perimed, Erlangen, S 162
20. Lassen NA, Hoedt-Rasmussen K, Christensen MS (1969) Halothane: A cerebral vasodilatator drug. In: Betz E, Wüllenweber R (Hrsg) Pharmakologie der lokalen Gehirndurchblutung. Ärztl Forsch Sonderbd, S 111
21. McDowall DG (1967) The effects of clinical concentrations of halothane on the blood flow and oxygen uptake of the cerebral cortex. Anaesthesist 39:186
22. McDowall DG, Harper AM (1964) Cerebral blood flow during trichlorethylene anaesthesia: a comparison with halothane. Brit J Anaesth 36:11
23. McDowall DG, Harper AM (1965) Blood flow and oxygen uptake of the cerebral cortex of the dog during anaesthesia with different volatile agents. Acta Neurol Scand [Suppl] 14:146
24. McDowall DG, Harper AM (1969) Cerebral oxygen uptake and cerebral blood flow during the action of certain anaesthetic drugs. In: Betz E, Wüllenweber R (Hrsg) Pharmakologie der lokalen Gehirndurchblutung. Ärztl Forsch Sonderbd, S 108
25. McDowall DG, Jacobsen J (1963) Cerebral blood flow during halothane anaesthesia. Br J Anaesth 35:394
26. Martin JT, Faulconer A, Bickford RG (1959) Electroencephalography in anesthesiology. Anaesthesiology 20:359
27. Neigh JL, Garman JK, Harp JR (1971) The electroencephalographic pattern during anesthesia with ethrane. Anaesthesiology 35, 5:482
28. Opitz A, Degen R, Oberwetter WD, Degen HE (1980) Inhalationsanästhesie bei Patienten mit zerebralen Krampfanfällen. In: Opitz A, Degen R (Hrsg) Anästhesie bei zerebralen Krampfanfällen und Intensivtherapie des Status epilepticus. Perimed, Erlangen, S 65
29. Pearcy WC, Knott JR, Bjurstrom RO (1957) Studies on nitrous oxide, meperidine and levallorphan with unipolar electroencephalography. Anesthesiology 18:310
30. Pearcy WG, Knott JR, Pittinger CB, Keasling HH (1957) Electroencephalographic and circulatory effects of chloroform-anesthesia in dog. Anesthesiology 18:88
31. Pichlmayr I (1969) Über den Einfluß verschiedener Narkosearten auf Durchblutung und Funktion der Leber sowie Durchblutung der Hirnrinde. Habilitationsschrift, München 1967, Kurzfassung Fortschr Med 87:47
32. Pichlmayr I (1969) Das Verhalten der Hirndurchblutung bei Hunden unter verschiedenen Narkosearten. Z Kreislaufforsch 6:662
33. Pichlmayr I (1971) Die Bedeutung zerebraler Kreislaufveränderungen in Narkose. Fortschr Med 89:1087
34. Pichlmayr I, Eichenlaub D, Keil-Kuri E, Klemm J (1970) Veränderungen der Hirndurchblutung unter Thiopental, Halothan und Fentanyl-Droperidol. Anaesthesist 19:202
35. Pichlmayr I, Lips U (1980) Halothane-Effekte im Elektroenzephalogramm. Anaesthesist 29:530
36. Possati S, Faulconer A, Bickford RG, Hunter RC (1953) Electroencephalographic patterns during anesthesia with cyclopropan. Correlation with cyclopropan in arterial blood. Anesth Analg 32:130
37. Schmahl FW (1965) Effects of anaesthetics on regional content of some metabolites of the brain cortex of the cat. Acta Neurol Scand [Suppl] 14:156
38. Ujüe A (1954) EEG control of depth of anesthesia. Excerpta Med 8:1153
39. Yurewich WM (1974) A clinical and encephalographic comparison in the design of equipment for indicating degree of anesthesia with methoxyflurane. Biomed Eng 7 (1974) 145

IV. Intravenöse Narkotika

INHALT

Mononarkosen	100
Barbiturate	100
Hexobarbital	100
Thiopental	103
Methohexital	105
Gesamtwertung der EEG-Befunde unter Barbituraten	106
Barbituratfreie Substanzen	107
Etomidat	107
Ketamin	110
Propanidid	114
Althesin	115
Gesamtwertung der EEG-Befunde unter Zufuhr von barbituratfreien Substanzen	116
Kombinationsnarkosen	116
Neuroleptanalgesie = (NLA)Fentanyl und Droperidol	116
Neuroleptanalgesie mit Induktion durch andere intravenöse Narkotika	121
Neuroleptanalgesie und Barbiturate (Thiopental, Methohexital)	121
Neuroleptanalgesie und barbituratfreie Substanzen (Etomidat)	124
Gesamtwertung der EEG-Befunde unter induzierter Neuroleptanalgesie	127
Weitere Kombinationsverfahren zur Narkose	127
Ketamin und Diazepam	127
Gesamtwertung der Befunde bei intravenösen Narkosen	130

Die intravenöse Narkoseeinleitung bietet den großen Vorteil eines schnellen Anästhesiebeginns ohne wesentliche psychische Belastung des Patienten. 1847 wurde erstmals durch PIROGOFF die Infusion von Äther als intravenöse Narkoseform angewandt. Der weltweite Durchbruch der intravenösen Anästhesie gelang WEESE 1932 [64] mit der Entwicklung wasserlöslicher Barbitursäurederivate. Seither wurde eine Vielzahl intravenös applizierbarer Substanzgruppen entwickelt und eingeführt, die sich durch unterschiedliche Organbelastung und Steuerbarkeit unterscheiden und die für Narkosen gezielt eingesetzt werden können. Eine Klassifikation der intravenösen Narkosemittel ermöglicht den Gesamtüberblick und gibt Hinweise zur Wahl ihrer Anwendung. Die vordergründige Einteilung der intravenös applizierbaren chemischen Substanzen nach ihrer historischen Entwicklung umfaßt zwei große Gruppen:

die *Barbitursäurederivate* (= Barbiturate) und die *barbitursäurefreien Narkosemittel*. Die zuletzt genannte Gruppe ist inhomogen, da sie eine Reihe von Medikamenten ohne chemische Verwandtschaft einschließt. Die von KUGLER (1966) vorgeschlagene Einteilung der intravenösen Hypnotika und Narkotika in die unten aufgeführten fünf Gruppen entsprechend ihrem zentralnervösen Angriffspunkt ist eine sinnvolle Ergänzung.

1. Holencephale Narkotika. In diese Gruppe fallen Substanzen, welche die Funktionen großer Teile des Telencephalon, Diencephalon und Mesencephalon nach kurzzeitiger Aktivierung lähmen und dadurch einen Bewußtseinsverlust herbeiführen (neocorticaler Schlaf). Durch Aktivitätsminderungen im Thalamus und im Limbischen System werden Affekte und Schmerzperzeption gedrosselt. Überdosierungen bewirken eine Blockade der vegetativen Hirnstammzentren mit den Gefahren von Atemstillstand und Kreislauffehlregulationen. Barbiturate gelten als typische Vertreter dieser Wirkgruppe.

2. Telendiencephale Narkotika. Hierzu gehören Substanzen, die relativ isoliert corticale Funktionen und schmerzverarbeitende Strukturen im Thalamus drosseln, mit dem als „dissoziative Anästhesie" bezeichneten Resultat von Bewußtlosigkeit und Analgesie. Der obere Hirnstamm, das Limbische System und die übrigen Thalamusareale bleiben unberührt oder werden enthemmt bzw. in ihrer Aktivität gesteigert. Als Nebenwirkungen können Traumerlebnisse und psychomotorische Aktivitäten auftreten. Ketamin vertritt diese Gruppe in typischer Weise.

3. Telencephale Hypnotika. Medikamente dieser Wirkgruppe schränken vor allem die corticale Aktivität ein. Tiefere Hirnabschnitte bleiben primär unbeeinflußt, können aber durch den Wegfall corticaler Hemmechanismen eine gesteigerte Eigenaktivität entwickeln, die sich klinisch in motorischen Reaktionen (Myoclonien) äußert. Entsprechende Substanzen, für die Etomidat als Beispiel charakteristisch ist, sind reine Hypnotika ohne analgetische Wirkungskomponente.

4. Dienmesencephale Neuroleptika. Hauptvertreter dieser Gruppe im anästhesiologischen Gebrauch ist Droperidol. Durch Dämpfung dien- und mesencephaler Strukturen sowie des Limbischen Systems werden Schmerzempfindung, Emotionalität und Affektivität dosisabhängig herabgesetzt.

5. Periphere und dienmesencephale Analgetika. Gebräuchliche Analgetika beeinflussen sowohl die periphere Schmerzleitung als auch thalamische Strukturen. Neben der klinisch erwünschten Schmerzlinderung resultiert eine allgemeine Bewußtseinsdämpfung aus der zusätzlichen Wirkung auf diencephale Bereiche, das Limbische System und den Cortex. Beispielhaft für Medikamente dieser Gruppe ist Fentanyl.

Obgleich die Einteilung nach cerebralem Wirkort die Klassifizierung neuentwickelter Narkotika, Hypnotika und Psychopharmaka wesentlich erleichtert, konnte sie sich in der Anästhesiologie gegenüber der Substanzgruppeneinteilung noch nicht durchsetzen. Zur übersichtlicheren Darstellung für den praktischen Gebrauch in der Anästhesie wird deshalb im folgenden die Klassifizierung nach Substanzgruppe benutzt.

Mononarkosen

Barbiturate

Pharmakologische Wirkungsweise und klinische Anwendung. Barbiturate werden heute weltweit am häufigsten zur intravenösen Narkoseeinleitung benutzt. Von den zahlreichen Barbituratderivaten, die seit den ersten Berichten über die erfolgreiche Anwendung von Hexobarbital zur intravenösen Kurznarkose [64] entwickelt wurden, gehören zur Zeit die folgenden Präparate zu den anästhesiologischen Standardmedikamenten: Hexobarbital, 1932 [64], Thiopental, 1935 [43] und Methohexital, 1957 [62] eingeführt. Die zahlreichsten Untersuchungen liegen über Thiopental vor, welches als Standardpräparat zum Vergleich mit neuentwickelten Narkotika benutzt wird (BENZER et al. 1977). Nach intravenöser Injektion ist die Pharmakokinetik aller Barbitursäurederivate einander ähnlich. Die kurze narkotische Wirksamkeit beruht auf Umverteilungsprozessen. In Abhängigkeit von Organdurchblutung, Fettlöslichkeit, Plasmaproteinbindung und Dissoziationsgrad reichert sich das intravenös zugeführte Barbiturat nach etwa einer Minute zu 55% in Gehirn, Herz, Splanchnikusgebiet und Nieren an [54, 55]. Bei freier Passierbarkeit der Blut-Hirnschranke fällt der Hirngewebespiegel wie auch der Plasmaspiegel an Barbituraten rasch durch weitere Abwanderung der Substanz in Muskel- und andere weniger durchblutete Gewebe ab. Dosisabhängig resultiert eine Narkosedauer von ca. sieben bis zehn Minuten. Die metabolischen Abbauvorgänge verlaufen dagegen langsam, wie die Biotransformationen von 10 bis 15%/Std. für Thiopental [52] und von 10 bis 19%/Std. für Methohexital [44] zeigen. Barbiturate setzen in therapeutischen Dosen die Herzleistung herab; bei Überdosierung erfolgt eine Depression der zentralen Atem- und Kreislaufregulation. Trotz der allgemein üblichen Bezeichnung „ultrakurzwirkende Barbiturate" sind lange nach Narkoseende Nachwirkungen vorhanden, die auch von einer aktiven Teilnahme am Straßenverkehr ausschließen [16]. Barbiturate bewirken einen – in therapeutischen Bereichen dosisabhängigen – Abfall von cerebraler Durchblutung, cerebralem Stoffwechsel und Liquordruck (BENZER et al. 1977, NEMES et al. 1979).

Hexobarbital (Evipan)

Pharmakologische Wirkungsweise und klinische Anwendung. Das N-methylierte Barbiturat Hexobarbital zählt im anästhesiologischen Gebrauch zu den langwirkenden Barbitursäurederivaten. Die unveränderte Substanz ist nach acht Stunden – ihre zu 80% hypnotisch unwirksamen Stoffwechselprodukte sind innerhalb 24 Stunden – nach Metabolisierung in der Leber – hauptsächlich renal ausgeschieden. Hexobarbital wird zur Zeit infolge sei-

Intravenöse Narkotika 101

ner ungünstigen Steuerbarkeit nur noch mit spezieller Indikation hauptsächlich in der Intensivtherapie benutzt.

EEG-Befunde

Eigene Befunde (32 Pat.; 16 Pat. < 50 J.; 16 Pat. > 70 J.; Dosierung 7 bzw. 14 mg/kg KG Evipan i.v. jeweils an 16 Pat. zur Narkoseeinleitung); (Tabelle 1, Abb. 1):

Die Narkoseeinleitung mit Hexobarbital – innerhalb einer Minute intravenös injiziert – führt unabhängig vom Ausgangs-EEG zu unregelmäßiger hochgespannter elektroenzephalographischer Aktivität zwischen 1,5 und ca. 25 Hz. Die dominanten, etwa 100–200 µV hohen Aktivitäten liegen zunächst drei bis fünf Minuten lang im Delta/Theta-Bereich und gehen dann fließend zwischen der fünften bis zehnten Minute in den Alpha- und niedrigen Beta-Bereich über. Während die erste Phase der EEG-Veränderungen relativ einheitlich verläuft, zeigt die zweite Phase große interindividuelle Unterschiede in der Dominanz der Frequenzverteilungen des Alpha/Beta-Bandes sowie in der Rückkehr zur dominanten Ausgangsfrequenz. Unter der hohen Dosierung von 14 mg/kg KG hält die Phase der Synchronisation länger an. Gelegentlich fehlen schnelle Frequenzanteile im Wirkungsverlauf. Einen besonderen, als „Überdosierungsphänomen" beschriebenen Ablauf zeigen hierbei die elektroenzephalographischen Ableitungen speziell der geriatrischen Patienten: Nach kurzfristiger Synchronisation folgt eine Depression der elektrischen Hirntätigkeit, die durch isoelektrische Strecken, unterbrochen von einzelnen ungeordneten Entladungsgruppen (Bursts), gekennzeichnet ist.

Klinische Beurteilung. Die Medikation von 7 mg/kg KG Hexobarbital ist bei allen Patienten zur Narkoseeinleitung klinisch unzureichend. Die unter Relaxation durchgeführte Intubation verursacht Abwehrbewegungen, Blutdruckanstiege und Tachykardien. Von den 16 Patienten, die 14 mg/kg KG Hexobarbital erhielten, waren zehn Patienten (=62,5%) ausreichend narkotisiert, um die Intubation ohne motorische und vegetative Reaktionen zu tolerieren.

Wertung der EEG-Veränderungen in Korrelation zu klinischen Befunden. Die Narkosetiefe unter Hexobarbital läßt sich aus der Spektralanalyse eindeutig ablesen. Die alleinige Synchronisation mit hochgespannten Delta-Theta-Aktivitäten spiegelt eine ausreichende Narkosetiefe wieder. Bei unzureichender Narkose finden sich Aktivierungen im Beta-Band. Aus den Übergängen von Synchronisation zu Desynchronisation läßt sich jeweils aktuell und noch vor klinischen Aufwachreaktionen die Abflachung der Narkose verfolgen. Eine individuelle Überdosierung ist aus dem EEG bei Auftreten von Burst-Suppression-Phasen diagnostizierbar, ehe klinische Zeichen durch Depression vegetativer Zentren den Hinweis dafür geben.

Tabelle 1. Veränderungen der EEG-Hintergrundaktivität nach intravenösen Hexobarbital-Gaben (n = 32)

Frequenz-bereich	EEG-Leistungsänderung nach Medikamentengabe	Zahl des Auftretens in Prozent		Stärke der Veränderung	Hexobarbital-Dosierung
Alpha	↑ Dominanz 5.–10. min.	} 69	} Ausbildung eines unre- gelmäßigen EEG 38	} 20– 75 µV	
Beta	↑ Dominanz 5.–10. min.				7 mg/kg KG
Delta	↑ Dominanz 1.– 5. min.	} 62		} 100–200 µV	
Theta	↑ Dominanz 1.– 5. min.				
Burst-Supp.-Phasen	∅	∅		∅	
Alpha	↑ Dominanz 5.–10. min.	} 69	} Ausbildung eines unre- gelmäßigen EEG 31	} 20– 75 µV	
Beta	↑ Dominanz 5.–10. min.				14 mg/kg KG
Delta	↑ Dominanz 1.– 5. min.	} 56		} 100–200 µV	
Theta	↑ Dominanz 1.– 5. min.				
Burst-Supp.-Phasen	+	63		∅	

Pat.: 38 J. ♀

Allgemeinzustand: sehr gut

Ableitung: C_Z–A_1

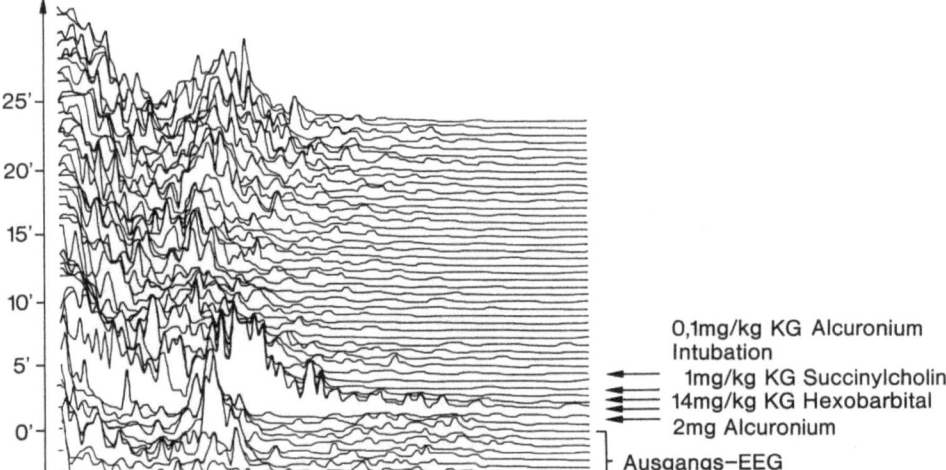

Abb. 1. Nach intravenöser Hexobarbital-Injektion kommt es im Anschluß an eine etwa einminütige Desynchronisation zu einem reinen Delta-EEG, das sich allmählich wieder beschleunigt und am Ende des Beobachtungszeitraumes typischerweise ein unregelmäßiges EEG von 0,5–16 Hz mit dominanter Frequenz im Theta- und Alpha-Bereich zeigt. Dieser EEG-Verlauf, der auch den klinischen Narkosestadien entspricht, ist typisch für alle Barbiturate.
Ableitungsbedingungen: ZK: 0,3 s; Filter: 70 Hz; Eichung: 50 µV = 7 mm; Fast-Fourier-Transformation in 30 s-Epochen

Thiopental (Trapanal, Pentothal)

Pharmakologische Wirkungsweise und klinische Anwendung. Thiopental ist zur Zeit das Standardpräparat unter den intravenösen Narkotika. Seine narkotische Potenz ist doppelt so groß wie die des Hexobarbital. Thiobarbiturate bilden chemisch eine eigene Klasse der Barbitursäurederivate. Die Metabolisierung erfolgt langsam, doch nahezu vollständig in der Leber. Die Abbauprodukte werden über die Nieren in einem Zeitraum bis zu sieben Tagen ausgeschieden. 20 bis 40 Sekunden nach intravenöser Injektion ist die Narkose am tiefsten, sie flacht fortlaufend bis zum Erwachen nach 10 bis 30 Minuten wieder ab.

EEG-Befunde

Eigene Befunde (50 Pat. 20–80 J.; Dosierung: 7 mg/kg KG Trapanal i.v. innerhalb einer Minute zur Narkoseeinleitung); (Tabelle 2, Abb. 2):

Thiopental ruft unabhängig vom Ausgangs-EEG ähnliche enzephalographisch erfaßbare cerebrale Funktionsveränderungen hervor wie Hexobarbital. Deutliche Unterschiede in der Ausprägung der EEG-Veränderungen und somit in der erreichten Narkosetiefe unter gewichtsbezogener Medikation sind zwischen Patienten unter und über 50 Jahren erfaßbar. Bei jüngeren Patienten (n = 17 < 50 J.) kommt es ca. 30 Sekunden nach intravenöser Injektion zum Aufbau eines hochgespannten unregelmäßigen EEG, dessen Frequenzen sich über alle vier Bänder erstrecken. In den ersten fünf bis sechs Minuten bleibt der Delta/Theta-Bereich dominant. Danach verschiebt sich mit Abflachung der Narkose der dominante Frequenzbereich in das Alpha- oder Beta-Band. Dieses Frequenzbild der flachen Narkose bleibt unter Thiopental im Überwachungszeitraum von 25 Minuten erhalten. Bei Patienten über 50 Jahre (n = 33) wird der geschilderte Verlauf nur in 9,1% beobachtet. Die übrigen Patienten zeigen initial nach Thiopental-Gabe eine reine Synchronisation des EEG mit hochgespannten 2–8 Hz Wellen ohne Beta-Aktivierung, die 7 bis 8 Minuten anhält, um dann ebenfalls in eine Desynchronisation mit hoher Beta-Frequenzbeteiligung überzugehen. Bei insgesamt 15 Patienten (3 Pat. < 50 J.; 12 Pat. > 50 J.) werden als Anzeichen einer zu tiefen Narkose Burst-Suppression-Phasen beobachtet.

Klinische Beurteilung. Unter der angegebenen Thiopental-Dosierung wird bei 38 Patienten eine zur Intubation ausreichende Narkosetiefe erreicht, die bei 23 Patienten schnell abflacht und weitere Manipulationen verbietet. 15 Patienten bleiben im Beobachtungszeitraum von 25 Minuten in tiefer Narkose. Bei 12 Patienten ist die cerebrale Dämpfung ungenügend. Patienten über 50 Jahre „schlafen" tiefer und länger als jüngere Patienten.

Tabelle 2. Veränderungen der EEG-Hintergrundtätigkeit nach intravenöser Thiopental-Gabe (n = 50)

Frequenz-bereich	EEG-Leistungsänderung nach Medikamentengabe		Zahl des Auftretens in Prozent	Stärke der Veränderung	Thiopental-Dosierung
Alpha	a.	b. ↑	Alle Patienten: a. 52 b. 48	ca. 20– 75 µV	
Beta					
Delta	↑ dominant 7,44±0,32′	dominant ↑ 5,46±0,50′	Differentes Verhalten der Pat. >50 J. (n = 26) a. 89 b.12	ca. 50–200 µV	7 mg/kg KG
Theta					
Burst-Supp.-Phasen	+		30 Anteil bei Pat. >50 J.: 46	∅	

Anmerkung: Nach Ablauf der in der Tabelle aufgeführten initialen Veränderungen gleiches Verhalten aller Patienten: Allmähliche Frequenzbeschleunigung in den Beta-Bereich mit Verlust der Delta/Theta-Aktivität.

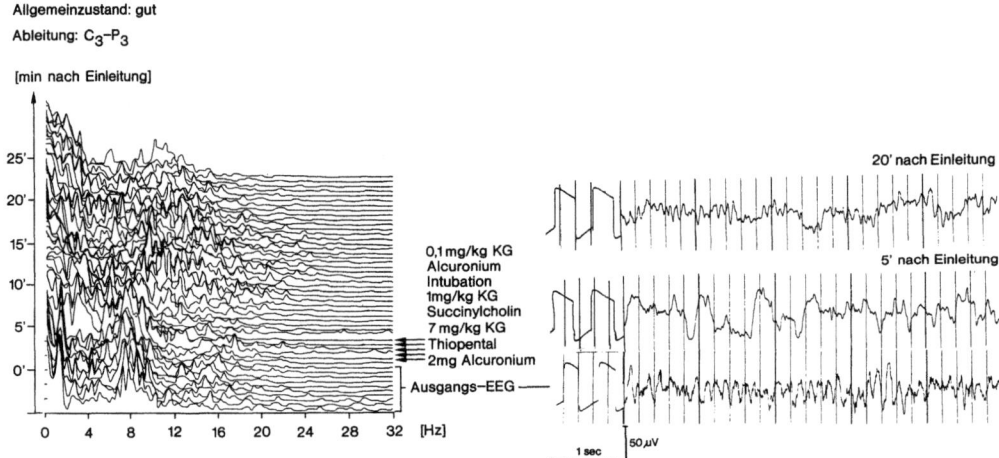

Abb. 2. Typische EEG-Veränderungen nach Narkoseeinleitung mit Thiopental. Initial etwa vier- bis fünfminütige Synchronisation. Anschließend fließender Übergang zur Desynchronisation, die die Abflachung der Narkose anzeigt. Die Frequenzkonstellation des Ausgangs-EEG wird im Beobachtungszeitraum nicht wieder erreicht.
Ableitungsbedingungen: ZK: 0,3 s; Filter: 70 Hz; Eichung: 50 µV = 7 mm; Papiergeschwindigkeit: 30 mm/s; Fast-Fourier-Transformation in 30 s-Epochen

Wertung der EEG-Veränderungen in Korrelation zu klinischen Befunden. Die Delta/Theta-Dominanz im EEG zeigt auch unter Thiopental-Narkoseeinleitung eine ausreichende Narkosetiefe an, während Alpha/Beta-Dominanzen eine flache bzw. zu flache Narkose signalisieren. Vorübergehende individuelle Überdosierungen sind bei fehlenden klinischen Anzeichen allein aus den Burst-Suppression-Phänomen des EEG ersichtlich.

Methohexital (Brevimytal, Brietal)

Pharmakologische Wirkungsweise und klinische Anwendung. Methohexital ist ein N-methyliertes Barbiturat mit chemischer Verwandtschaft zum Hexobarbital. Der Schwefel am Molekül fehlt. Die Substanz ist besonders kurz wirksam („ultrakurzwirkendes Barbiturat"); wie bei allen Barbituraten sind hierfür Umverteilungsprozesse verantwortlich. Zusätzlich liegt die Abbaurate gering höher als bei Vergleichspräparaten. Der Abbau erfolgt durch Hydrolisierung an der Seitenkette, die Ausscheidung der Abbauprodukte über die Nieren. Die relative narkotische Potenz liegt dreifach höher als unter Thiopental.

EEG-Befunde

Eigene Befunde: Methohexital wurde im eigenen Krankengut nur zur Induktion bei Kombinationsnarkosen benutzt. Da Überlagerungseffekte der Substanzen im EEG vorhanden sind, werden die Ergebnisse später dargestellt (s. S. 123).

Klinische Beurteilung. Bei einer am Körpergewicht orientierten Dosierung von 1 mg/kg wird in 66,7% der 39 untersuchten Fälle eine zur Intubation ausreichende Narkosetiefe beobachtet. Bei den übrigen 33,3% kommt es zu Abwehrbewegungen mit Husten oder Schlucken sowie zum Teil zu exzessiven Blutdruckanstiegen und Tachykardien. Das geriatrische Patientengut zeigt hier im Gegensatz zum Thiopental die gleichen Verteilungsverhältnisse wie das jüngere Klientel.

Gemeinsame Literaturberichte der barbituratinduzierten EEG-Veränderung (s. Tabelle 3): Elektroenzephalographische Veränderungen unter Barbituraten sind vielfach untersucht und in ihrem Ablauf bekannt [2, 4, 20, 45]. Barbitursäurederivate führen allgemein zu einander ähnlichen Phäno-

Table 3. EEG-Veränderungen durch Barbitursäurederivate bei Narkoseeinleitung und -vertiefung (Literaturübersicht, eigene Befunde).
EEG-Veränderungen unter Barbituraten entsprechend der Narkosestadieneinteilung nach Kugler 1966

A_0 A_1 A_2	B_0 B_1 B_2	C_0 C_1 C_2	D_0 D_1 D_2	E_0 E_1 E_2	F	Autoren
8–13 Hz	13–25 Hz → glgtl. Spindel- bildung hohe Amplitude ca. 100 µV	10–25 Hz → DF 14–15 Hz 75–100 µV	4–8 Hz glgtl. ↑ schnelle Wellen ca. 150 µV	1–2 Hz 1–2 Hz → ca. 75 µV 20 µV	B–S	[2, 7, 16, 18, 30, 31, 61] BRECHNER et al. 1962 KUGLER 1981/1966 SADOVE et al. 1967
	←——— starke Fluktuationen ———→					
	2– 25 Hz DF 15 Hz → DF 8 Hz 100–200 µV		DF 5 Hz 150 µV	DF 2–4 Hz 100–40 µV	BS	eigene Befunde

menen; Dosierung, Anflutungszeit und Ausscheidungsmodus der gewählten Substanz bestimmen den Ablauf und die Ausprägung der elektroenzephalographisch erfaßbaren Narkosestadien. Bei Narkosekombinationen mit Lachgas/Sauerstoff und Muskelrelaxantien prägen die Barbiturateffekte das elektroenzephalographische Bild. Bei langsamer, fortlaufender Barbituratinjektion werden systematisch die in Kapitel B II geschilderten Narkosestadien durchlaufen. Zu Beginn treten mit klinisch sichtbarer Schläfrigkeit schnelle hohe Wellen – häufig mit Spindelbildungen – auf. Mit Schlafeintritt und Bewußtlosigkeit kommen hochgespannte langsame Frequenzen dazu. Die zunehmende Narkosetiefe prägt sich in dieser Synchronisation aus. Der Anteil aufgesetzter schneller Wellen wird fortlaufend geringer. Die langsamen Anteile des EEG werden bei Überdosierungen durch zunehmende cerebrale Depression zunächst flacher und gehen dann in Burst-Suppression-Phasen und schließlich in langanhaltende isoelektrische Strecken über. Bei schneller Injektion werden unmittelbar sehr tiefe Narkosestadien erreicht, die mit der Umverteilung der Substanz rasch wieder verlassen werden. Für das Ausklingen der Barbituratwirkung im EEG ist die Abbaugeschwindigkeit maßgebend. Die EEG-Stadien der Narkose werden hierbei wieder in umgekehrter Reihenfolge durchlaufen. Nach Rückbildung der barbituratinduzierten EEG-Veränderungen zur dominanten Ausgangsfrequenz bleiben zusätzlich schnelle Wellen als Zeichen eines gewissen Barbituratüberhangs postnarkotisch beim wachen Patienten Stunden bis Tage bestehen.

Gesamtwertung der EEG-Befunde unter Barbituraten

Bei fortlaufender elektroenzephalographischer EEG-Registrierung der Barbituratwirkungen fluktuieren die für die Narkosestadien charakteristischen Befunde rasch zwischen den Zeichen leichter Anästhesie und denen der Überdosierung. Das EEG zeigt dabei die aktuelle Narkosetiefe exakt an; es ist der klinischen Beobachtung durch den Anästhesisten überlegen. Da reduzierter Allgemeinzustand, höheres Alter oder erhebliche organische Begleiterkrankungen – selbst bei milder gewichtsbezogener Barbituratdosierung – Überdosierungserscheinungen auslösen können, sind gerade unter solchen Umständen vorübergehende Stadien zu tiefer cerebraler Depression nur unter EEG-Kontrolle feststellbar. Zur generellen Einstellung und Einhaltung einer gewünschten und erforderlichen Narkosetiefe bei Barbiturat-Kombinationsanästhesien stellt die fortlaufende Registrierung der elektroenzephalographischen Parameter – insbesondere bei „Problemnarkosen" – eine wesentliche Überwachungshilfe dar.

Barbituratfreie Narkosemittel

Etomidat (Hypnomidate)

Pharmakologische Wirkungsweise und klinische Anwendung. Etomidat ist ein reines Hypnotikum ohne analgetische Eigenschaften. 1972 in die Klinik eingeführt [15], eignet es sich zur Narkoseeinleitung und zur Narkoseführung bei schmerzarmen Kurzeingriffen. Die nach 20 Sekunden einsetzende selektive Wirkung an der Hirnrinde ohne Dämpfung subcortikaler Strukturen bedingt neben der fehlenden Analgesie gelegentliche klinische Zeichen erhöhter Eigenaktivität aus tieferen Hirnabschnitten mit unerwünschten motorischen Zeichen im Sinne von Myoklonien [57]. Die empfohlene Einleitungsdosierung beträgt 0,15–0,3 mg/kg KG. Der hydrolytische Abbau der Substanz erfolgt rasch durch Leberesterasen; Metaboliten werden über die Nieren ausgeschieden. Herz und Kreislauf werden durch Etomidat kaum beeinflußt, Gehirndurchblutung und intrakranieller Druck herabgesetzt (NEMES et al. 1979).

EEG-Befunde

Eigene Befunde (32 Pat.; 20–80 J.; Dosierung 0,3 bzw. 0,6 mg/kg KG Hypnomidate i.v. je 16 Pat.); (Tabelle 4 und 5, Abb. 3):

Etomidat verändert die EEG-Hintergrundaktivität im Sinne einer Aktivierung aller Frequenzbänder. Dominant ist in den ersten vier Minuten nach Injektion der Delta/Theta-Bereich; zwischen der vierten und achten Minute ist bei weiterhin unregelmäßigem Frequenzbild die Alpha-Ausgangsdominanz wieder vorhanden. Bei Dosierungsverdoppelung halten die – einer tieferen Bewußtseinsausschaltung entsprechenden – EEG-Zeichen (Delta/Theta-Dominanz) länger an und sind stärker ausgeprägt. Beta-Anteile fehlen. Burst-Suppression-Phasen als Zeichen der Überdosierung treten nur nach Gabe von 0,6 mg/kg KG in 25% – hauptsächlich bei geriatrischen Patienten – auf.

Berichte der Literatur: Die EEG-Veränderungen nach intravenöser Gabe von 0,3 mg/kg KG Etomidat werden als „barbituratähnlich" beschrieben [41]. Wie in der Induktionsphase unter Barbituraten treten zunächst – als Zeichen vorübergehender Anregung der neuronalen cortikalen Aktivität – diffuse, irreguläre schnelle Wellen auf, die nach einigen Sekunden in gemischte Aktivität von 3–5 Hz und aufgesetzte 13–32 Hz – als Äquivalent der leichten Narkose – übergehen. Mittlere Anästhesiestadien sind auch unter Etomidat durch höhere langsame Wellen bei nachlassender schneller Tätigkeit gekennzeichnet. Unter tiefer Anästhesie dominieren zunächst hohe langsame Frequenzen. Sie flachen allmählich ab und gehen bei individueller Überdosierung in Burst-Suppression-Phasen über. Beim Wiedererwachen werden wie gewöhnlich die entsprechenden Narkosestadien rückläufig passiert, wobei unterlagerte langsame Wellen über der hinteren

Tabelle 4. Veränderungen der EEG-Hintergrundaktivität nach intravenöser Etomidat-Gabe (n = 16).
Überwachungszeitraum 8 Minuten.

Frequenz-bereich	EEG-Leistungsänderung nach Medikamentengabe	Zahl des Auftretens in Prozent	Stärke der Veränderung	Etomidat-Dosierung
Alpha	↑ a. 1.–4.' b. 1.–8.' c. 4.–8.'	a. 84 b. 9 c. 84	10– 50 µV	
Beta	↑ 4.–8.'	84	10– 30 µV	
Delta	↑ a. 1.–4.' b. 1.–8.'	a. 84 b. 9	50–100 µV	0,3 mg/kg KG
Theta	↑ a. 1.–4.' b. 1.–8.'	a. 84 b. 9		
Burst-Supp.-Phasen	∅	∅	∅	
unregelmäßig = Delta, Theta/ Alpha/Beta	über den gesamten Beobachtungszeitraum	6,06	10–100 µV	

Tabelle 5. Veränderungen der EEG-Hintergrundaktivität nach intravenöser Etomidat-Gabe (n = 16).
Überwachungszeitraum 8 Minuten.

Frequenz-bereich	EEG-Leistungsänderung nach Medikamentengabe	Zahl des Auftretens in Prozent	Stärke der Veränderung	Etomidat-Dosierung
Alpha	↑ a. 1.–5.' b. –8'	a. 81 b. 19	10– 50 µV	
Beta	∅	∅	∅	
Delta	↑ a. 1.–5.' b. –8'	a. 81 b. 19	50–100 µV	0,6 mg/kg KG
Theta	↑ a. 1.–5.' b. –8'	a. 81 b. 19		
Burst-Supp.-Phasen	+	25 →13 →37	<50 J. >70 J.	
unregelmäßig = Delta/Theta/ Alpha/Beta	↑ ab der 4.–5. Min.	100	10–100 µV	

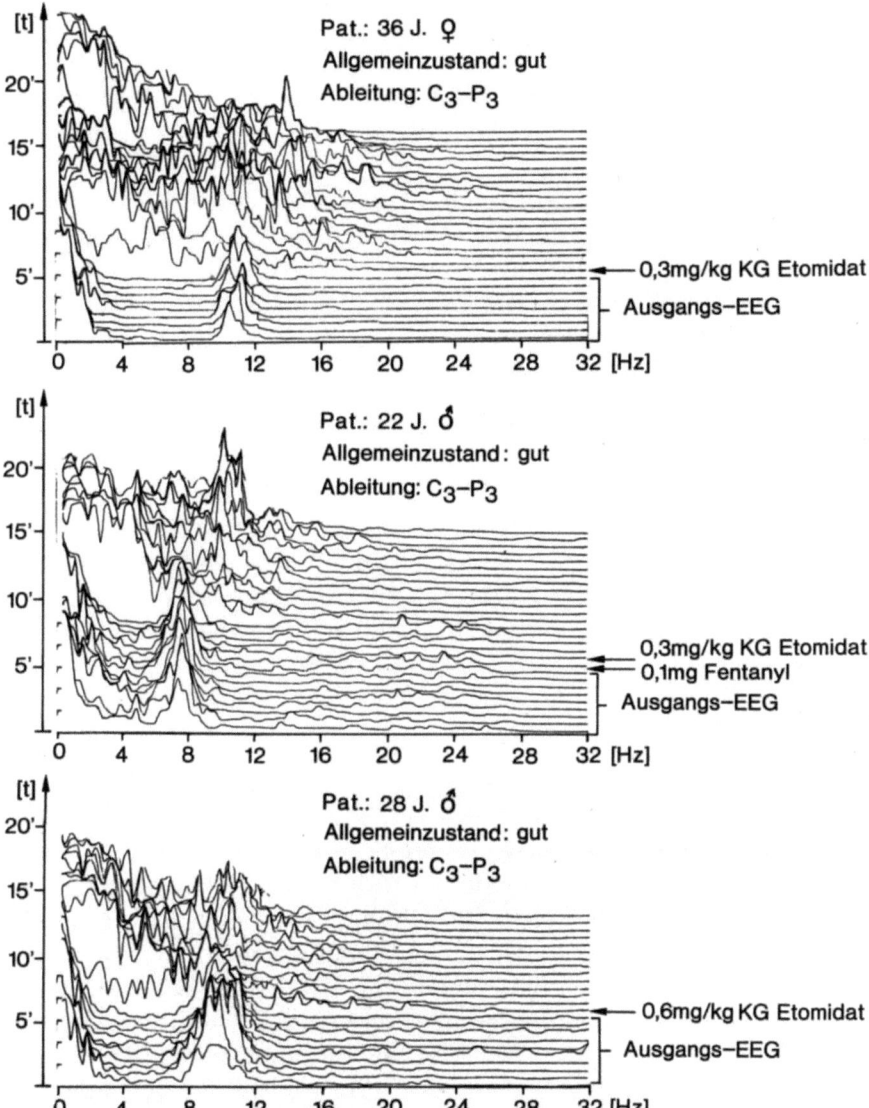

Abb. 3. Vergleich der EEG-Veränderungen nach verschiedenen intravenösen Etomidat-Dosierungen (Pat. < 50 J.). Alle drei EEG-Bilder zeigen barbituratähnliche EEG-Veränderungen, die die Etomidat-Injektion verursacht: Auflösung der Ausgangsaktivität zugunsten hochgespannter Delta/Theta-Wellen mit Beteiligung des Beta-Bandes bei 0,3 mg/kg KG-Dosierung. Der Zusatz von Fentanyl bewirkt eine geringere Beta-Aktivierung. Nach zehn Minuten sind jeweils Normalisierungstendenzen mit Reaktivierung der Ausgangssituation erkennbar.
Ableitungsbedingungen: ZK: 0,3 s; Filter: 70 Hz; Eichung: 50 µV = 7 mm; Fast-Fourier-Transformation in 30 s-Epochen

Schädelgrube als Besonderheit in ausklingenden Stadien noch nachweisbar sind [14]. Die postanästhetische Phase soll durch starke Vigilanzschwankungen gekennzeichnet sein. Individuelle Varianten im Verlauf der typischen EEG-Veränderungen sind unter geringen Dosierungen größer.

Klinische Beurteilung. Die durch Etomidat hervorgerufene Bewußtseinsausschaltung hält gewöhnlich ca. 8 Minuten an. Manipulationen am Patienten sind jedoch nur während des Vorhandenseins der Delta/Theta-Dominanz durchführbar. Das Auftreten von Myoklonien wird unter höherer Dosierung häufiger beobachtet (25% im Gegensatz zu 10%), wobei besonders junge Patienten diese Nebenwirkung zeigen (18,7% < 50 J., 6,3% > 70 J.).

Wertung der EEG-Veränderungen in Korrelation zu klinischen Befunden. Aus Berichten der Literatur und eigenen Befunden geht hervor, daß Etomidat sich unter die Narkosesubstanzen einreihen läßt, deren narkotische Wirkung und aktuelle Narkosetiefe aus den elektroenzephalographischen Veränderungen ablesbar ist. Je nach individueller Dosierung können – wie unter Barbituraten – die Narkosestadien 0–4 auftreten. Da die klinische Wirkung kurzfristig ist, verlaufen die Übergänge zwischen den Frequenzdominanzen rasch.

Ketamin (Ketanest)

Pharmakologische Wirkungsweise und klinische Anwendung. Das sowohl intravenös als auch intramuskulär applizierbare Ketamin, von CHEN [8] gefunden, wurde 1964 von CORSSEN [9, 10, 11] in die Klinik eingeführt. Es bewährt sich in allen Altersgruppen – infolge seiner anästhetischen und analgetischen Eigenschaften – bei kurzen diagnostischen oder therapeutischen Eingriffen und zur Narkoseeinleitung. Die therapeutische Breite für Ketanest ist groß. Dosierungsgrenzen werden für die intravenöse Verabreichung mit 1,0–4,5 mg/kg KG, für die intramuskuläre Anwendung mit 6,5–13,0 mg/kg KG angegeben; die Wirkung tritt 30 Sekunden bis zwei Minuten bzw. zwei bis sieben Minuten nach Injektion ein. Die hypnotisch-analgetische (dissoziierte Anästhesie) Wirkungsdauer der telendiencephal wirksamen Substanz liegt bei zehn bis 15 Minuten; der analgetische Effekt hält 20–35 Minuten länger an. Die Amnesiedauer beträgt 60 Minuten. Als Nebeneffekt werden – speziell von jüngeren Erwachsenen – Traumbilder berichtet [19, 31, 34, 35]. Eine schnelle Verteilung über das Plasma in die Körpergewebe führt zu Plasma- und Gewebespitzenwerten der Substanz nach drei bis fünf Minuten, die durch rasche Metabolisierung ständig abfallen. Ein bis zwei Stunden nach Verabreichung zeigt ein zweiter Serumspitzenwert eine mögliche Rückkehr der Substanz aus den Geweben an. Die Halbwertzeit im Serum liegt bei 15–20 Minuten, die biologische Halbwertzeit bei vier Stunden. 70% der metabolisierten Substanz werden innerhalb von 24 Stunden, 83–96% innerhalb von fünf Tagen im Urin ausgeschieden. Die von anderen Anästhetika abweichende Wirkungsweise des Ketamin betrifft auch das Stoffwechsel- und Kreislaufverhalten sowie die cerebralen Funktionsveränderungen. Die stimulierende Wirkung auf den Gesamtstoffwechsel und die Kreislauffunktionen, meßbar an einer Steigerung von O_2-Aufnahme und O_2-Verbrauch sowie von Blutdruck und Puls, werden als zentralbedingt angesehen. Sie führen einerseits zu stabilen oder erhöhten peripheren Kreislaufwerten, andererseits ergeben sich daraus Kontraindikationen bei schweren Hypertonien und bei coronaren Risikopatienten. Die gesteigerte Stoffwechsellage kann außerdem unter Schockbedingungen eine weitere Zunahme der Sauerstoffschuld, bei Kreislaufstillstand eine verminderte Ischämietoleranz der betroffenen Organsysteme verursachen. Ketamin führt nach geringer und kurzzeitiger Abnahme zu erheblichem Anstieg der cerebralen Durchblutung mit Erhöhung des intrakraniellen Druckes. Der cerebrale Sauerstoffverbrauch ist (10–16%) erhöht. EEG-Veränderungen sind 120 Minuten lang nachweisbar ([25]; NEMES et al. 1979).

EEG-Befunde

Eigene Befunde (89 Pat., 20–80 J.; Dosierung 1 mg/kg KG (n = 17); 2 mg/kg KG (n = 55); 3 mg/kg KG (n = 17) Ketanest i. v.); (Tabelle 6; Abb. 4):

Nach intravenöser Ketamin-Gabe von 1–3 mg/kg KG sind typische Veränderungen im EEG zu beobachten, die sich innerhalb von zwei Minuten ausprägen und im Beobachtungszeitraum von 15 Minuten anhalten. Charakteristisch ist das Verschwinden der Grundaktivität mit gleichzeitigem Auftreten von Frequenzen um 4–7 Hz mit Spannungen von 40–90 µV. Vorbestehende zusätzliche Aktivitäten werden reduziert. Bei einem Teil der Patienten, speziell in höherem Alter und bei niedriger Dosierung, tritt die EEG-Veränderung erst etwas später (2 Minuten nach Injektion) ein. Häufig wird gleichzeitig zeitlich begrenztes oder anhaltendes Auftreten von hohen Beta-Wellen (28–32 Hz) registriert. Gelegentlich läßt sich auch die Rück-

Tabelle 6. Veränderungen der EEG-Hintergrundaktivität nach intravenöser Gabe verschiedener Ketamin-Dosierungen bei Patienten mit Alpha-Ausgangs-EEG

EEG	Dosierung			
	1 mg/kg KG Ketamin (n = 17)	2 mg/kg KG Ketamin (n = 55)	3 mg/kg KG Ketamin (n = 17)	unabhängig von der Ketamindosierung (n = 89)
Alpha	↓ 87%	↓ 78%	↓ 77%	↓ 77%
Beta	↑ 77%	↑ 60%	↑ 65%	↑ 64%
Delta	↑ 12%	↑ 16%	↑ 29%	↑ 18%
Theta	↑ 100%	↑ 96%	↑ 88%	↑ 96%

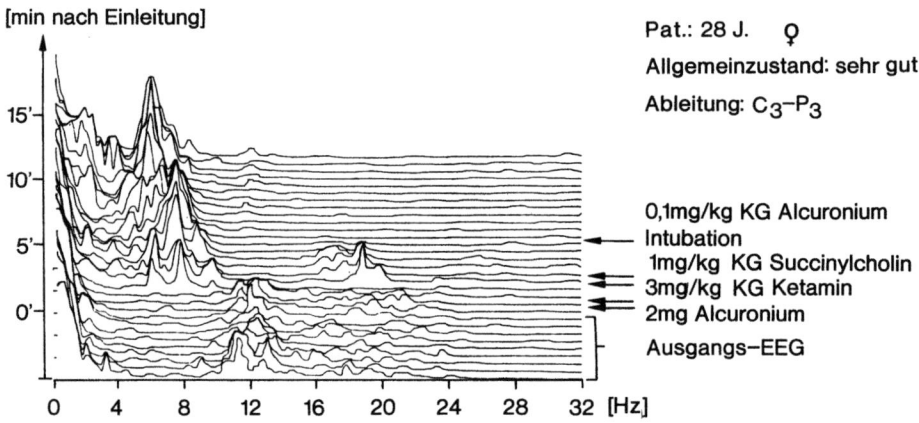

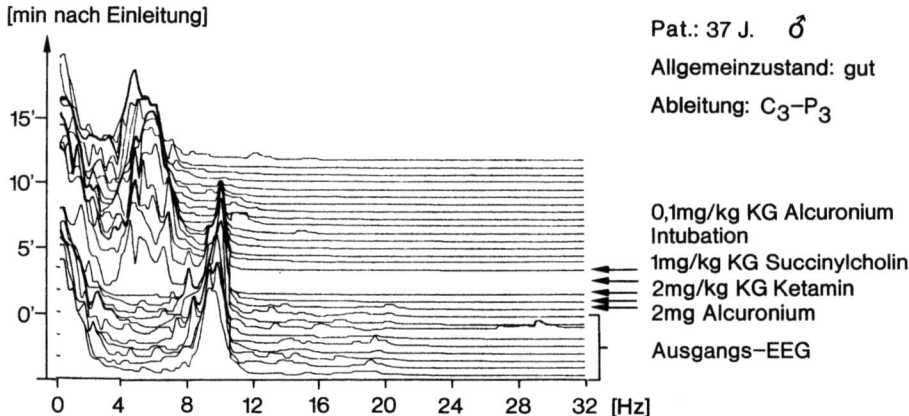

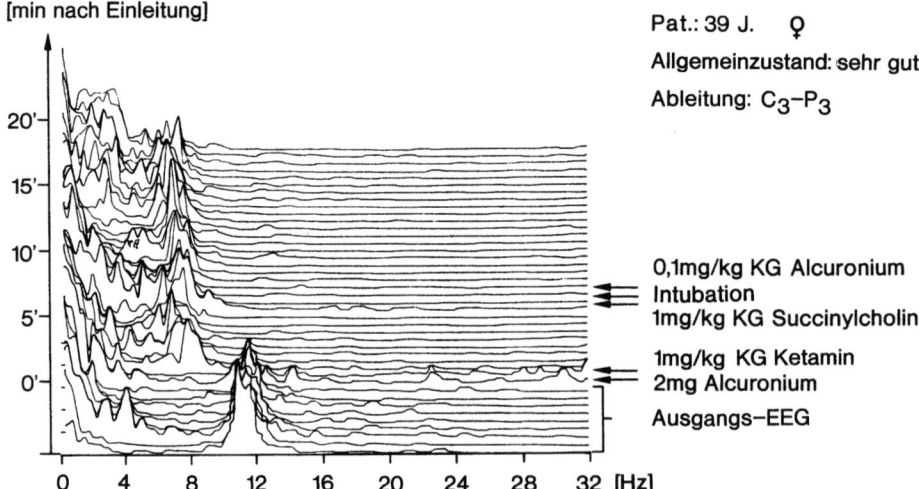

Abb. 4. Typische EEG-Veränderungen bei verschiedenen Ketamin-Dosierungen. In allen drei Beispielen zeigt sich der Übergang von einem Alpha-Ausgangs-EEG zu einem ketamintypischen konstanten 6 Hz (=Theta) EEG.
Ableitungsbedingungen: ZK: 0,3 s; Filter: 70 Hz; Eichung 50 µV = 7 mm; Fast-Fourier-Transformation in 30 s-Epochen

kehr der in den niedrigen Beta-Bereich (12–15 Hz) verschobenen Grundaktivität während des Testzeitraumes beobachten.

Berichte der Literatur: Die von anderen Gruppen [12, 40, 56] untersuchten EEG-Veränderungen unter intravenöser Ketamin-Gabe zeigen ebenfalls die im Vergleich zu anderen Narkosearten speziellen Besonderheiten der cerebralen Wirkungsweise. Charakteristisch ist im Stadium der Narkose eine regelmäßige Theta-Tätigkeit von 4–6 Hz mit Amplituden von 50 µV, die bilateral über der gesamten Konvexität abgeleitet werden kann und in einem Zeitraum von 20 bis 40 Minuten niedriger und rascher wird. Sie bleibt unbeeinflußt von psychosensoriellen Reizen. Daneben treten gelegentlich in regelmäßigen Abständen schnelle Wellenkomplexe und Frequenzen von 30–40 Hz auf. Sie werden von SCHWARTZ et al. [56] als zweites Charakteristikum der Ketamin-Anästhesie angesehen. Das gesamte Erscheinungsbild wird im folgenden postnarkotischen Stadium durch langanhaltende niedrige Grundaktivitäten mit spät einsetzender Alpha-Reaktion abgelöst. In diesen Zeitraum fallen die für die Klinik bedeutsamen typischen Traumbilder. Äußerlich sichtbare Reaktionen auf psychosensorielle Reize bleiben vermindert. Die Befunde werden folgendermaßen interpretiert: Im Stadium der chirurgischen Anästhesie ist die kortikale Tätigkeit stark eingeschränkt (mit geringerer Beeinträchtigung der rhinencephalen Strukturen). Das Fehlen von kortikalen hemmenden Einflüssen läßt die Eigenaktivität subkortikaler Bereiche ansteigen. Dazu kommt eine Blockade der Übertragung peripherer Afferenzen am Ursprungsort der telencephalen Projektionssysteme oder in der Peripherie. Auch im postnarkotischen Stadium sind die kortikalen Leistungen noch reduziert. Die weniger beeinträchtigte Tätigkeit der rhinencephalen Bereiche ist für die spontanmotorischen Äußerungen und für das intrapsychische Geschehen verantwortlich [40].

Klinische Beurteilung. Bezogen auf die Tiefe der Bewußtseinsausschaltung unter Ketamin steigt mit zunehmender Dosierung der Prozentsatz sehr guter Wirkungen von 23,5% (1 mg/kg KG) auf 70,6% (3 mg/kg KG). Eine flache, aber ausreichende Narkosetiefe wird jedoch auch mit niedrigen Dosierungen erreicht. Eine unzureichende Narkose liegt unter 1–2 mg/kg KG bei 29,4 bzw. 34% vor, unter 3 mg/kg KG bei 11,8%. Innerhalb des Meßzeitraumes von 15 Minuten nach Ketamin-Gabe kann ein Wechsel in der Narkosetiefe eintreten, der unter niedriger Dosierung schneller erfolgt. Entsprechend liegt auch der Prozentsatz der Patienten mit unzureichender Narkosetiefe am Ende der Messung hierbei mit 41,2% höher als mit 11,8% unter 3 mg/kg KG. Gute und ausreichende Narkosetiefe sind am Ende der Messung unter 1 mg/kg KG in 58,8%, unter 2 mg/kg KG in 61%, unter 3 mg/kg KG in 88,4% vorhanden. Ketamin führt bei allen Dosierungen zu einer Blutdruck- und Pulsfrequenzerhöhung im gesamten Meßzeitraum von 15 Minuten mit Spitzenwerten von 67% (Blutdruck) und 45% (Pulsfrequenz) über den Ausgangswerten.

Wertung der EEG-Veränderungen in Korrelation zu klinischen Befunden. Die Ketamin-induzierten EEG-Veränderungen, die 1969 schon beobachtet und auch während des Ausklingens der Narkose und im weiteren postnarkotischen Verlauf beschrieben wurden [12, 38], zeigen bei optimaler anästhesiologischer Wirkung ein Verschwinden der Grundaktivität und aller vorhandener zusätzlicher Frequenzen sowie einen charakteristischen Leistungsaufbau im Theta-Bereich zwischen 4 und 6 Hz. Das ebenfalls 1969 bereits beobachtete gelegentliche Auftreten von Frequenzen im schnellen Beta-Bereich (20–32 Hz) wird auch im eigenen Krankengut bei einem Teil der Patienten beobachtet. Hier kann es jedoch leichteren Narkosestadien zugeordnet werden. Aus Erscheinungsbild und Verlauf der EEG-Veränderungen läßt sich somit unter Ketamin-Anwendung der Grad der Bewußtseinsausschaltung bestimmen.

Propanidid (Epontol)

Pharmakologische Wirkungsweise und klinische Anwendung. Propanidid ist ein stark analgetisch wirksames Kurznarkotikum. Bei einer Dosierung von 5–7 mg/kg KG tritt die Wirkung – gleichzeitig mit starker Hyperventilation – innerhalb von 30 Sekunden ein und klingt bei einer Halbwertzeit von sieben Minuten rasch wieder ab. Die Substanz wird durch Plasmacholinesterasen hydrolytisch zu hypnotisch unwirksamen Metaboliten gespalten und innerhalb von zwei Stunden aus dem Körper eliminiert. Bei fehlender Organtoxizität wäre Propanidid als Kurznarkotikum für ambulante Eingriffe ideal, wenn nicht sowohl die starke Kreislaufbeeinflussung als auch die substanzbedingte Histaminfreisetzung mit tödlichen Zwischenfällen zur weitgehenden Vermeidung ihrer Anwendung geführt hätten. Propanidid führt zu einer nicht ganz zehn Minuten andauernden Herabsetzung von Hirndurchblutung und Liquordruck ([53], NEMES et al. 1979).

EEG-Befunde

Eigene Befunde: Aufgrund der möglichen Patientengefährdung durch Propanidid wurde auf eigene Untersuchungen verzichtet.

Berichte der Literatur: Unter langsamer Injektion der Substanz wird zunächst der Alpha-Rhythmus des Ausgangs-EEG dysorganisiert; es treten schnelle Aktivitäten und Schlafspindeln auf, dann verschwinden die schnellen Frequenzen zugunsten von langsamen Delta/Theta-Wellen [17, 58]. Die Dominanz langsamer Wellen geht parallel zu einer Senkung des cerebralen Sauerstoffverbrauchs und der cerebralen Durchblutung von ca. 20–25% [63]. Die EEG-Veränderungen normalisieren sich innerhalb von 20 Minuten (NEMES et al. 1979).

Klinische Beurteilung. Propanidid ist ein außerordentlich gut wirksames Medikament für operative Kurzeingriffe. Schwere Komplikationsmöglichkeiten verbieten zur Zeit die klinische Anwendung. Nach dem Erwachen wird nach einer Phase leichter Euphorie im Laufe von zwei Stunden die volle Orientierung wieder erreicht.

Wertung der EEG-Veränderungen in Korrelation zu klinischen Befunden. Auch unter Propanididnarkose verlaufen EEG-Veränderungen ähnlich wie unter Barbituratzufuhr. Offensichtlich sind postanästhetische Nachwirkungen der Substanz – wie sie für Barbiturate in Form von Stunden bis Tage anhaltendem vermehrtem Auftreten von Beta-Frequenzen nachweisbar sind – nicht vorhanden.

Althesin (Alfatesin, Althesin)

Pharmakologische Wirkungsweise und klinische Anwendung. Althesin ist ein reines Hypnotikum mit großer therapeutischer Breite. Die empfohlene intravenöse Dosierung beträgt 0,05 ml/kg KG. Bewußtlosigkeit für eine Zeitdauer von 7 bis 11 Minuten tritt innerhalb von 30 Sekunden gleichzeitig mit einer Apnoe ein. Der Abbau der Substanz erfolgt durch hydrolytische Spaltung in der Leber, die Ausscheidung der Metaboliten hauptsächlich in Faeces und im Urin. Nach drei Stunden sind in der Regel keine Abbauprodukte mehr nachweisbar. Mäßige Kreislaufwirkungen und die Möglichkeit anaphylaktischer Reaktionen müssen bei der Anwendung berücksichtigt werden. Bei vorübergehender cerebraler Stoffwechselsenkung von ca. 40% werden Gehirndurchblutung und intrakranieller Druck gleichzeitig gesenkt. EEG-Veränderungen sind nach 20 Minuten abgeklungen ([13], NEMES et al. 1979).

EEG-Befunde
Eigene Befunde: Aufgrund möglicher anaphylaktischer Reaktionen wurde auch hier auf eigene Untersuchungen verzichtet.

Berichte der Literatur: Unter fortlaufender Narkosevertiefung durch Dosiserhöhung werden zunächst Beta-Frequenzen zwischen 10 und 24 Hz mit Spannungen von 20–60 µV aktiviert. Dieser Beta-Rhythmus geht dann in einen Alpha-Rhythmus (8–12 Hz) von 60–100 µV über, wobei aufgesetzte schnelle und niedrige Beta-Restaktivität erhalten bleibt. Es folgt ein Stadium mit vorübergehender 4–5 Hz Aktivierung, welches bei weiterer Narkosevertiefung in Burst-Suppression-Phasen übergeht. Trotz Überdosierung lösen auch in dieser Phase Schmerzreize noch Muskelbewegungen aus [3]. Unter einmaliger gewichtsbezogener Substanzzufuhr treten bei bestehen bleibender Alpha-Aktivität 15–20 Minuten lang Theta-Wellen hoher Amplitude auf, die danach wieder zu reinen Wachmustern führen [59].

Klinische Beurteilung. Althesin wird in geringem Umfang zur Narkoseeinleitung für Langzeiteingriffe benutzt. Die fehlende analgetische Wirkung sowie störende Muskelbewegungen – selbst unter tiefer Hypnose – verbieten die Anwendung für Kurzzeiteingriffe.

Wertung der EEG-Veränderungen in Korrelation zu klinischen Befunden. Althesin wie auch das nicht mehr benutzte Steroid Hydroxydion produzieren in Abhängigkeit der aktuellen hypnotischen Wirksamkeit gleichartige EEG-Veränderungen wie die Barbiturate [37, 60]. Mithin sind auch bei diesen Medikamenten die Narkosestadien aus dem EEG zu erkennen.

Gesamtwertung der EEG-Befunde unter Zufuhr von barbituratfreien Substanzen

Mit Ausnahme von Ketamin rufen barbituratfreie Substanzen während der Narkoseinduktion und während ihrer hypnonarkotischen Wirkphase barbituratähnliche EEG-Veränderungen hervor. Während der Substanzanflutung werden Beta-Wellen aktiviert, die bei Narkosevertiefung in hohe langsame Wellen und unter Überdosierung in Burst-Suppression-Phänomene übergehen. In leichteren Narkosestadien bleiben häufig Reste der Alpha-Grundaktivität bestehen. Offenbar sind postnarkotische EEG-Veränderungen entsprechend der Metabolisierungsart und -rate wesentlich kürzer anhaltend als unter Barbituraten. Ketamin führt während seiner Wirkphase zu regelmäßiger Theta-Aktivität – unter Verlust der vorbestehenden Frequenzen des Alpha-Bandes – mit gelegentlich aufgesetzten sehr schnellen Beta-Wellen; beides wird als typisch für die Substanzwirkung angesehen.

Kombinationsnarkosen

Neuroleptanalgesie = NLA (Fentanyl und Droperidol)

Pharmakologische Wirkungsweise und klinische Anwendung. Mit der klinischen Einführung der Neuroleptanalgesie durch DE CASTRO und MUNDELEER 1959 [6, 7] wurde ein von vorherigen intravenösen Narkoseformen abweichendes Anästhesieverfahren in die Praxis umgesetzt. Die Methode beruht auf der Überlegung, durch die Kombination eines gut steuerbaren, stark wirksamen Analgetikum mit einer zentralnervös-vegetativ dämpfenden Substanz Operationsschmerzen gezielter und damit für den Gesamtorganismus sinnvoller zu unterdrücken als durch Bewußtseinsausschaltung und Depression aller zentralnervösen Funktionen in Allgemeinnarkose. Geeignete Substanzen zur Durchführung der NLA wurden von JANSSEN entwickelt [28] und laufend verbessert.

Heute wird als Analgetikum das Pethidinderivat Fentanyl mit etwa 100fach höherer analgetischer Wirkung gegenüber Morphin und als

Neuroleptikum das Butyrophenonderivat Dehydrobenzperidol (Droperidol = DHB) verwendet. Bei der klassischen Anwendung resultiert – bei Ansprechbarkeit des Patienten – ein Zustand der psychischen Indifferenz („Mineralisation" = Versteinerung) mit Analgesie. Variationen der NLA ([24, 27, 42, 50]; HENSCHEL 1966, 1967, 1970) zählen heute zu den anästhesiologischen Standardverfahren. Die reine Neuroleptanalgesie, die sich bei Verwendung von Muskelrelaxantien und künstlicher Beatmung nur auf die beiden erwähnten Substanzen stützt, ist weitgehend abgelöst durch Kombinationsverfahren mit Barbituratinduktion sowie Benutzung von Lachgas und anderen Inhalationsnarkotika als Hilfsmittel zur Bewußtseinsausschaltung und Ergänzung bzw. Verstärkung der neuroleptisch-analgetischen Wirkung. Fentanyl bewirkt wie alle Opiate als hochpotentes Analgetikum eine Atemdepression. Bei schnellem Wirkungseintritt wird der Peak seiner Wirkung mit 20–30 Minuten, seine Halbwertzeit mit ein bis zwei Stunden angegeben. Bei wiederholten Gaben – wie sie in der Anästhesie durchgeführt werden – kumuliert die Substanz. Fentanyl wird weitgehend metabolisiert und ist nach vier Tagen zu 67% durch die Nieren ausgeschieden. Unerwünschte Überhänge sind durch Opiatantagonisten (z.B. Naloxon) therapeutisch beeinflußbar [51]. Droperidol bewirkt neben Neurolepsie eine alpha-Rezeptoren-Blockade mit Gefäßerweiterung und unter Umständen eine Katalepsie. Die Metabolisierung erfolgt in der Leber, die Ausscheidung über die Nieren. Bei einer Halbwertzeit von 2,2 Stunden sind auch unter geringer Dosierung (5 mg) psychomotorische Nachwirkungen etwa zehn Stunden lang nachweisbar ([32], DELAY 1959). Unter anästhesiologisch gebräuchlicher Medikation senkt die NLA cerebralen Stoffwechsel und Durchblutung sowie den intrakraniellen Druck [1, 26, 33]. Die Vorteile der NLA werden in der geringen Organtoxität der verwendeten Mittel, der – nach Volumenausgleich des gefäßerweiternden DHB-Effektes – relativ stabilen Kreislaufsituation und dem schmerzarmen postoperativen Erwachen gesehen.

EEG-Befunde

Eigene Befunde (45 Pat.; 20–80 J.; Dosierung: 0,25 mg/kg KG DHB, 0,01 mg/kg KG Fentanyl, 1 mg/kg KG Succinylcholin zur Intubation, N_2O/O_2 3:1; Volumenzufuhr: 250 ml kristalloide Lösung, 500 ml kolloide Lösung); (Tabelle 7, Abb. 5):

Bei einer Beobachtungsdauer von 25 Minuten zeigen sich während der Einleitung der Neuroleptanalgesie gewöhnlich folgende Veränderungen: Die Alpha-Grundaktivität wird zunächst unterdrückt, um bei 60% der Patienten nach fünf bis zehn Minuten betont wieder aufzutreten. Durch Prämedikation bedingte, bei über der Hälfte der Patienten vorhandene Beta-Frequenzen werden ebenfalls unterdrückt. Hohe Delta/Theta-Wellen bei 80% der Patienten bleiben während der gesamten Einleitungsphase bestehen und bestimmen das elektroenzephalographische Bild.

Tabelle 7. EEG-Verhalten während der Einleitung einer Neuroleptanalgesie

Frequenzbereich	EEG-Leistungsänderung nach Medikamentengabe	Zahl des Auftretens in Prozent	Stärke der Veränderung	NLA-Medikamentendosierung
Alpha	↓ a. wird zeitweise oder dauernd unterdrückt	a. 82	40–50 µV	DHB 0,25 mg/kg KG
	↑ b. tritt nach 5–10' wieder auf	b. 60		Fentanyl 0,01 mg/kg KG
	= c. keine	c. 11		
Beta	Veränderungen nur bei vorbestehenden Beta-Anteilen (in 51,1% der Fälle)			Succinylcholin 1 mg/kg KG zur IT
	↓ a. wird zeitweise oder dauernd unterdrückt	a. 65		N_2O/O_2 3:1
	↑ b. tritt wieder auf oder wird verstärkt	b. 70	20–30 µV	n = 45
	= c. keine	c. 9		
Delta	↑ a. Aktivitätssteigerung	a. 82	⎱ 100–200 µV	
	(↑) b. kurzfristiges Auftr.	b. 7	⎰	
Theta	↑ a. Aktivitätssteigerung	a. 80		
	(↑) b. kurzfristiges Auftr.	b. 11		
Niederspannungs-EEG	+	4	10 µV	

Intravenöse Narkotika

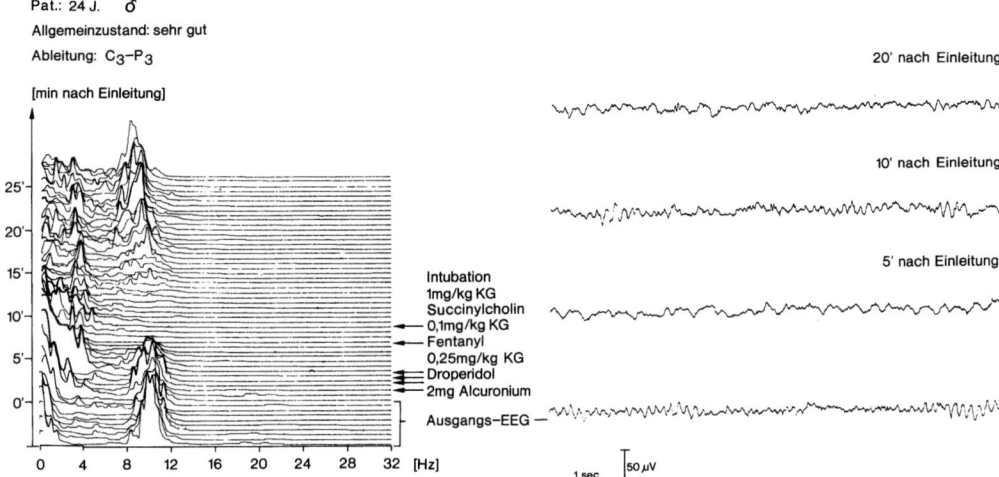

Abb. 5. EEG-Verhalten bei Einleitung einer klassischen Neuroleptanalgesie. Das Ausgangs-Alpha-EEG wird zugunsten einer hohen 0,5-Hz-Aktivität für ca. 8 Minuten abgebaut (=narkotische Phase der NLA). Danach zeigen sich neben der langsamen Aktivität wieder hochgespannte Alpha-Wellen mit verlangsamter dominanter Frequenz (=analgetische Phase der NLA).
Ableitungsbedingungen: ZK: 0,3 s; Filter: 70 Hz; Eichung: 50 µV = 7 mm; Papiergeschwindigkeit: 30 mm/s; Fast-Fourier-Transformation in 30 s-Epochen

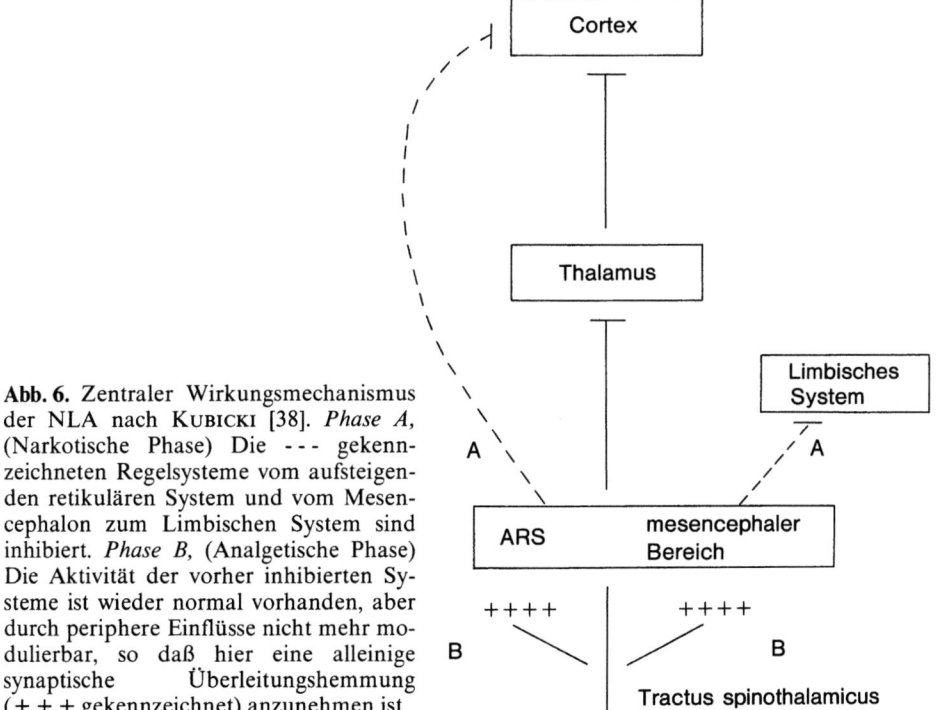

Abb. 6. Zentraler Wirkungsmechanismus der NLA nach KUBICKI [38]. *Phase A,* (Narkotische Phase) Die --- gekennzeichneten Regelsysteme vom aufsteigenden retikulären System und vom Mesencephalon zum Limbischen System sind inhibiert. *Phase B,* (Analgetische Phase) Die Aktivität der vorher inhibierten Systeme ist wieder normal vorhanden, aber durch periphere Einflüsse nicht mehr modulierbar, so daß hier eine alleinige synaptische Überleitungshemmung (+ + + gekennzeichnet) anzunehmen ist

Berichte der Literatur: Die von denen anderer gebräuchlicher Narkoseverfahren abweichenden elektroenzephalographischen Veränderungen unter NLA wurden schon kurz nach klinischer Einführung von DE CASTRO und MUNDELEER beobachtet [7] und in der Folgezeit von anderen Untersuchergruppen bestätigt [5, 47, 48, 49]. Besonders ausgiebige Befunde liegen von KUBICKI et al. vor [36, 38, 39]. Während unter Einleitung und Vertiefung einer Allgemeinnarkose durch kontinuierlich fortschreitende generelle cerebrale Dämpfung eine reversible Desintegration zwischen aufsteigendem retikulärem System (ARS) und Hirnrinde stattfindet, die ihr Äquivalent sowohl in den enzephalographisch nachweisbaren Narkosestadien als auch in den entsprechenden klinischen Zeichen der Narkosetiefe hat, ist unter NLA – nach nur kurzem narkoseähnlichem Anfangsverlauf – keine Unterbrechung zwischen ARS und Hirnrinde anzunehmen, sondern lediglich eine Abschirmung höhergelegener cerebraler Abschnitte durch mesencephale Blockierung anflutender Impulse (s. Abb. 6). Entsprechend teilt KUBICKI die NLA in eine narkotische und eine analgetische Phase ein. Bei Standarddosierung und -applikationsart der beiden neuroleptisch-analgetischen Komponenten Droperidol und Fentanyl findet zunächst eine ca. 15 Minuten anhaltende Frequenzverminderung bis in den Theta-Bereich statt, die als Nachweis der narkotischen Wirkungsphase der NLA gilt. Obgleich DHB allein appliziert nicht zu Frequenzverminderung führt, ist für die „narkotische" Komponente das Zusammenwirken beider Substanzen bzw. auch die sehr schnelle Applikation von Fentanyl allein verantwortlich. Nach 10 bis 15 Minuten stellt sich der Alpha-Rhythmus wieder ein. Er charakterisiert die funktionsfähige Verbindung ARS–Hirnrinde. Dieser Alpha-Rhythmus ist in der langanhaltenden analgetischen Wirkungsphase der NLA äußerst stabil; er kann durch auftretende periphere Reize nicht im Sinne einer „Wachbereitschaft" mit Desynchronisationseffekten beeinflußt werden. Bei Fentanyl-Repetitionsdosen zur Aufrechterhaltung der NLA werden jeweils nur geringe Alpha-Verschiebungen in den oberen Theta-Bereich und keine erneute „narkotische Phase" beobachtet. Nach Beendigung der NLA stellt sich bei Wegfall der operativen Schmerzreize erneut ein geringer Frequenzabfall ein, der bis zur vierten und sechsten postoperativen Stunde nicht aufgehoben ist. Am ersten postoperativen Tag zeigen Patienten nach NLA langsamere Frequenzen als nach Allgemeinnarkose [21, 22].

Klinische Beurteilung. Unter der angegebenen Dosierung der neuroleptisch-analgetischen Substanzen, der kurzfristigen Muskelrelaxation zur Intubation und der folgenden Beatmung mit Lachgas/Sauerstoff wird bei 33% der Patienten eine tiefe Narkose erreicht; 67% der Patienten zeigen Abwehrreaktionen während der Intubation oder während anderer Maßnahmen wie z. B. der Anlage eines zentralvenösen Katheters.

Wertung der EEG-Veränderungen in Korrelation zu klinischen Befunden. Während der Einleitungsphase einer Neuroleptanalgesie lassen sich in unserem Krankengut die klinischen Beobachtungen gut mit den EEG-Befunden korrelieren. Ein persistierendes Alpha- oder Beta-EEG zeigt eine flache bzw. zu flache Narkose an, ein reines Delta/Theta-EEG spricht für eine ausreichende Narkosetiefe. Das Wiederauftreten von Alpha/Beta-Aktivität geht mit klinischen Aufwachzeichen parallel. Gegen Ende des Beobachtungszeitraumes lösen anästhesiologisch notwendige Manipulationen häufig klinische Aufwachreaktionen mit Alpha/Beta-Aktivierung im EEG aus. Dauer und Tiefe der hier kontrollierten narkotischen Phase einer NLA sind somit aus den EEG-Befunden ablesbar.

Neuroleptanalgesie mit Induktion durch andere intravenöse Narkotika

Die relativ lange Zeitdauer der Induktion einer NLA sowie die fehlende Amnesie zum Zeitpunkt der Intubation werden von Patienten als unangenehm empfunden und lassen eine Induktion der NLA mit anderen intravenös applizierbaren Substanzen, wie sie heute weitgehend durchgeführt wird, vorteilhaft erscheinen. Dabei werden allgemein Barbiturate bevorzugt.

Neuroleptanalgesie und Barbiturate

Bei der Barbiturat-Induktion der NLA werden Barbitursäurederivate lediglich zum Einschlafen injiziert. Die Narkose wird dann als Neuroleptanalgesie mit Lachgas/Sauerstoff und Muskelrelaxantien weitergeführt. In den eigenen Untersuchungen wurden die Einleitung der NLA mit Thiopental und Methohexital geprüft und das EEG registriert.

EEG-Befunde
Eigene Befunde (45 Pat. 20–80 J., Dosierung 5 mg/kg KG Thiopental und 0,15 mg/kg KG DHB und 0,005 mg/kg KG Fentanyl. – 40 Pat. 20–80 J., Dosierung 2 mg/kg KG Methohexital und 0,15 mg/kg KG DHB und 0,005 mg/kg KG Fentanyl); (Tabelle 8 und 9, Abb. 7 und 8):

Während der Barbituratinduktion mit *Thiopental* zeigen sich nahezu regelmäßig die auf S. 103 beschriebenen typischen EEG-Veränderungen. Unregelmäßige Wellen zwischen 0,5 und 24–28 Hz mit dominanten Frequenzen im Delta/Theta-Bereich charakterisieren dabei die Barbituratwirkung. Die individuellen Unterschiede der EEG-Veränderungen sind in ihren elektrophysiologischen und klinischen Ausmaßen denen der reinen Thiopental-Applikation gleich. Kurz nach Injektion des Fentanyl werden ab-

Tabelle 8. EEG-Verhalten während Narkoseeinleitung durch barbituratinduzierte (Thiopental) Neuroleptanalgesie (n = 45)

Frequenz-bereich	Art der EEG-Leistungsänderung in der		Medikamenten-dosierung
	Barbiturat-Phase	NLA-Phase	
Alpha	typische Barbituratwirkung 100% (s. Tab. 2)	↑ 73%	Thiopental 5 mg/kg KG Succinylcholin
Beta	4,7±0,7' anhaltend, dann: abrupter Übergang in die NLA-Phase in 93,3%	↑ 27%	1 mg/kg KG Fentanyl 0,005 mg/kg KG
Delta/Theta		↑ 76% davon nur Delta/ Theta ohne Alpha 2%	DHB 0,15 mg/kg KG Beatmung mit N_2O/O_2 3:1
unregelmäßig = Alpha/Beta/Delta/Theta	nach Thiopental Übergang in ein unregelmäßiges EEG, das sich nicht von der NLA-Phase trennen läßt, in 6,7%	↑ 24%	

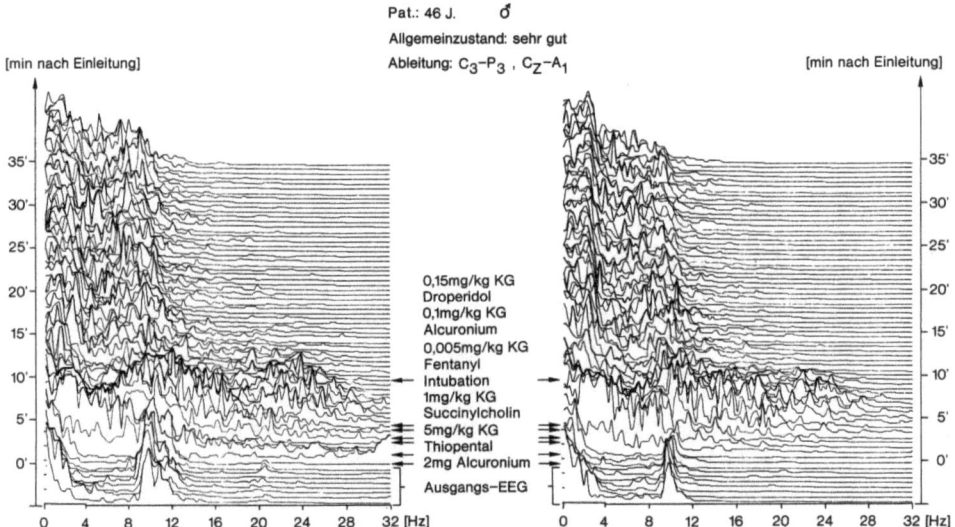

Abb. 7. Verhalten der EEG-Spektralanalyse bei thiopentalinduzierter Neuroleptanalgesie. Die typischen thiopentalbedingten EEG-Veränderungen werden durch die Fentanylinjektion abrupt in das Bild der analgetischen Phase der NLA (Delta/Theta- und Alpha-Tätigkeit) übergeleitet. Die Verlangsamung der dominanten Alpha-Frequenz sowie die Betonung der Delta/ Theta-Anteile zeigen eine ausreichende Narkosetiefe an.
Ableitungsbedingungen: ZK: 0,3 s; Filter: 70 Hz; Eichung: 50 µV = 7 mm; Fast-Fourier-Transformation in 30 s-Epochen

Tabelle 9. EEG-Verhalten während Narkoseeinleitung durch barbituratinduzierte (Methohexital) Neuroleptanalgesie (n = 40)

Frequenz-bereich	Art der EEG-Leistungsänderung in der		Medikamenten-dosierung
	Barbiturat-Phase	NLA-Phase	
Alpha	Typische Barbituratwirkung in 100%	↑ 70%	Methohexital 1 mg/kg KG
Beta	vergl. Tab. 2 (Thiopental) 4,14 ± 1,1' anhaltend, dann:	↑ 43%	Succinylcholin 1 mg/kg KG
Delta/Theta	abrupter Übergang in die NLA-Phase in 92,5%	↑ 80% davon nur Delta/Theta ohne Alpha 10%	Fentanyl 0,005 mg/kg KG DHB 0,15 mg/kg KG Beatmung mit N_2O/O_2 3:1
unregelmäßig = Alpha/Beta/ Delta/Theta	Nach Methohexital Übergang in ein unregelmäßiges EEG, das sich nicht von der NLA-Phase unterscheidet, in 7,5%.	↑ 17%	

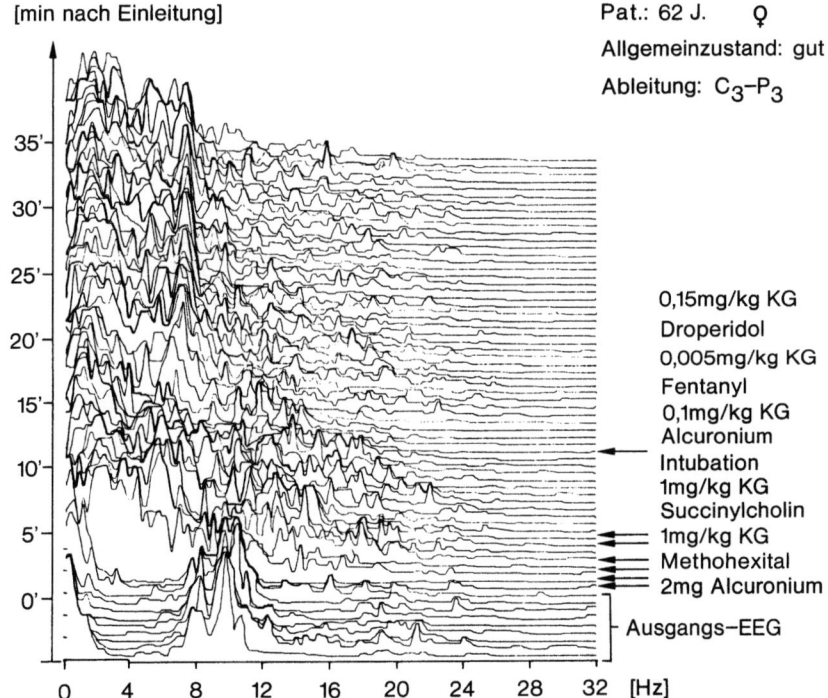

Abb. 8. EEG-Veränderungen einer methohexitalinduzierten Neuroleptanalgesie. Methohexital führt zunächst zu den barbiturattypischen Veränderungen. Die an die Intubation anschließende Fentanyl-Injektion zeigt hier im Gegensatz zu Abb. 7 die erste „narkotische NLA-Phase". Nach ca. 7 Minuten erscheint das EEG-Bild der „analgetischen NLA-Phase".
Ableitungsbedingungen: ZK: 0,3 s; Filter: 70 Hz; Eichung: 50 μV = 7 mm; Fast-Fourier-Transformation in 30 s-Epochen

rupte Änderungen des EEG-Kurvenverlaufs beobachtet, wobei besonders häufig eine Delta/Theta-Aktivierung mit gleichzeitigem stabilem Alpha-Rhythmus auftritt. Der Alpha-Bereich verschiebt sich manchmal um etwa 1 Hz in den niedrigeren, seltener in den höheren Frequenzbereich. Beta-Anteile können vorliegen, deuten aber auf eine zu flache Narkose hin. Der folgende Neuroleptikazusatz verändert das EEG-Kurvenbild nicht weiter. Der Anteil der Alpha-Aktivität ist höher als bei der reinen Neuroleptanalgesie (s. S. 117). Bei geriatrischen Patienten mit unregelmäßigem Ausgangs-EEG wird durch die getestete Medikamentengabe nur die obere Grenzfrequenz gesenkt.

Methohexital als Induktionsmittel zur Neuroleptanalgesie verwendet, führt im EEG zu Veränderungen, die sich sowohl in ihrer Art als auch in ihrer Ausprägung nicht von den vorher beschriebenen unter Thiopental unterscheiden. Trotz der kürzeren Wirksamkeit der Substanz beginnt die NLA-Phase noch während der Barbituratwirkung und verläuft gleichsinnig.

Neuroleptanalgesie und barbituratfreie Substanzen

Das Hypnotikum Etomidat wurde im eigenen Krankengut unter EEG-Kontrolle sowohl zur Induktion einer NLA als auch in Kombination mit dem Analgetikum Fentanyl allein zur Schmerzausschaltung bei operativen Eingriffen benutzt.

EEG-Befunde
Eigene Befunde (33 Pat. 20–80 J.; Dosierung 0,3 mg/kg KG Hypnomidate und 0,005 mg Fentanyl und 0,15 mg DHB. – 16 Pat. 20–80 J.; Dosierung 0,3 mg/kg KG Hypnomidate und 0,1 mg Fentanyl); (Tabelle 10 und 11, Abb. 3 und 9).:

Bei Induktion der Neuroleptanalgesie mit dem kurzwirkenden Hypnotikum *Etomidat* werden die EEG-Veränderungen zunächst durch das Hypnotikum bestimmt; sie erfahren nach Gabe der analgetisch-neuroleptischen Substanzen – die hier in kürzerem Zeitabstand erfolgte – wiederum einen Trendwechsel im Sinne der für die NLA charakteristischen EEG-Zeichen. Die *Kombination* des Analgetikum *Fentanyl* mit dem Hypnotikum *Etomidat* zur Durchführung kurzer, schmerzhafter Eingriffe zeigt unterschiedliche Wirkungen auf die Funktionsabläufe im Gehirn bei geriatrischen und bei noch jungen Patienten. Prinzipiell finden sich die bereits beschriebenen EEG-Veränderungen der beiden Substanzen nebeneinander: Bei jungen Patienten ist der Verlauf charakteristisch und in Grenzen kalkulierbar. Es kommt initial zu einer etwa dreiminütigen Aktivierung von Delta/Theta-Frequenzen, die in ca. 75% über den Meßzeitraum von 20 Minuten neben wiederauftretender Alpha/Beta-Aktivität mit Alpha-Dominanz bestehen bleiben. In 25% verschwinden die langsamen Anteile beim Wiederaufbau der Grundfrequenz mit Beteiligung des Beta-Bandes. Ältere Patienten reagieren enzephalographisch nur in 12,5% auf gleiche Weise, in weiteren 12,5% ist der EEG-Verlauf ähnlich, doch fehlt die primäre vollständige Unterdrückung der Grundfrequenz. Etwa 50% der über 70jährigen Patienten reagiert mit der Ausbildung eines unregelmäßigen EEG, dessen obere Grenzfrequenz nur mäßige Hinweise auf die klinische Narkosewirkung gibt.

Berichte der Literatur: Modifikationen der NLA mit zusätzlicher Gabe eines Einleitungsnarkotikums verändern die für die NLA charakteristischen

Tabelle 10. EEG-Verhalten während Narkoseeinleitung durch etomidateinduzierte Neuroleptanalgesie (n = 33)

Frequenz- bereich	Art der EEG-Leistungsänderung in der		Medikamenten- dosierung
	Etomidat-Phase	NLA-Phase	
Alpha	Typische Etomidatwirkung (Tab. 4 u. 5)	↑ 76%	Etomidat 0,3 mg/kg KG
Beta	2,7±0,7' anhaltend in 87,9%	↑ 9%	Succinylcholin 1 mg/kg KG
Delta/Theta		↑ 79% davon nur Delta/ Theta ohne Alpha in 3%	DHB 0,15 mg/kg KG Fentanyl 0,005 mg/kg KG
unregelmäßig = Alpha/Beta/ Delta/Theta	Nach Etomidat Ausbildung eines unregelmäßigen EEG, das sich nicht von der NLA-Phase trennen läßt, in 12,1%.	↑ 21%	Beatmung mit N_2O/O_2 3:1

Tabelle 11. EEG-Verhalten während intravenöser Applikation von Fentanyl und 0,3 mg/kg KG Etomidat (n = 16; a = Pat. < 50 J.; b = Pat. > 70 J.)

Frequenz- bereich	EEG-Leistungsänderung nach Medikamentengabe	Zahl des Auftretens in Prozent	Stärke der Veränderung	Medikamenten- dosierung
Alpha	a. ↑ ab 3.' dominant b. ↑ ab 3.' dominant	a. 88 b. 12	10–50 µV	Fentanyl 0,1 mg Etomidat 0,3 mg/kg KG
Beta	a. ↑ ab 3.' b. ↑	a. 88 b. 12	10– 30 µV	
Delta/Theta	a1. ↑ 1.–3.' a2. ↑ b. ↑	a1. 25 a2. 75 b. 25	50–100 µV	
unregelmäßig = Alpha/Beta/ Delta/Theta	a. ↑ b. ↑	a. 12 b. 75	10–100 µV	

Pat.: 49 J. ♀

Allgemeinzustand: sehr gut

Ableitung: C_3-P_3

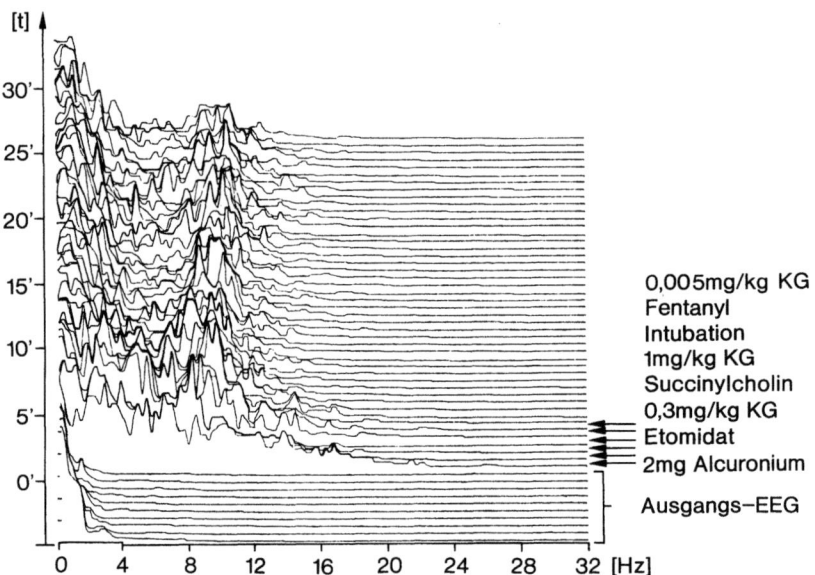

Abb. 9. EEG-Spektralanalyse bei einer Etomidat-eingeleiteten Neuroleptanalgesie. Bei einem niedergespannten Ausgangs-EEG führt die Etomidat-Injektion zu den typischen Veränderungen (s. 107), die von der Fentanylinjektion sofort in die Zeichen der analgetischen Phase der NLA überführt werden: Delta/Theta-Aktivität und hochgespannte Alpha-Tätigkeit.
Ableitungsbedingungen: ZK: 0,3 s; Filter: 70 Hz; Eichung: 50 μV = 7 mm; Fast-Fourier-Transformation in 30 s-Epochen

EEG-Befunde [40]. Während die ARS-Funktion (vgl. Abb. 6) durch konventionelle Narkose und durch die analgetische Komponente der NLA in unterschiedlicher Weise verändert wird, verwischen sich bei allen Kombinationsverfahren die Unterschiede. Sowohl in der narkotischen Phase der NLA als auch in Barbituratnarkose wird der Hirnstammbereich generell gehemmt. Es treten entsprechend strio-thalamisch gesteuerte Schlafrhythmen der Hirnrinde mit Delta-Wellen und Beta-Spindeln auf. Dieses Stadium ist bei Barbituratinduktion der NLA stärker ausgeprägt und hält länger an. Die für die analgetische Phase der NLA verantwortliche Dämpfung spezieller Hirnstammfunktionen durch Blockade anatomisch- funktioneller Strukturen, die die Umschaltung afferenter Reize auf das ARS und auf die schmerzverarbeitenden Zentren im Limbischen System bewirken, tritt später und nicht in reiner Form auf. Entsprechend bewirkt eine Kombination von Barbituraten und NLA langsame Frequenzen bei stabilem Alpha-Rhythmus, während Lachgas/Sauerstoff in analgetischen Konzentrationen (3:1) die EEG-Charakteristik der NLA nicht zu variieren vermag [27].

Klinische Beurteilung. Die Einleitungsphase einer Neuroleptanalgesie verläuft durch Induktion mit intravenösen Narkotika schneller, wobei über einen relativ eng begrenzten Zeitraum die Narkose tiefer bleibt als unter Neuroleptanalgesie allein. Entsprechend der unterschiedlichen Pharmakokinetik der verwendeten Substanzen unterscheiden sich deren initiale Wirkzeiten, wobei Etomidat im Vergleich zu den beiden Barbituraten kürzer angreift ($2,74 \pm 0,7$ Minuten/$4,7-4,1 \pm 0,7-1,1$ Minuten).

Unter Kombination von Etomidat und Fentanyl allein ergeben sich auch in der klinischen Praxis größere Unterschiede zwischen den Narkoseverläufen jüngerer und geriatrischer Patienten. 75% der jüngeren Patienten zeigen – entsprechend den EEG-Befunden – eine ausreichende Narkose zur Durchführung kurzer, schmerzhafter Eingriffe; 25% sind unzureichend betäubt. Nebenwirkungen in Form leichter Myoklonien sind selten (12,5%). In der geriatrischen Patientengruppe steigt bei insgesamt geringerer narkotischer Potenz der Kombination (50% gute Wirkung) die Quote der Nebenwirkungen mit 75% deutlich an. 65,5% davon entfallen auf kurzfristige Atemstillstände, die eine assistierte Beatmung erfordern.

Gesamtwertung der EEG-Befunde unter Kombination von intravenösen Narkotika und Neuroleptanalgesie

Das EEG zeigt bei anästhesiologischen Kombinationsverfahren zur Narkoseeinleitung ebenfalls klar den Narkoseverlauf und die aktuelle Narkosetiefe an. Bei den zur NLA-Induktion verwendeten Substanzen mit unterschiedlichem cerebralem Angriffsort können die durch differente Substanzen geprägten Phasen im EEG verifiziert werden. Hinweise auf die klinische Narkosesituation sind zu jedem Zeitpunkt deutlich erkennbar. Die zur Induktion verwendeten Präparate prägen gewöhnlich in der Phase des Einschlafens das Elektroenzephalogramm. EEG-Veränderungen durch neuroleptisch-analgetische Substanzen überwiegen nach einigen Minuten und bleiben länger bestehen. Ein primäres oder durch Medikamentenwirkung erzeugtes unregelmäßiges EEG bei geriatrischen Patienten läßt nur bedingt Rückschlüsse auf das vorliegende Narkosestadium zu, da narkosebedingte Veränderungen (Einschränkungen) des oberen Grenzwertes der Frequenz nur mäßig mit der klinischen Narkosewirkung korrelieren.

Weitere Kombinationsverfahren zur Narkose

Ketamin und Diazepam

Eine durch Ketamin hervorgerufene dissoziierte Anästhesie (s. S. 110) läßt sich durch wiederholte Nachinjektionen bzw. durch Ketaminzufuhr im

Dauertropf mit Lachgas/Sauerstoff und Muskelrelaxantien für langandauernde operative Eingriffe ergänzen und zeitlich ausdehnen. Das Auftreten lebhafter Träume und gelegentliche psychische Störungen schränken die Methode speziell für das Erwachsenenalter ein. Besonders empfohlen wird eine Kombination mit Diazepam [19, 29, 31, 34, 35, 46]. Die sedative, relaxierende und muskelrelaxantienpotenzierende Diazepamwirkung ergänzt die hypnotisch-analgetischen Ketamineffekte während der Narkose und reduziert Traumerlebnisse und psychomimetische Nebenwirkungen im postoperativen Zeitraum durch langanhaltende Dämpfung des Limbischen Systems und des Corpus amygdaloideum mit Herabsetzung von Angst und Aggression.

EEG-Befunde

Eigene Befunde (45 Pat. 20–80 J.; Dosierung: 250 mg Ketamin/50 mg Diazepam in 500 ml Lävuloselösung); (Tabelle 12; Abb. 10):

Im EEG zeigt Ketamin-Diazepam – verglichen mit den Veränderungen der Einzelsubstanzen (s. S. 111; Kap. B I) – bei gleichzeitig vorhandener individueller Variabilität deutliche Überlagerungserscheinungen beider Medikamente. Enzephalographisch ist der Ablauf der Narkoseeinleitung durch folgende Merkmale gekennzeichnet: die primär vorhandenen Ausgangsaktivitäten (vorwiegend Alpha-Frequenzen) werden mit einer Latenzzeit von $4,1 \pm 1,2$ Minuten nach Infusionsbeginn unterdrückt. Es folgt ein Aufbau von Delta/Theta-Aktivität als Ausdruck der eingetretenen Narkose, wobei fünf bis zehn Minuten lang gleichzeitig hochgespannte schnelle Beta-Frequenzen erscheinen. Diese werden – bei gleichzeitig noch vorhandener klinischer Erweckbarkeit des Patienten – eher als Ausdruck cerebraler Exzitation als Ausdruck der Diazepam-Wirkung gewertet. Die Langzeit-EEG-Überwachung zeigt, daß bei der angegebenen Infusionsgeschwindigkeit erst nach 20 bis 30 Minuten eine – für chirurgische Eingriffe ausreichende – Narkosetiefe eintritt, deren enzephalographische Äquivalente Delta/Theta-Frequenzen sind. Beta-Anteile liegen zu diesem Zeitpunkt nicht mehr vor.

Berichte der Literatur: HATANO [23] hat in seiner Übersicht über 1000 Patienten, die eine Ketamin-Diazepam-Narkose in der Micro-Mini-Drip-Methode erhielten, EEG-Untersuchungen an einem ausgewählten Patientengut (ältere Patienten oder Eingriffe mit induzierter Hypotonie) vorgenommen. Er weist bei der Besprechung der Befunde nur auf die Diazepamcharakteristische rasche superponierte Beta-Spindelaktivität hin.

Klinische Beurteilung. Ketamin-Diazepam führt bei Verzicht auf Lachgas- und Relaxantienzusätze erst nach 20 bis 30 Minuten – in Einzelfällen gar nicht – zu ausreichender Narkosetiefe. Es ist deshalb nicht für Kurznarkosen geeignet. Die am Körpergewicht orientierte Dosierung ist zur individuell angepaßten Narkoseführung zu starr. Um die klinische Anwendung

Intravenöse Narkotika

Tabelle 12. EEG-Veränderungen während intravenöser Ketamin-Diazepam-Infusion unter Spontanatmung von Raumluft (n = 45)

Frequenzbereich	EEG-Leistungsänderung nach Medikamentengabe	Zahl des Auftretens in Prozent	Stärke der Veränderung	Medikamentendosierung
Alpha	↓	100	In weiteren Bereichen wechselnde Spannungsverhältnisse in Abhängigkeit vom Ausgangs-EEG	250 mg Ketamin und 50 mg Diazepam in 500 ml Elektrolytlösung 2 ml/kg KG initial; maximale Tropfenzahl bis zum Einschlafen, dann Erhaltungsdosis 1 Tr/kg KG/min. Durchschnittl. Ges.-Menge f. 15′ Narkosedauer: 180,6 ml ± 36,0 ml = 90,3 ± 18 mg Ketamin 18,1 ± 3,6 mg Diazepam
Beta	↑ 5.–15.′	56		
Delta	↑ a. } ↑ c.	a. 33 b. 11 c. 16		
Theta	↑ b.			
unregelmäßig = Alpha/Beta/ Delta/Theta	↑	11		
Niederspannungs-EEG		9	20 µV	

Anmerkung: Latenzzeit bis zum Auftreten der ersten Veränderung 4,1 ± 1,2 Min.

Pat.: 25 J. ♂
Allgemeinzustand: gut
Ableitung: C_3-P_3

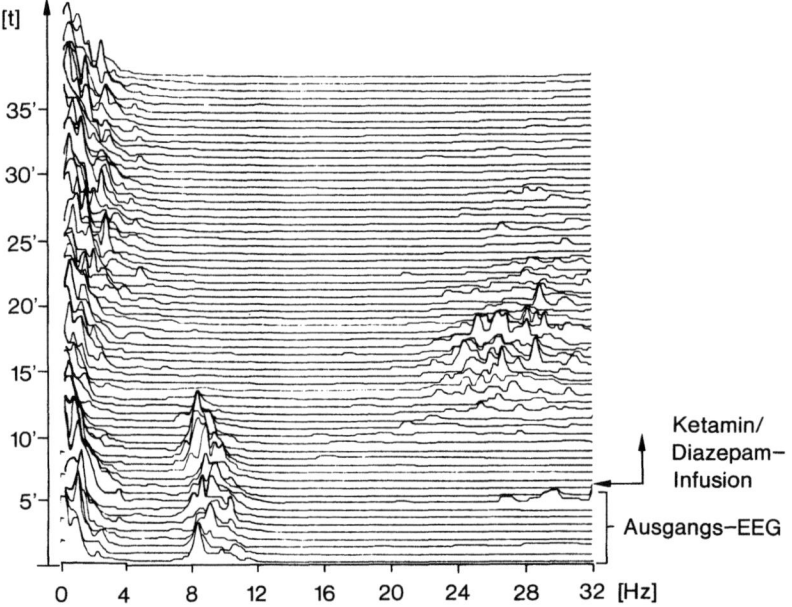

Abb. 10. EEG-Spektralanalyse vor und nach Applikation von Ketamin und Diazepam in Infusionstropfmethode (250 mg Ketamin und 50 mg Diazepam in 500 ml Lävulose 5%ig). Mit einer Latenz von ca. 7 Minuten kommt es zum Abbau der vorbestehenden dominanten Alpha-Aktivität und zum Aufbau von ca. 10–15 Minuten dauernden schnellen Beta-Frequenzen. Nach deren vollständiger Reduktion, also etwa 20 Minuten nach Narkosebeginn, zeigt eine gemischte Delta/Theta-Aktivität die ausreichende Narkosetiefe an. Ableitungsbedingungen: ZK: 0,3 s; Filter: 70 Hz; Eichung: 50 µV = 7 mm; Fast-Fourier-Transformation in 30 s-Epochen

zu optimieren, sind weitere Zusätze wie Lachgas/Sauerstoff und Relaxantien erforderlich.

Wertung der EEG-Veränderungen in Korrelation zu klinischen Befunden. Sedierungsgrade und aktuelle Narkosetiefe sind unter Ketamin-Diazepam aus den EEG-Befunden ersichtlich.

Gesamtwertung der Befunde bei intravenösen Narkosen

Die aus cerebral unterschiedlich angreifenden Medikamenten zusammengesetzte Gruppe der intravenösen Narkotika zeigt erwartungsgemäß in der Einleitungsphase einer Narkose teilweise Übereinstimmung, teilweise aber auch charakteristische Unterschiede in ihrer Wirkung auf Funktionsänderungen im EEG. Barbiturate und barbituratähnlich wirkende Narkotika bzw. Hypnotika bedingen – abhängig von Dosierung und Injektionsgeschwindigkeit – die klassischen, in Kap. B II dargestellten Narkosestadien. Der Zusatz von Lachgas/Sauerstoff und Muskelrelaxantien beeinflußt nicht die durch das EEG dokumentierte Narkosetiefe, führt aber zu einer besseren Beurteilung durch Reduzierung der Artefakte. Die Neuroleptanalgesie hat ihre eigene EEG-Charakteristik, die in der „analgetischen Phase" als wesentliches Merkmal einen stabilen unmodulierbaren Alpha-Rhythmus aufweist. Die EEG-Veränderungen in den ersten Minuten einer Neuroleptanalgesie („narkotische Phase") zeigen typische Delta/Theta-Aktivitäten als Ausdruck der Narkose und unterscheiden sich von den Barbituraten durch das Fehlen der initialen exzitatorischen Aktivitäten (initiale Beta-Aktivierung). Auffällig ist, daß bei der kombinierten Anwendung von Barbituraten und NLA die Fentanylinjektion in der Lage ist, die Barbituraterscheinungen abrupt zu unterdrücken und sofort das Bild der analgetischen NLA-Phase aufzubauen. Unter den barbituratfreien Substanzen zeigt Ketamin typische EEG-Merkmale in Form hochgespannter Theta-Wellen und glgtl. Aktivierung des oberen Beta-Bereiches.

Die EEG-Überwachung einer intravenösen Narkoseeinleitung zeigt jeweils das aktuelle Narkosestadium sowie die cerebrale Bioverfügbarkeit der verwendeten Substanzen an. Voraussetzung für die EEG-Beurteilung ist die Kenntnis der enzephalographischen Äquivalente dieser Substanzen.

Literatur

A. Lehrbücher und zusammenfassende Übersichten

Benzer H, Frey R, Hügin W, Mayrhofer O (1982) Lehrbuch der Anästhesiologie, Reanimation und Intensivtherapie. 5. Auflage. Springer, Berlin Heidelberg New York
Brechner W, Walter R (1962) Practical Electroencephalography for Anesthesiologists. C. G. Thomas publisher, Springfield, Illinois
Delay J (1959) Psychopharmacology Frontiers. Little/Brown, Boston
Henschel WF (1966) Die Neuroleptanalgesie. Springer, Berlin Heidelberg New York
Henschel WF (1967) Neuroleptanalgesie. Klinik und Fortschritte. Schattauer, Stuttgart
Henschel WF (1970) Neue klinische Aspekte der Neuroleptanalgesie unter besonderer Berücksichtigung methodischer Varianten. Schattauer, Stuttgart
Kugler J (1981) Elektroenzephalographie in Klinik und Praxis. 3. Aufl./1966 2. Aufl. Thieme, Stuttgart
Nemes C, Niemer M, Noack G (1979) Datenbuch der Anästhesiologie. Gustav Fischer, Stuttgart New York
Pigoroff N (1847) Recherches practiques et physiologiques sur l'éthérisation. St. Petersbourg, Inprimérie francaise
Sadove MS, Becka D, Gibbs FA (1967) Electroencephalography for Anesthesiologists and Surgeons. Pitman, London

B. Einzelarbeiten

1. Barker J, Harper AM, McDowall DG, Fitsch F, Jennett WB (1968) Cerebral blood flow, cerebrospinal fluid pressure and EEG-activity during neuroleptanalgesia induced with dehydrobenzperidol and phenoperidine. Br J Anaesth 40:143

2. Bickford RG, Faulconer A, Sem-Jacobsen CH, Petersen MG, Dodge HW, Schnugg FJ (1953) Some effects of barbiturate anesthesia on depth electrogram. Proc Staff Meet Mayoclin 28:162
3. Boyan CP, Howland WS, Belloille JW (1956) Electroencephalographic pattern during steroid narcosis. Anesth Analg (Paris) 35:415
4. Brazier MAB, Fineginger JE (1945) Action of barbiturates on cerebral cortex: Electroencephalographic studies. Arch Neurol Psychiat 53:51
5. Bushart W, Rittmeyer P (1966) EEG-Kontrollen vor, während und nach Neuroleptanalgesie. In: Henschel WF (Hrsg) Die Neuroleptanalgesie. Springer, Berlin Heidelberg New York, S 44
6. De Castro J, Mundeleer P (1959) Anesthésie sans barbiturique: La Neuroleptanalgesie. Anesth Analg (Paris) 16:1022
7. De Castro J, Mundeleer P (1962) Die Neuroleptanalgesie, Auswahl der Präparate, Bedeutung der Analgesie und der Neurolepsie. Anaesthesist 11:10
8. Chen G, Westen JK (1960) The analgesic and anesthetic effects of 1-(-1 phenylcyclohexyl) piperidine-HCL on the monkey. Anesth Analg Curr 39:132
9. Corssen G (1965) Pharmakologische und erste klinische Erfahrungen mit dem Kurznarkotikum CI-581. Tagung Europ. Anästhesiegesellschaft, Zürich
10. Corssen G (1966) Clinical use of CI-581. European Congr. Anaesthesiol., Kopenhagen
11. Corssen G, Domino EF (1966) Dissociative Anesthesia: further pharmacologic studies and first clinical experiments with the phencyclidine derivate CI-581. Anesth Analg Curr Res 45:29
12. Corssen G, Domino EF, Bree RL (1969) Electroencephalographic effects of Ketamine anesthesia in children. Anesth Analg Curr Res 48:141
13. Davis B, Dundee JW, Forrester AC, Johnson SE, Lewis AAG, Simpson BRJ, Sutton JA (1972) Steroid Anaesthesia. Postgrad Med 48:2 [Suppl]
14. Doenicke A, Gabanyi HL, Schürk-Beelich M (1974) Kreislaufverhalten und Myokardfunktion nach drei kurzwirkenden i.v. Narkotika (Etomidate, Propanidid, Methohexidal). Anaesthesist 23:108
15. Doenicke A, Kugler J, Penzel G, Laub M, Kalmar L, Killian I, Bezeczny H (1973) Hirnfunktion und Toleranzbreite nach Etomidate, einem neuen barbitursäurefreien i.v. applizierbaren Hypnotikum. Anaesthesist 22:357
16. Doenicke A, Kugler J, Schellenberger A, Gürthner Th (1966) The use of electroencephalography to measure recovery time after intravenous anaesthesia. Br J Anaesth 38:580
17. Faber B, Hajuseck I (1973) Propanidid (Epontol®) – A new Activation Method in Electroencephalography. Epilepsia 14:359
18. Finesinger JE, Brazier MAB, Tucci JH, Miles HHW (1947) Study of levels of consciousness based on electroencephalographic data in pentotal anesthesia. Tr Am Neurol A 72:183
19. Foldes FF (1973) The prevention of the psychomimetic effects of Ketamine. Springer, Berlin Heidelberg New York (Anästhesiologie und Wiederbelebung, Ketamin, Bd. 69, S 251)
20. Gibbs FA, Gibbs EL, Lennox WG (1937) Effect on electroencephalogram of certain drugs which influence nervous activity. Arch Intern Med 60:154
21. Grabow L, Pyhel N (1980) Veränderungen der hirnelektrischen Aktivität unter dem Einfluß der allgemeinen Anästhesie. Anaesthesist 29:366
22. Gubernatis G (1981) EEG-Befunde im postoperativen Zeitraum unter Berücksichtigung der vorangegangenen Narkoseart. Dissertation Med. Hochschule Hannover
23. Hatano S, Nishiwada M, Matsumura M (1978) Ketamine–Diazepam anaesthesia for abdominal surgery. A Review of 1000 cases with continuous „Micro–Mini" Drip administration technique. Anaesthesist 27:172
24. Henschel WF (1966) Die Neuroleptanalgesie. Allg Med Landarzt 36:1613
25. Herrschaft H, Schmidt H (1973) Das Verhalten der globalen und regionalen Hirndurchblutung unter dem Einfluß von Propanidid, Ketamine und Thiopental-Natrium. Anaesthesist 22:486
26. Ingvar DH, Cronquist S, Eckberg R, Risberg J, Hoedt-Rasmussen K (1965) Normal values of regional cerebral blood flow in man including flow and weight estimates of grey matter. Arch Neurol Scand 14:72

27. Iwatsucki K (1973) Modified neuroleptanalgesia using droperidol and pentazocine. Int Anesthesiol Clin 11:79
28. Janssen P (1962) Colloquium über NLA. Düsseldorf 1961. Anaesthesist 1:11
29. Kapferer JM (1973) Kombination von Ketamin mit Valium und DHB. Springer, Berlin Heidelberg New York (Anästhesiologie und Wiederbelebung, Bd. 69, S 258)
30. Kiersey DK, Bickford RG, Faulconer A (1951) Electroencephalographic patterns produced by thiopental sodium during surgical operations. Description and classification. Br J Anaesth 23:141
31. Knoche E, Tranto E, Dick W (1978) Möglichkeiten der medikamentösen Beeinflussung von unerwünschten Nebenwirkungen und Aufwachreaktionen nach Ketamin-Anästhesie. Anaesthesist 27:302
32. Kortilla K, Linolla M (1974) Skills related to driving after intravenous diazepam, flunitrazepam or droperidol. Br J Anaesth 46:961
33. Kreuscher H (1965) Die cerebrale Durchblutung und Sauerstoffaufnahme beim Hund unter Neuroleptanalgesie. Thesis, Univ. Mainz
34. Kreuscher H (1977) Erfahrungen mit der Tranquanalgesie. In: Rügheimer E (Hrsg) Erlanger Anästhesie Seminare I, 46. Medizin Media Analyse. Wolfgang Henke, Bubenreuth
35. Kreuscher H, Hübner J (1976) Tranquanalgesie. Ketanest-Symposion Alfeld/Leine 1976. Parke-Davis Literaturdienst, S 21
36. Kubicki St (1966) EEG-Veränderungen durch Neuroleptanalgesie. In: Gemperle H (Hrsg) Neuroleptanalgesie. Springer, Berlin Heidelberg New York (Anäesthesiologie und Wiederbelebung Bd. 18, S 37)
37. Kubicki S, Just O, Götze W (1958) Die Steroid-Narkose und ihr elektroenzephalographisches Bild. Anaesthesist 7:39
38. Kubicki St, Stölzel R, Otten I, Haas J (1970) Exzitatorische und inhibitorische Phänomene am Zentralnervensystem verursacht durch Fentanyl. In: Henschel WF (Hrsg) Neue klinische Aspekte der Neuroleptanalgesie. Schattauer, Stuttgart New York, S 21
39. Kubicki St, Zadek P (1966) EEG-Veränderungen durch Neuroleptanalgesie. In: Henschel WF (Hrsg) Die Neuroleptanalgesie. Springer, Berlin Heidelberg New York, S 44
40. Kugler A, Doenicke A, Laub H, Kleinert H (1969) Elektroenzephalographische Untersuchungen bei Ketamine und Methohexital. In: Kreuscher H (Hrsg) Ketamine. Springer, Berlin Heidelberg New York, S 101
41. Kugler J, Doenicke A, Laub M (1977) The EEG after Etomidate. Anästhesiologie und Wiederbelebung 106:31
42. Lehmann KA, Daub D (1979) Versuch einer Dosierungsoptimierung von Fentanyl in der Neuroleptanalgesie. Prakt Anaesth 14:293
43. Lundy JS (1935) Intravenous anaesthesia: Preliminary report of the use of two new thiobarbiturates. Prax Staff Med Mayo Clin 10:536
44. Mark LG, Brand L, Dayton P, Blaber P, Papper EM (1960) Behaviour of methohexital in man. Fed Proc 19:274
45. Martin JT, Faulconer A, Bickford RG (1959) Electroencephalography in anesthesiology. Anesthesiology 20:359
46. Muhlmann-Weill M, Mangenec F, Ganthio-Lafage JP (1979) Die Bedeutung der Kombinationsnarkose mit Ketamin und Diazepam. Anesth Anal Rean 29:3
47. Nilsson E, Ingvar DH (1967) EEG-findings in neuroleptanalgesia. Acta Anaesthesiol Scand 11:121
48. Oberwetter WD, Hoffmann H, Degen R, Opitz A, Degen HE (1980) Neuroleptanalgesie bei Patienten mit zerebralem Krampfleiden. In: Opitz A, Degen R (Hrsg) Anästhesie bei zerebralem Krampfleiden und Intensivtherapie des Status epilepticus. Perimed, Erlangen, S 119
49. Orosz E, Toth St, Juhasz J (1972) Der Einfluß der Neuroleptanalgesie auf die elektrische Aktivität des Gehirns. Z. EEG EMG 2:76
50. Osswald PM, Hartung HJ (1980) Klinische Pharmakologie der intravenösen Einleitungsnarkotika. Anaesthesiol Intensivmed 1:9
51. Paeschke D (1978) Naloxon. Prakt Anaesth 13:127
52. Patschke D, Brückner JB, Gethmann JW, Stoijljkovic D, Tarnow J, Weymar A (1975) Einfluß von Methohexital und Thiopental auf die Coronarperfusion und die Sauerstoff-

versorgung des Herzens. Springer, Berlin Heidelberg New York (Anästhesiologie und Wiederbelebung, Bd. 93, S 74)
53. Pichlmayr I, Drost R, Soga D, Beer R (1970) Über das Verhalten der Hirndurchblutung des Hundes unter Narkose mit Propanidid und Methohexital-Natrium. Anaesthesist 19:144
54. Price HL (1960) A dynamic concept of the distribution of thiopental in the human body. Anesthesiology 21:40
55. Price HL, Kornack PJ, Safar JN, Conner EH, Price ML (1960) The uptake of thiopental by body tissues and its relation to the duration of narcosis. Clin Pharmacol Ther 1:16
56. Schwartz MS, Virden S, Scott DF (1974) Effects of Ketamine on the electroencephalograph. Anaesthesia 29:135
57. Schomburg ED, Baiker-Heberlein M (1975) Neurophysiologische Untersuchungen zur zentralnervösen Wirkung des Hypnotikums Etomidate an der Katze. Anaesthesist 24:269
58. Schwilden H, Stoeckel H (1980) Untersuchungen über verschiedene EEG-Parameter als Indikatoren des Narkosezustandes. Anaesthesiol Intensivther Notfallmed 15:279
59. Scott JW, Gordon RA (1956) EEG during anaesthesia with ketosteroid (Viadure) Electroencephalog. Clin Neurophysiol 8:525
60. Scott DF, Virden S (1972) Comparison of the effect of Althesin with other induction agents on electroencephalographic patterns. Postgrad Med J 48:93
61. Shimazono Y, Ohuma T, Fukuda T, Hirai T, Yamamasu E (1953) Electroencephalographic study of barbiturate anesthesia. Electroencephalogr Clin Neurophysiol 5:525
62. Stoelting VK (1957) The use of a new intravenous oxygen barbiturate 25398 for intravenous anesthesia. Anesth Analg Curr Res 36:49
63. Takeshita H, Miyauchi F, Ishikawa T (1973) Canine cerebral oxygen consumption studies related to electroencephalogram during propanidid anesthesia. Acta Anaesthesiol Scand 17:227
64. Weese H, Scharpf W (1932) Evipan, ein neuartiges Einschlafmittel. Dtsch Med Wochenschr 1:1205

V. Muskelrelaxantien

In der Anästhesie unserer Tage sind Muskelrelaxantien *das* wesentliche Narkoseadjuvans, um die dem operativen Eingriff angepaßte Muskelentspannung über lange Zeiträume bei einer gewählten mittleren Narkosetiefe einhalten zu können, die sowohl die Umstände des Patienten als auch die perioperativen Notwendigkeiten berücksichtigt. Vielfache therapeutische Verwendungsmöglichkeiten ergeben sich auch in der Intensivbehandlung. Hauptsächlich zwei Relaxantiengruppen mit unterschiedlichem Wirkungsmechanismus stehen zum klinischen Gebrauch zur Verfügung: Die depolarisierenden und die nichtdepolarisierenden Substanzen (BENZER et al. 1982, LEE-ATKINSON 1978).

Pharmakologische Wirkungsweise und klinische Anwendung. Peripherer und normalerweise alleiniger Angriffsort für Muskelrelaxantien ist die neuromuskuläre Endplatte. Nervenimpulse werden – über Azetylcholinfreisetzung und spezifische Reaktionen mit Rezeptoren – an dieser Stelle auf die Muskulatur übertragen. Durch depolarisierende Mittel (Hauptvertreter: Succinylcholin und Decamethonium) erfolgt bei nur loser Rezeptorbindung eine Depolarisation der Endplatte, die sich auf die Muskelfasern überträgt. Durch den (elektrisch negativen) Depolarisationszustand ist die Muskulatur gegenüber Erregungen refraktär. Die relaxierenden Substanzen werden durch Serumcholinesterasen hydrolytisch abgebaut. Spezifische Antidots in Form von Esterasen stehen zwar zur Verfügung, sind aber für einen verbreiteten klinischen Gebrauch noch nicht einsetzbar. Nichtdepolarisierende Muskelrelaxantien (Hauptvertreter: Tubocurarin, Alcuronium, Pancuronium) verhindern die Azetylcholinwirkung an der neuromuskulären Endplatte durch Reaktion mit dem Rezeptorprotein. Diese Wirkung wird sowohl durch biologische Inaktivierung wie auch durch Konkurrenz mit Azetylcholin am Rezeptor aufgehoben. Antagonisierende Effekte haben Cholinesterasehemmer. Die folgende Kumulation von Azetylcholin bewirkt ihrerseits eine kompetitive Verdrängung der Relaxantien von den Rezeptoren. Muskelrelaxantien führen zu einer – in Grenzen dosisabhängigen – Muskelerschlaffung, die klinisch eingesetzt werden kann und die in der Reihenfolge Kopf, Kiefer, Hals, Extremitäten, Rumpf, Atemmuskulatur erfolgt. Neuere Muskelrelaxantien bedingen nur geringe kardiovaskuläre, vegetative und hormonbedingte Nebenerscheinungen. Zentrale Wirkungen fehlen normalerweise, da die intakte Blut-Hirnschranke für die Substanzen nicht passierbar ist [1, 3, 4, 5, 8].

EEG-Befunde

Eigene Befunde (500 Pat.; 20–80 J., s. Abb. 1):

Während enzephalographischer Narkoseüberwachung wurden bei 500 Patienten sowohl kurzwirksame depolarisierende Muskelrelaxantien (Succinylcholin) zur Intubation als auch intraoperativ notwendige längerwirkende, nichtdepolarisierende Muskelrelaxantien (Alcuronium und Pancuronium) benutzt. Beide Substanzgruppen bleiben ohne Wirkung auf die im EEG sichtbaren cerebralen Funktionsabläufe. Der gelegentlich entstandene Eindruck einer enzephalographisch sichtbaren Narkosevertiefung nach Succinylcholingabe war – nach genauer Prüfung – auf die relaxationsbedingte Ausschaltung im EEG vorhandener Muskelartefakte zurückzuführen.

Berichte der Literatur: Diese Beobachtungen werden von anderen Untersuchergruppen bestätigt, die feststellen, daß unter Vermeidung von Hypotension, Hypothermie, Hypoxie sowie Hyper- und Hypokapnie Relaxans- sowie auch Relaxans-Antidot-Wirkungen auf das EEG fehlen (BRECHNER et al. 1962, [2, 6, 9]). Andererseits werden nach Gabe depolarisierender Muskelrelaxantien bei gleichzeitigem Puls- und Blutdruckanstieg Aufwachreaktionen im EEG [7], nach Verabreichung nichtdepolarisierender Muskelrelaxantien Veränderungen der Alpha-Reaktivität auf visuelle Stimulation beobachtet [2]. VON WILD [10] hat tierexperimentell nachgewiesen, daß zwar bei unbeschädigtem ZNS und intakter Blut-Hirnschranke direkte und indirekte enzephalographisch nachweisbare Relaxantienwirkungen fehlen (unter indirekten Wirkungen wird die Hemmung des Hypothalamus durch Abnahme afferenter Stimulation verstanden), daß andererseits nach Hirnschädigung und bei gestörter Blut-Hirnschranke cerebrale Veränderungen unter Relaxantien in signifikantem Ausmaß zu beobachten sind. Die cerebralen Reaktionen treten häufiger unter depolarisierenden als unter nichtdepolarisierenden Substanzen auf. Bei gleichzeitigem Anstieg der peripheren Kreislaufparameter werden etwa 20 Sekunden nach intravenöser Relaxation sowohl Weckreaktionen mit Desynchronisation (Frequenzzunahme, Amplitudenabnahme) im cortikalen EEG als auch Synchronisationen (Frequenzabnahme, Amplitudenzunahme) im hippocampalen EEG sichtbar. Die Wirkzeit beträgt 40 bis 60 Sekunden. Vorbestehende Paroxysmen des Hirnstrombildes als Ausdruck einer gesteigerten Erregbarkeit werden – auch unter den Bedingungen einer gestörten Blut-Hirn-Schranke – nicht beeinflußt, insbesondere nicht verlängert.

Klinische Beurteilung. Muskelrelaxantien werden nach klinischer Wirkung angewandt. Die Dosierung orientiert sich an den physischen Daten des Patienten. Sie wird von physiologischen Veränderungen sowie auch von der Narkosetiefe und synergistischen oder potenzierenden Effekten der Basis-

Muskelrelaxantien

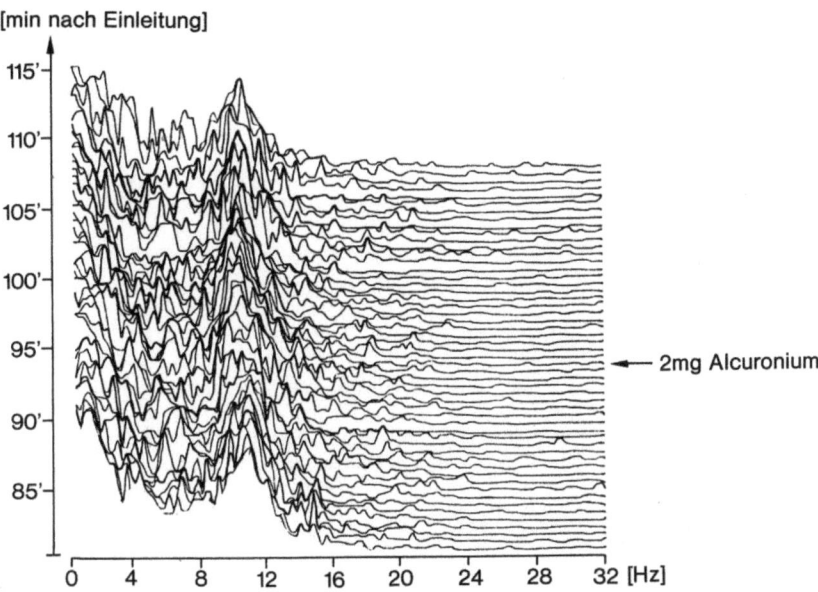

Abb. 1. EEG-Spektralanalyse einer Neuroleptanalgesie im steady-state. Die Gabe von 2 mg Alcuronium i.v. führt nicht zu einer erkennbaren Veränderung der enzephalographischen Hintergrundaktivität.
Ableitung: C_z-A_1

narkotika beeinflußt. Gefahren einer großzügigen Anwendung liegen in einer übermäßigen Relaxation mit möglichen postoperativen Ateminsuffizienzen.

Wertung der EEG-Befunde in Korrelation zu klinischen Beobachtungen. Muskelrelaxantien können beim cerebral Gesunden nach Bedarf ohne Gefahr einer zentralen Wirkung eingesetzt werden. Bei Hirnfunktionsstörungen ist nach Gabe depolarisierender Relaxantien – seltener nach Injektion nichtdepolarisierender Muskelrelaxantien – mit zentraler Beeinflussung im Sinne einer kurzfristigen Aufwachreaktion zu rechnen. Hirnelektrische Korrelate eines Krampfleidens werden nicht verstärkt. Negative Wirkungen auf cerebrale Funktionen sind nicht zu erwarten [10]. Muskelrelaxantien können deshalb auch zu neurochirurgischen Operationen bzw. in der Intensivpflege bei Patienten mit gestörter Blut-Hirnschranke (z.B. bei Sepsis) bedenkenlos verwendet werden. Gleiches gilt für Säuglinge, deren Blut-Hirnschranke frühestens im Lebensalter von 2 Jahren komplett ausgebildet ist.

Literatur

A. Lehrbücher

Benzer H, Frey R, Hügin W, Mayrhofer O (1982) Lehrbuch der Anästhesiologie, Reanimation und Intensivtherapie. Springer, Berlin Heidelberg New York

Brechner VL, Walter RD, Dillon JB (1962) Practical electroencephalography for the anesthesiologist. C. G. Thomas Publisher, Springfield, Illinois

Lee JA, Atkinson RS (1978) Synopsis der Anästhesie. Fischer, Stuttgart New York

B. Einzelarbeiten

1. Cohen EN, Hood N, Golling R (1968) Use of wholebody autoradiography for determination of uptake and distribution of labelled muscle relaxants in the rat. Anesthesiology 29:987
2. Davis HS, Dillon WH, Collins WF, Randt CT (1958) Effect of anesthetic agents on evoked central nervous system responses: muscle relaxants and volatile agents. Anesthesiology 19:441
3. Feldmann SA (1973) Muscle relaxants. W. W. Saunders Comp. Ltd., London Philadelphia Toronto
4. Foldes FF (1972) The rationed use of neuromuscular blocking agents: the role of pancuronium. Drugs 4:153
5. Grob D (1967) Neuromuscular blocking drugs. Effect on central nervous system. In: Root WS, Hoffmann FG (eds) Physiological Pharmacology. Academic Press, New York London, S 449
6. Kiersey DK, Bickford RG, Faulconer A jr (1951) Electroencephalographic patterns produced by thiopental sodium during surgical operations. Description and classification. Br J Anaesth 23:141
7. Mori K, Iwabuchi K, Fujita M (1973) The effect of depolarizing muscle relaxants on the electroencephalogram and the circulation during halothane anaesthesia in man. Br J Anaesth 45:604
8. Smith SM, Brown HO, Toman JEP, Goodman LS (1947) Lack of cerebral effects of d-tubocurarine. Anesthesiology 8:1
9. Shea LT, Davidson GM, Davis J (1954) Electroencephalographic studies of curarized patients. Med J Aust 2:656
10. von Wild K (1980) Tierexperimentelle Untersuchungen über die Beeinflussung des EEG durch Muskelrelaxantien am Beispiel von Pancuronium und Succinylbischolin. In: Opitz A, Degen R (Hrsg) Anästhesie bei zerebralen Krampfanfällen und Intensivtherapie des Status epilepticus. Perimed, Erlangen

VI. Analgetika in der postoperativen Phase

INHALT

Morphin 142
Pethidin 145
Piritramid 147
Pentazocin 150
Peridurale Analgetika-Anwendung 152
Gesamtwertung der EEG-Befunde unter Analgetika-Anwendung zur postoperativen
Schmerzbehandlung 155

Im unmittelbaren und weitergefaßten postoperativen Zeitraum ist vielfach eine kurzfristige oder längerdauernde Schmerzbehandlung notwendig. Sie ist – besonders nach großen Eingriffen – wesentlich für die allgemeine Regeneration des Patienten und die Normalisierung seiner vitalen Funktionen. Die individuelle Schmerzwahrnehmung ist nicht nur durch Art und Ausmaß von Schmerzreizen und deren spinaler Weiterleitung geprägt, sondern auch durch die Schmerzidentifikation im Limbischen System, die Schmerzlokalisation im postzentralen Kortex und ihre Verarbeitung zum Schmerzerlebnis im frontalen Großhirn (s. Abb. 1; [15]). Zur Schmerzbehandlung, die postoperativ – je nach Ausmaß des Eingriffs – in abnehmender Stärke etwa bis zum dritten Tag, gelegentlich auch länger, notwendig ist, werden seit der Gewinnung des Opiumalkaloids Morphin durch SERTÜRNER 1905–1917 [27] zentral angreifende Analgetika intravenös, intramuskulär oder subkutan angewandt. Unterstützend können potenzierende, tranquillierende oder anxiolytische Eigenschaften neuerer Psychopharmaka therapeutisch eingesetzt werden. Die postoperative Schmerzdämpfung durch wiederholte Gaben sehr kleiner, in einem größeren Kochsalzvolumen verteilter Morphinmengen über einen Periduralverweilkatheter ist eine neuentdeckte Möglichkeit, eine reversible dissoziierte Analgesie hervorzurufen. Sie beruht auf der Entdeckung spezifischer Opiat-Rezeptoren in der Substantia gelatinosa des Rückenmarkhinterhornes und kommt durch morphinbedingte reversible Unterbrechung schmerzleitender C-Faser-Afferenzen zustande [3, 28, 32, 35, 36, 37, 38, 39].

Der Hauptangriffsort zentraler Analgetika wird im mesencephalen Bereich gesehen, wo durch Dämpfung der Neuronenaktivität die Schmerzweiterleitung zum Limbicus gedrosselt bzw. unterdrückt wird. Die gleichzeitige

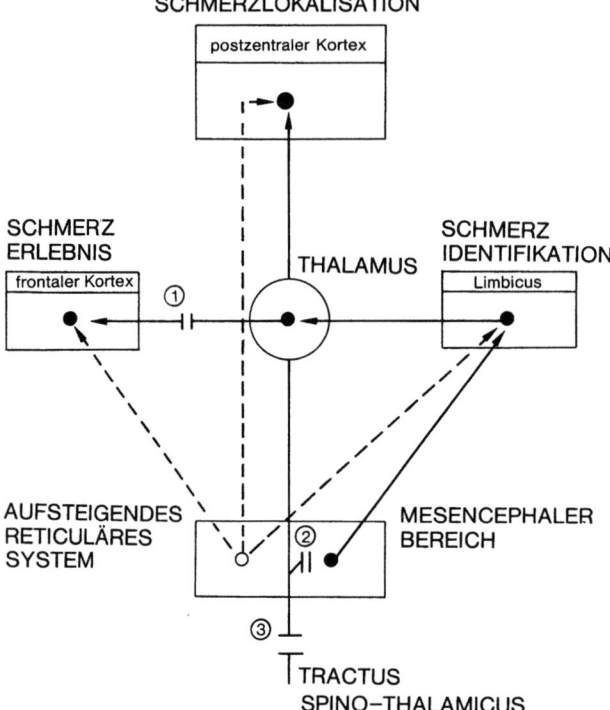

Abb. 1. Schema der Schmerzanalyse im Zentralnervensystem: Die *Schmerzlokalisation* ist an die intakte Überleitung der Afferenzen vom Tractus-spino-thalamicus über den Thalamus zu den Arealen des postzentralen Kortex gebunden. Die *Identifikation* des Schmerzes erfolgt durch Umschaltung der Afferenzen im mesenzephalen Bereich und Überleitung zum Limbicus. Von dort aus wird nach weiterer Umschaltung im Thalamus und Fortleitung zum frontalen Kortex das *Schmerzerlebnis* geprägt. Eine mesenzephale Überleitung zum aufsteigenden aktivierenden retikulären System (ARS) führt bei Eintritt eines Schmerzereignisses zu einer unspezifischen Steigerung der Vigilanz, d.h. der Aufmerksamkeit. *1*, Durchtrennung der thalamo-frontalen Bahnen (Leukotomie) verhindert das Schmerzerlebnis, jedoch nicht die Lokalisation und Identifikation der Schmerzen. *2*, Blockierung der mesenzephalen Umschaltung zum Limbicus (Angriffsort der Analgetika) führt nur zum Verlust der Schmerzidentifikation, verhindert jedoch nicht das Schmerzerlebnis und die Lokalisation. *3*, Bei einer Durchtrennung des Tractus spino-Thalamicus sind alle drei Schmerzverarbeitungssysteme blockiert. (Modifiziert nach KUBICKI, [15])

Dämpfung des aufsteigenden retikulären Systems (ARS) führt zur Vigilanzeinschränkung. Pontine und dienzephale Funktionen werden ebenfalls in geringerem Ausmaß beeinträchtigt. Die spezifische schmerzdämpfende Potenz von Morphin und anderen zentralen Analgetika ist weitgehend untersucht, für jeden Wirkstoff mit der analgetischen Morphinwirkung verglichen und angegeben. Aus dem EEG kann diese – individuell variierende analgetische Wirksamkeit der Substanzen – nicht abgelesen werden. Beurteilbar dagegen sind zusätzlich vorhandene zentral dämpfende Einflüsse einzelner Medikamente, die ebenfalls postoperativ individuell genutzt werden können. Als Beispiele werden Auswirkungen gebräuchlicher Analgetika vorgestellt.

Tabelle 1. Zusammenfassung der Hauptveränderungen im EEG und im klinischen Verhalten unter äquianalgetischer Dosierung von Schmerzmitteln (n = 78)

Substanz und Dosierung	EEG	Klinisches Verhalten	Nebenwirkungen	Bemerkungen
Morphin 5 mg i.v. bzw. 10 mg i.v. bzw. 5 mg peridural	Intermittierende Ab- und Zunahmen der dominanten Grundfrequenz (5–10 µV) Dosisabhängige Zunahme der Delta (Theta)-Aktivität (5 bzw. 10 µV)	objektiv: Sedierung 0 bis (+) bis + subjektiv: leichte Beruhigung bzw. keine Änderung	zentral: Übelkeit, Schwindel – ca. 40%, ausgeprägter unter niedriger Dosierung, peripher: Kreislaufreaktionen ca. 5%	Die spezifische analgetische Wirkung der Schmerzmittel ist durch das EEG nicht erfaßbar; die vigilanzändernde sedierende Komponente drückt sich im EEG aus und stimmt mit den klinisch beobachteten Bewußtseinsveränderungen in ihrer Ausprägung überein.
Pethidin 100 mg i.v.	Reduktion der dominanten Grundfrequenz ca. 15–40 µV Aktivitätszunahme im Delta (Theta)-Bereich (15–40 µV) Einengung der Grundfreq. > 50% in höheren Frequenzbereichen (bei unregelm. Ausgangs-EEG)	objektiv: Sedierung + bis +++ subjektiv: Teilnahmslosigkeit	zentral: Unruhe ca. 16%	
Piritramid 15 mg i.v.	Intermittierende Ab- und Zunahmen der dominanten Grundfrequenz 15–20 µV. Frequenzabfall 1/2–2 Hz Aktivitätszunahme im Delta (Theta)-Bereich 10–30 µV	objektiv: Sedierung + bis ++ subjektiv: Entspannung, Wohlbehagen	zentral: Übelkeit ca. 10%	
Pentazocin 30 mg i.v.	Reduktion der dominanten Grundfrequenz ca. 10–30 µV Aktivitätszunahme im Delta (Theta)-Bereich ca. 10–15 gelegentl. – 70 µV	objektiv: Sedierung + bis (+++) subjektiv: Beruhigung, Teilnahmslosigkeit	zentral: Atemdepression Übelkeit, Schwindelgefühl ca. 25%	

Morphin (Morphinum hydrochloricum)

Pharmakologische Wirkungsweise und klinische Anwendung. Die starke spezifisch analgetische Wirksamkeit des Morphin mit gleichzeitig euphorisierenden Eigenschaften ist Ursache für seine auch heute noch nahezu uneingeschränkte Anwendung zur Therapie starker psychisch belastender Schmerzzustände. Die Dämpfung der Schmerzempfindung ohne gleichzeitige wesentliche Beeinflussung anderer sensorischer Reize erfolgt im Zentralnervensystem. Als Wirkungsorte gelten Hirnrinde und dienzephale Strukturen, speziell der Thalamus sowie der mesenzephale Bereich. Die Analgesie ist von individuell unterschiedlich stark ausgeprägten hypnotischen Effekten durch allgemeine zentrale Dämpfung begleitet, die unter hohen Dosierungen bis zum Tiefschlaf und Koma reichen. Die Stimmungslage erfährt – wohl durch Ausschaltung unangenehmer Empfindungen – häufig einen Aufschwung, der jedoch auch ausbleiben bzw. ins Gegenteil umschlagen kann. Bei Langzeitanwendungen – wie sie z.B. in der Intensivtherapie notwendig werden können – treten sowohl Tachyphylaxie als auch Gewöhnung mit Suchtzeichen ein. Die zentralnervöse Dämpfung schließt das Atemzentrum ein. Die Hauptnebenwirkung und gleichzeitig die gefährdendste Morphinkomponente besteht – selbst bei therapieüblichen Anwendungen – in einer langanhaltenden Ventilationseinschränkung. Neben den vorherrschenden zentralen Hemmeffekten sind zentral erregende Wirkungen speziell auf das Brechzentrum und auf cholinerge Anteile des N. oculomotorius bekannt. Sie führen zu Übelkeit und gelegentlichem Erbrechen sowie zu Miosis. Erregungszustände aufgrund von generell zentralstimulierenden Morphineffekten treten beim Menschen selten auf.

Das periphere Wirkungsspektrum umfaßt Tonuserhöhungen des Magen-Darm-Traktes und des Blasenschließmuskels, Adiuretinfreisetzung sowie eine Anhebung des Sympathikotonus. Morphin hat keine negativen Wirkungen auf die Herz-Kreislauffunktion. Die therapeutische Einzeldosis liegt bei 0,1 bis 0,2 mg/kg KG.

EEG-Befunde

Eigene Befunde (20 Pat.; 20–50 J.; Dosierung: 5 mg bzw. 10 mg Morphin i.v. bei jeweils 10 Pat.; [17]); (Tabelle 2; Abb. 2, 3):

Nach intravenöser Morphinapplikation zeigt sich bei etwa 30% der EEG-Befunde keine Änderung. Speziell unter der geringeren Dosierung von ca. 0,08 mg/kg KG erfolgt eine leichte Spannungsreduktion (5–10 µV) der Ausgangsfrequenz, die bei höheren Gaben von ca. 0,14 mg/kg KG ausbleibt. Generell werden bei 70% der Untersuchungen Leistungszu- und -abnahmen im Bereich der Ausgangsfrequenz beobachtet, die zwischen 8 und 20 µV betragen und sich in ihrer Stärke dosisabhängig verhalten. Zunahmen niedriger Frequenzen (Delta/Theta) sind insgesamt gering ausge-

Analgetika in der postoperativen Phase

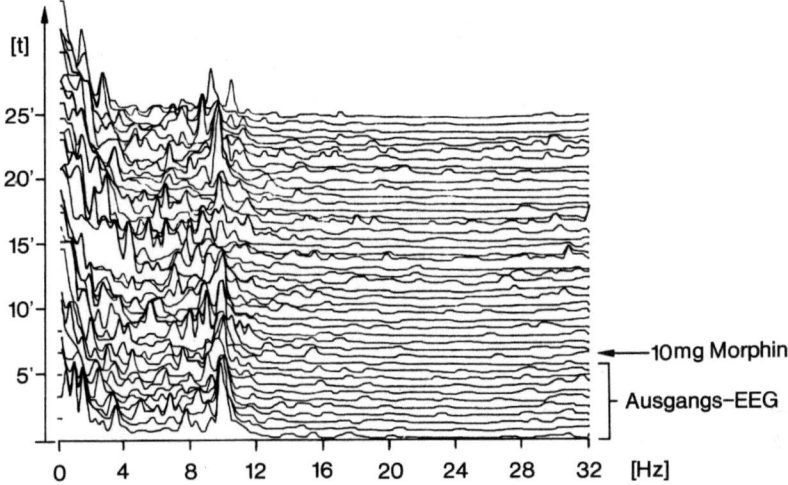

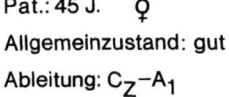

Abb. 2. EEG-Spektralanalyse vor und nach intravenöser Injektion von 10 mg Morphin. Als Ausgangs-EEG findet sich ein Alpha-EEG mit einer DF von 10 Hz, bei dem normale Spannungsverhältnisse vorliegen. Nach der Injektion nehmen die elektrischen Leistungen des Alpha-Bandes abwechselnd zu und ab. Während der Alpha-Leistungsreduktion ergeben sich Aktivitätssteigerungen im Delta/Theta-Band. Der klinische Sedierungserfolg war sehr gut (+ + +).
Ableitungsbedingungen: ZK: 0,3 s; Filter: 70 Hz; Eichung: 50 µV = 7 mm; Fast-Fourier-Transformation in 30 s-Epochen

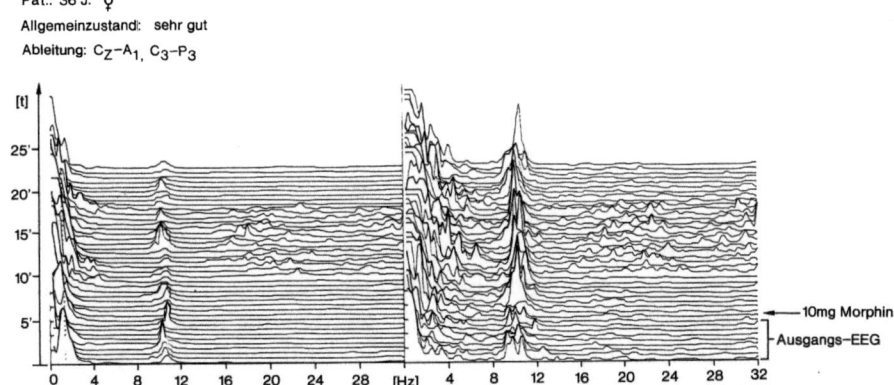

Abb. 3. EEG-Spektralanalyse vor und nach der Injektion von 10 mg Morphin i.v. Als Ausgangs-EEG findet sich in beiden Spuren ein Alpha-EEG mit einer DF von 10–11 Hz. Nach Injektion sind wechselnde Spannungen des Alpha-Bandes mit jeweiliger Aktivitätssteigerung im Delta/Theta-Band zu beobachten. Als Ausdruck der exzitatorischen Komponente des Morphins finden sich 5–10 Min. nach Injektion deutliche Aktivitätssteigerungen im Beta-Bereich. Keine klinischen Sedierungszeichen.
Ableitungsbedingungen: ZK: 0,3 s; Filter: 70 Hz; Eichung: 50 µV = 7 mm; Fast-Fourier-Transformation in 30 s-Epochen

Tabelle 2. EEG-Veränderungen nach intravenöser Injektion von Morphin (n = 20)

Frequenz-bereich	Art d. EEG-Leistungs-änderung nach Medikamentengabe	Zahl d. Auftretens in Prozent	Stärke der Veränderung	Morphin-Dosierung
Alpha	↓↑ a. ↓ b. ↑ c. ∅ d.	a. 50 b. 20 c. 20 d. 20	5–10 µV	5 mg ≙ ca. 0,08 mg/kg KG
Beta	∅	∅	∅	
Delta	(↑)	} 33	ca. 5 µV	
Theta	(↑)			
Alpha	↓↑ a. ↓ b. ↑ c. ∅ d.	a. 60 b. 10 c. 10 d. 10	5–20 µV	10 mg ≙ ca. 0,14 mg/kg KG
Beta	↑	10	ca. 20 µV	
Delta	(↑)	} 60	ca. 10 µV	
Theta	(↑)			

prägt; sie treten ebenfalls dosisabhängig bei ca. 30–70% der Patienten intermittierend auf. Als Ausdruck exzitatorischer Morphineigenschaften wird in der höher dosierten Gruppe bei einem Patienten die Ausbildung deutlicher Beta-Aktivität beobachtet (s. Abb. 3).

Berichte der Literatur: Nach frühen Veröffentlichungen über EEG-Beobachtungen bei psychiatrischen Patienten (geheilte Trinker) unter Morphin werden bei subcutaner Anwendung von 20 mg Morphin keine Veränderungen bzw. nur gelegentlich Schlafmuster im Elektroenzephalogramm beobachtet. Der durch Morphin beeinflußte Bewußtseinszustand der Untersuchten stimmt jedoch im Einzelfall nicht mit eventuell registrierten enzephalographischen Musterveränderungen überein [1]. Die intravenöse Morphingabe verstärkt häufig schon vorher bestehende abnorme EEG-Befunde [24]. WIKLER [33] beobachtet nach langsamer intravenöser Gabe von 30 mg Morphin ca. eine Minute nach Beendigung der Injektion klinisch zunächst eine Hautrötung, die von subjektiv angegebenem erregendem Wohlgefühl und besonderer Wachheit begleitet ist und zwei bis fünf Minuten anhält. Gleichzeitige EEG-Veränderungen werden nicht beobachtet. Dieser Initialphase folgen längeranhaltende sowohl in ihrer Richtung als auch individuell unterschiedlich ausgeprägte Bewußtseinsänderungen mit gleichzeitigen Leistungsänderungen im EEG. Bei der Mehrzahl der Beobachtungen treten Entspannung und Euphorie mit Schläfrigkeit, selten mit Überwachheit auf. Das EEG zeigt hierbei eine Synchronisation. Gelegentlich werden klinische Zeichen von Depression und Ängstlichkeit mit gleichzeitiger Desynchronisation im EEG registriert. Auch das Ausbleiben von Reaktionen im klinischen Befinden und im EEG wird beobachtet. WIKLER stellt die Hypothese auf, daß EEG-Synchronisation und -Desynchronisation Aktivitätsveränderungen von Neuronensystemen reflektieren, die mit verhaltensbezogenen Vorgängen in losem Zusammenhang stehen, wobei letztere auch von der cortikalen Homöostase abzuhängen scheinen. Desynchronisation tritt bei übermäßigem Aktivitätsanstieg in diesen Strukturen auf und kann auch als Hemmwirkung auf bewußtseinspositive Systeme aufgefaßt werden; Synchronisation spiegelt die entgegengesetzte Richtung.

Klinische Beurteilung. Morphin verändert bei ca. 30% der Patienten Befinden und Bewußtsein nicht. Im übrigen Krankengut tritt gewöhnlich leichte Beruhigung, nur vereinzelt stärkere Sedierung auf. Euphorie wurde nicht beobachtet. Die peripheren Kreislaufgrößen werden wenig beeinflußt; sie ändern sich in den beiden Gruppen nicht signifikant. Nebenwirkungen sind häufig – speziell unter der niedrigeren Morphindosierung (60% bei 0,08 mg/kg KG, 40% bei 0,14 mg/kg KG). Sie umfassen die Symptome Übelkeit, Schwindel, Angst und Unruhe sowie selten Kreislaufreaktionen mit kalten Schweißausbrüchen.

Wertung der EEG-Veränderungen in Korrelation zu klinischen Befunden. Auftreten und Grad von Frequenzen im Delta/Theta-Band stimmen mit sedierenden klinischen Effekten überein. Eine strenge Korrelation zwischen dem Befinden der Patienten und beobachteten Leistungsveränderungen der Grundfrequenz kann jedoch nicht gesehen werden. Unter Morphin lassen sich somit aus dem EEG zwar Auftreten und Grad einer Sedierung ablesen, aber Leistungsänderungen der Ausgangsfrequenz sind lediglich als spontane morphininduzierte Vigilanzveränderungen anzusehen. Sie fallen zumeist zusammen mit unangenehmen Nebenwirkungen, stimmen jedoch im Einzelfall nicht mit klinisch beurteilbaren Veränderungen von Bewußtsein und Befinden überein.

Pethidin (Dolantin)

Pharmakologische Wirkungsweise und klinische Anwendung. Pethidin wurde als erstes vollsynthetisches Präparat mit morphinartiger Wirkung 1939 in die klinische Therapie eingeführt. Es gehört auch heute noch zu den sehr häufig benutzten schmerzlindernden Medikamenten. Seine zentralen und peripheren Angriffsorte ähneln weitgehend denen des Morphin, wobei sowohl die analgetische Wirksamkeit als auch die übrigen Wirkungskomponenten einschließlich der Nebeneffekte schwächer ausgeprägt und kürzer wirksam sind. Bei äquipotenten analgetischen Dosierungen hat Pethidin gegenüber dem Morphin keine wesentlichen Vorteile. Im Vergleich zu 10 mg Morphin gilt als analgetisch gleichwertig wirksam die fünf- bis zehnfache Pethidin-Dosierung (BENZER et al. 1982; KUSCHINSKY et al. 1981).

Pat.: 77 J. ♀
Allgemeinzustand: gut
Ableitung: C_3–P_3

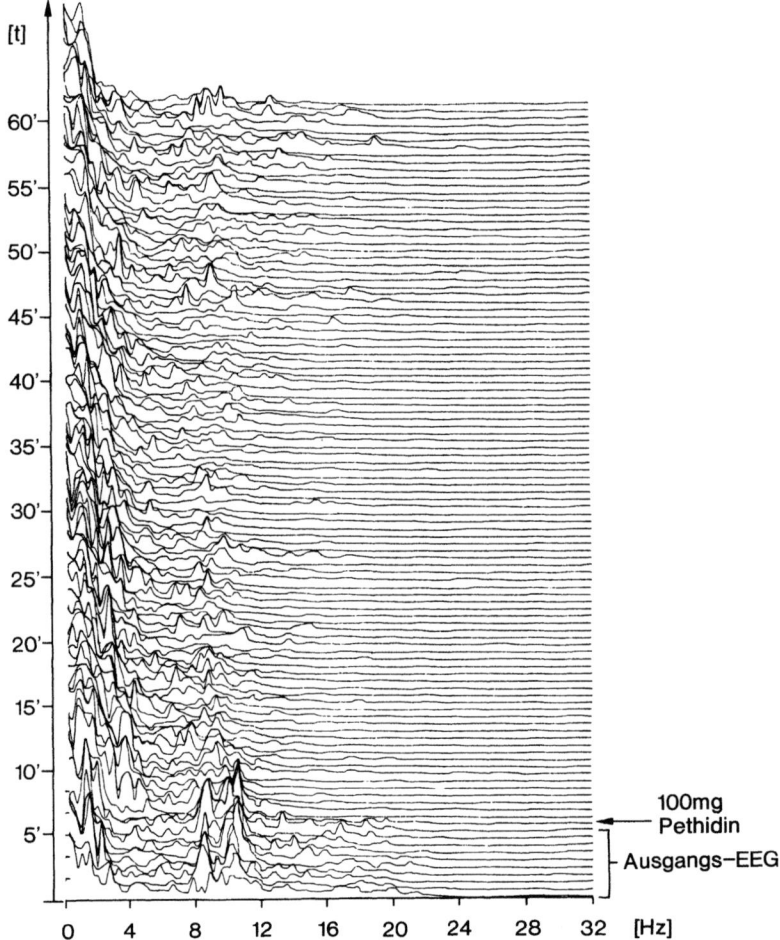

Abb. 4. EEG-Spektralanalyse vor und nach der Injektion von 100 mg Pethidin. Das vorbestehende Alpha-EEG erfährt nach der Injektion eine Reduktion der Alpha-Aktivität zugunsten einer Leistungszunahme im Bereich 2–4 Hz. Erst nach etwa 40 Min. beobachtet man eine erneute Erhöhung der klinischen Spannung des Alpha-Bandes. Sehr guter klinischer Sedierungserfolg (+ + +).
Ableitungsbedingungen: ZK: 0,3 s; Filter: 70 Hz; Eichung: 50 μV = 7 mm; Fast-Fourier-Transformation in 30 s-Epochen

Tabelle 3. EEG-Veränderungen nach intravenöser Injektion von Pethidin (n = 16)

Frequenz-bereich	Art d. EEG-Leistungs-änderung nach Medikamentengabe	Zahl des Auftretens in Prozent	Stärke der Veränderung	Pethidin-Dosierung
Alpha	↓ oder ↓↑	100	15–70 μV	
Beta	↓ oberer Frequenzbereich (bei unregelm. Ausgangs-EEG)	100	10–20 μV	100 mg ≙ ca. 1,6 mg/kg KG
Delta	↑	} 69	15–40 μV	
Theta	↑			

EEG-Befunde

Eigene Befunde: Die unter intravenöser Dosierung von 100 mg Pethidin erhobenen EEG-Befunde und klinischen Veränderungen sind in Kap. B I dargestellt [20]; (s. Tabelle 3; Abb. 4). Die initialen EEG-Veränderungen (Leistungsabfall der dominanten Grundfrequenz, der bei jungen Patienten in den ersten 10 bis 15 Minuten besonders stark ausgeprägt ist, sowie gelegentlich Delta- und Theta-Wellen) werden auch in einem längeren Beobachtungszeitraum bis zu 60 Minuten noch nicht vollständig zurückgebildet. Es bleibt eine Verschiebung des dominanten Frequenzgipfels um ½ bis 1 Hz zum niedrigeren Frequenzbereich. Die Beurteilungsmöglichkeit der allgemein psychisch relaxierenden und sedierenden Pethidin-Wirkung aufgrund der EEG-Aussagen ist gut. Vorhandensein und Wirkungsgrad der Analgesie sind, wie auch bei anderen Analgetika, aus dem EEG nicht nachweisbar.

Piritramid (Dipidolor)

Pharmakologische Wirkungsweise und klinische Anwendung. Piritramid ist ein ebenfalls synthetisch hergestelltes Opioid, das 1961 von JANSSEN [12] als potente, zur Schmerzbehandlung geeignete Substanz vorgestellt wurde. Seine spezifische analgetische Wirksamkeit – die in der Klinik in 78% zu sehr guten bis guten Resultaten führt – ist schwächer, jedoch länger anhaltend als die des Morphin. Unerwünschte zentrale und periphere Nebenwirkungen wie Atemdepression, Erbrechen, Schwindel und Blutdruckabfälle sind gering ausgeprägt oder fehlen. Piritramid ist somit heute besonders für kreislaufinstabile und kardial gefährdete Patienten unter den verschiedensten Indikationen das Analgetikum der Wahl. 15 mg Piritramid gelten im Vergleich zu 10 mg Morphin als äquipotente Dosierung [11, 14, 19, 23, 29, 30].

EEG-Befunde

Eigene Befunde (16 Pat.: 8 Pat. 20–50 J.; 8 Pat. > 70 J.; Dosierung jeweils 15 mg = 2 ml Piritramidbase (Dipidolor) innerhalb von zwei Minuten i.v.); (Tabelle 4; Abb. 5):

Die wesentlichen EEG-Befunde unter Piritramid sind intermittierende Leistungszu- und -abnahmen der dominanten Grundfrequenz, seltener ein Leistungsabfall oder -anstieg allein. Das Ausmaß der Veränderungen beträgt jeweils etwa 15 bis 20 µV. Zusätzlich erfolgt ein Frequenzabfall um ½ bis 2 Hz, der bei der Mehrzahl geriatrischer Patienten insgesamt zur Verschiebung der Grundfrequenz vom Alpha- zum Theta-Bereich führt. Gleichzeitig nehmen bei allen Patienten die Leistungen im Delta-Band – im hohen Alter auch im Theta-Bereich zwischen 3,5 und 6 Hz – um etwa 10 µV zu.

Klinische Beurteilung. Piritramid führt zu den subjektiven Empfindungen von Entspannung und Wohlbehagen, kombiniert mit leichten bis starken Sedierungsgraden, bei etwa jedem zweiten Patienten mit Schlaf. Der Zustand angenehmer Entspannung wird von jungen und geriatrischen Patienten gleichermaßen angegeben. Die Sedierungsstärke ist im hohen Alter ausgeprägter. Gelegentlich beobachtete Nebenwirkungen wie Atemdepression, Perspiration oder Übelkeit sind auf beide Altersgruppen gleichermaßen verteilt. Nebenwirkungen sind deutlich seltener (s. Tabelle 1).

Wertung der EEG-Veränderungen in Korrelation zu klinischen Befunden. Alpha-Amplitudenabnahme korreliert nach Berichten von ITIL und FINK [10] mit einer Dämpfung der Affekte, des Auffassungsvermögens und der Ge-

Tabelle 4. EEG-Veränderungen nach intravenöser Injektion von Piritramid (n = 16)

Frequenzbereich	Art d. EEG-Leistungsänderung nach Medikamentengabe	Zahl des Auftretens in Prozent	Stärke der Veränderung	Piritramid-Dosierung
Alpha	↓↑ a. ↓ b. ↑ c. d. ↓ DF	a. 44 b. 19 c. 13 d. 75	15–20 µV 1/2–2 Hz (im hohen Alter ausgeprägter)	
Beta	↑↓	bei unregelm. Ausgangs-EEG speziell im hohen Alter	15–20 µV	15 mg ≙ ca. 0,23 mg/kg KG
Delta	↑	94	10–30 µV	
Theta	↑	speziell im hohen Alter	10 µV	

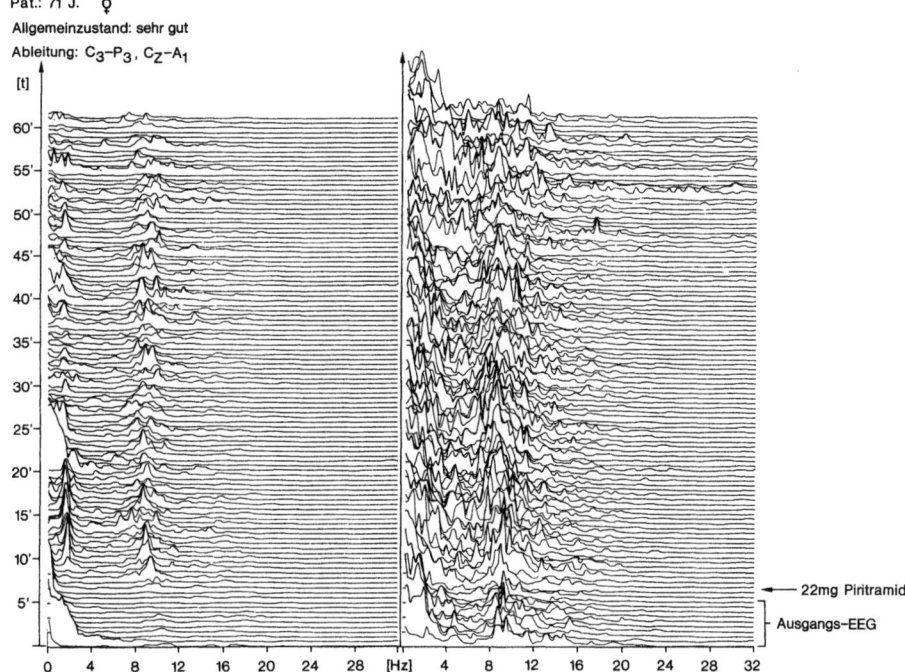

Abb. 5. EEG-Spektralanalyse vor und nach Injektion von 15 mg Piritramid. Es zeigt sich eine deutliche Aktivitätssteigerung des vorbestehenden Alpha-Rhythmus mit einer dominanten Frequenz von 9 Hz. Im weiteren Verlauf treten die unter Piritramid typischen Schwankungen der Alpha-Leistung und intermittierende Delta-Tätigkeit auf. Klinisch sehr gute Sedierung (+ + +).
Ableitungsbedingungen: ZK: 0,3 s; Filter: 70 Hz; Eichung: 50 µV = 7 mm; Fast-Fourier-Transformation in 30 s-Epochen

dankenfülle; Alpha-Amplitudenzunahme mit Entspannung, Wohlbehagen und Euphorie. Unter Piritramid werden – wie auch aus dem EEG hervorgeht – intermittierend beide Bewußtseinszustände erlebt. Diese – auch im EEG nachweisbaren – kombinierten Vigilanzzustände werden vom Patienten angenehm empfunden. Für die unangenehmen Empfindungen ähnlicher Veränderungen unter Morphin läßt sich aus dem EEG keine Erklärung geben. Entsprechend dem Grundrhythmusverhalten sind bei Piritramid Bewußtseinsveränderungen in einer Richtung selten. Die gleichzeitige Alpha-Frequenzabnahme, die bei geriatrischen Patienten besonders ausgeprägt ist, spricht für eine Einschränkung der Vigilanz. Die individuell unterschiedlichen, gelegentlich sehr starken Aktivitätszunahmen zwischen 2 und 4 Hz (im hohen Alter 2 und 6 Hz) spiegeln die Sedierungs- bzw. Schlafstärke. Unter Piritramid lassen sich aus dem EEG Bewußtseinslage und der Sedierungsgrad beurteilen. Die spezifisch analgetische Wirksamkeit des Präparates ist aus dem EEG ebenfalls nicht ersichtlich.

Pentazocin (Fortral)

Pharmakologische Wirkungsweise und klinische Anwendung. Pentazocin – chemisch zur Gruppe der Morphinantagonisten gehörend – hat selbst schwache morphinantagonisierende Eigenschaften und wirkt zentral stark analgetisch, gleichzeitig leicht dysphorisierend und sedierend. Bei äquianalgetischer Dosierung sind zentrale Nebenwirkungen auf das Brechzentrum schwächer, auf das Atemzentrum entsprechend stark wie unter den anderen besprochenen Analgetika ausgeprägt. Bei wiederholten Gaben sollen kumulativ depressorische Wirkungen auf die Atemtätigkeit fehlen. Eine besonders hohe Medikation schließt psychomimetische Störungen ein. Periphere Nebenwirkungen – besonders auch kardiodepressorische Effekte – fehlen weitgehend. Die durchschnittliche Wirkungsdauer beträgt vier Stunden. In der postoperativen Schmerzbehandlung stellt Pentazocin nach Kombinationsnarkosen mit Fentanyl möglicherweise eine besonders geeignete Substanz dar, weil es bei starker eigener analgetischer Wirkung gleichzeitig unerwünschte zentrale Fentanyl-Nebenwirkungen, speziell die Depression des Atemzentrums, antagonisiert [16, 22]. Bei intravenöser Anwendung werden 0,5 mg/kg KG verabreicht, wobei die Einzeldosis von 30 mg, die in ihrer analgetischen Wirkung 10 mg Morphin entspricht, selten überschritten wird [13, 18, 34].

EEG-Befunde

Eigene Befunde (16 Pat.: 8 Pat. 20–50 J., 8 Pat. > 70 J.; Dosierung jeweils 30 mg = 2 ml Fortral innerhalb von einer Minute i.v.); (Tabelle 5; Abb. 6):

EEG-Veränderungen unter Pentazocin sind dosisabhängig und variieren entsprechend der individuellen gewichtsbezogenen Medikamentengabe. Unter den klinisch gebräuchlichen Einzeldosierungen von 30 mg (dies führt im eigenen Patientengut zu gewichtsbezogenen Dosierungen von 0,35–0,55 mg/kg KG) werden gewöhnlich – etwa eine Minute nach Injektion – vorübergehende oder länger anhaltende Leistungsabnahmen der dominanten Ausgangsfrequenz um 10–30 µV beobachtet; sie bleiben bei Gaben unter 0,35 mg/kg KG aus. Nach einer weiteren Latenzzeit von drei bis vier Minuten erfolgt eine Leistungszunahme zwischen 10 und 20 µV (gelegentlich bis 70 µV) im Delta (Theta)-Bereich. Die EEG-Veränderungen sind bei geriatrischen Patienten stärker ausgeprägt.

Berichte der Literatur: Pentazocin gilt als nichteuphorisierende Substanz mit leicht sedierenden Eigenschaften. Die zentrale Dämpfung äußert sich nach KUBICKI et al. [16] nicht in Frequenzverlangsamung, sondern in passageren Beta-Spindelbildungen. Der Sedierungsgrad ist dosisabhängig. Nach einmaliger Gabe von 30 mg werden Teilnahmslosigkeit, Schläfrigkeit und häufig leicht erweckbarer Schlaf hervorgerufen. Gelegentlich werden

Tabelle 5. EEG-Veränderungen nach intravenöser Injektion von Pentazocin (n = 16)

Frequenz-bereich	Art d. EEG-Leistungs-änderung nach Medikamentengabe	Zahl des Auftretens in Prozent	Stärke der Veränderung	Pentazocin-Dosierung
Alpha	a. ↓ anhaltend b. ∅	a. 75 b. 25	10–30 µV	
Beta	∅	∅	∅	30 mg ≙ ca. 0,46 mg/kg KG
Delta	↑	} 63	10–15 µV – 70 µV (im hohen Alter)	
Theta	(↑)			

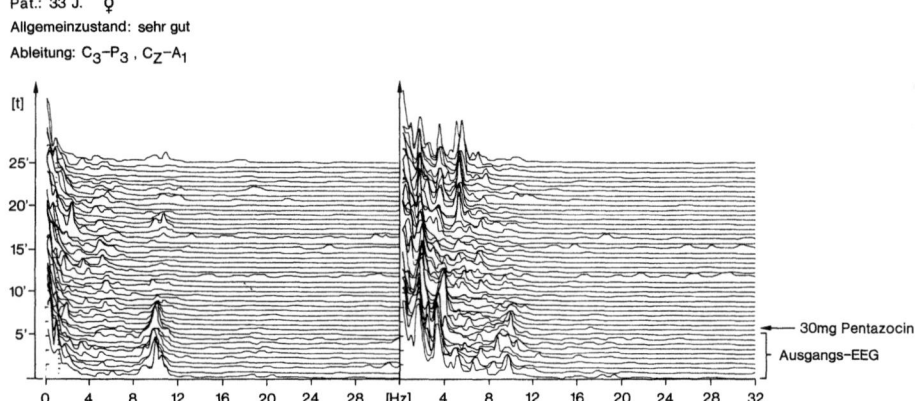

Abb. 6. EEG-Spektralanalyse vor und nach intravenöser Injektion von 30 mg Pentazocin. Alpha-Ausgangs-EEG mit dominanter Frequenz von 9–10 Hz (die 2–4 Hz Aktivität in der Ableitung C_z-A_1 ist Bewegungsartefakten zuzuordnen). Nach Applikation von Pentazocin wird das Alpha-Band nahezu vollständig unterdrückt und eine 5–6 Hz-Aktivität aufgebaut. Klinisch leichte Sedierung; Nebenwirkung: Herzklopfen.
Ableitungsbedingungen: ZK: 0,3 S; Filter: 70 Hz; Eichung: 50 µV = 7 mm; Fast-Fourier-Transformation in 30 s-Epochen

zusätzlich „angenehme Träume" berichtet. Diese psychomimetischen Wirkungen sind mit Dosiserhöhung häufiger und unangenehmer. Der zentral dämpfende Pentazocineffekt wird von KUBICKI et al. [16] als mesenzephaler Einfluß ohne dienzephale Beteiligung angesehen. Pentazocin wurde besonders hinsichtlich seiner fentanyl-antagonisierenden Eigenschaften in Dosierungen von 1,5 bis 3,5 mg/kg KG geprüft. In der hypnotischen Fentanyl-Phase verabreicht, antagonisiert die Substanz die durch Fentanyl hervorgerufenen EEG-Veräderungen. Darüber hinaus führt sie zu exzitatorischen, zehn Minuten anhaltenden Zeichen, gelegentlich zu Frequenzsteigerungen, bei schneller Injektion zu paroxysmalen Mustern. Nachfolgende Beta-Spindelbildungen werden als Ausdruck der zentralen Dämpfung angesehen.

Die neben der Analgesie beobachtete klinische Wirkung auf das Bewußtsein wie auch die EEG-Veränderungen hängen von Art und Weise der Applikation und der individuellen Dosierung ab. Hieraus lassen sich Unterschiede in den berichteten EEG- und Bewußtseinsänderungen erklären. Bei der von uns vorgestellten Einzeldosierung von 30 mg Pentazocin werden Frequenzsteigerungen, Spindelbildungen und EEG-Muster, die auf erhöhte Krampfbereitschaft schließen lassen, nicht beobachtet.

Klinische Beurteilung. Pentazocin führt unmittelbar nach der Injektion zu subjektiv empfundener Beruhigung und Teilnahmslosigkeit sowie zu – einige Minuten später einsetzender – objektiv feststellbarer Sedierung. Die klinischen Wirkungen sind im hohen Alter stärker ausgeprägt. Nebenwirkungen unterschiedlicher Ausprägung treten insgesamt in ca. 25% gleicherweise bei jungen und geriatrischen Patienten auf. Sie umfassen die Symptome Schwindelgefühl, Schwitzen, Angst, vereinzelt Atemdepression mit Erbrechen; sie sind jeweils auf individuelle Überdosierung zurückzuführen.

Wertungen der EEG-Veränderungen in Korrelation zu klinischen Befunden. Ausmaß und Art der EEG-Veränderungen korrelieren insgesamt und im Einzelfall mit einem Wechsel im subjektiven Befinden. Das unbeeinflußte EEG-Verhalten oder – häufiger vorkommend – die Leistungsabnahme der dominanten Ausgangsfrequenz hat ihr Äquivalent in zunächst gleichbleibendem Gemütszustand oder subjektiv wahrgenommener Beruhigung und Teilnahmslosigkeit. Die einige Minuten später einsetzende Frequenz- und Amplitudenzunahme im niedrigen Frequenzbereich führt zu subjektiv anzugebender und objektiv feststellbarer Sedierung. Klinische Nebenwirkungen, die jeweils auf individueller Überdosierung beruhen, sind als solche aus dem EEG nicht ablesbar; das Frequenzverhalten im Alpha- und Delta-Band zeigt lediglich – entsprechend der hohen Dosierung – eine starke Beeinflussung. Vorhandensein und Stärke tranquillierender und sedierender Pentazocin-Effekte sind aus dem EEG gut ablesbar; die analgetische Wirkung spiegelt sich auch hier im EEG-Verhalten nicht wider.

Peridurale Analgetika-Anwendung

Pharmakologische Wirkungsweise und klinische Anwendung. Die peridurale Morphin-Analgesie gehört zu den neuen Methoden der Schmerzbehandlung. Grundlage für ihre klinische Wirksamkeit ist das Vorhandensein spezifischer Rezeptoren für schmerzlindernde Medikamente in der Substantia gelatinosa des Rückenmarks. Bei der periduralen Analgesie kann durch wirkortnahe Verabreichung die erforderliche Menge an Schmerzmitteln wesentlich gesenkt werden. Die Gabe kleiner, mit größerem Kochsalzvolumen verdünnter Morphinmengen über einen periduralen Verweilkatheter, führt zu langanhaltender intensiver Analgesie [21, 35, 36, 37, 38, 39]. Die klinische Indikation für die Anwendung der Periduralanalgesie ergibt sich bei längerfristigen Schmerzbehandlungen durch verringerte Beeinträchtigung der Vigilanz und durch gezielte segmentale Steuerbarkeit der Analgesie. Eine weitere wesentliche Indikation besteht in der Therapie ursächlich nicht mehr behandelbarer Leiden, bei denen auch große Mengen systemisch verabreichter Analgetika nicht mehr zur Schmerzlinderung führen. – Der genaue Wirkungsmechanismus an den Opiat-Rezeptoren ist noch nicht geklärt. Etwa 15 Minuten nach Analgetikagabe finden sich hohe Konzentrationen der Substanz in der Cerebrospinalflüssigkeit bei nur geringen Konzentrationen im Plasma [8]. Die cerebralen Nebenwirkungen Übelkeit, Erbrechen und Atemdepression werden mit 32 bis 40% angegeben [2, 4, 5, 6, 7, 9, 25, 26, 31]. Eine Atemdepression kann Stunden nach Analgetika-Applikation auftreten. Die ca. sechsstündige Kreislaufdauer der Cerebrospinalflüssigkeit ist eine mögliche Erklärung hierfür.

EEG-Befunde
Eigene Befunde (10 Pat. 20–50 J.; Dosierung: 5 mg Morphin in 10 ml Kochsalz 0,9% über lumbal liegenden Periduralverweilkatheter appliziert; Untersuchungszeitraum: 30'; [7]); (Tabelle 6; Abb. 7):

Nach periduraler Morphin-Applikation zeigen sich im EEG bei sieben von zehn Patienten Veränderungen im Sinne einer zentralnervösen Funktionseinschränkung. In einem Fall kommt es zu Veränderungen, die eher einer Vigilanzsteigerung entsprechen. Am häufigsten (50%) werden Alterationen der elektrischen Leistung im Spektrum der Ausgangsfrequenz beobachtet, seltener (20%) treten Aktivitätssteigerungen im Delta/Theta-Bereich auf.

Berichte der Literatur: Gezielte Untersuchungen über das EEG-Verhalten nach periduraler Morphin-Applikation liegen noch nicht vor. DE CASTRO [6] beschreibt als Nebenbefund nach periduraler Fentanyl-Injektion gelegentliche EEG-Zeichen der Hypervigilanz. Die eigenen erhobenen Befunde ähneln denen unter systemischer Morphin-Applikation. Sie deuten auf eine zentralnervöse Dämpfung hin. Von WIKLER [33] werden Zeichen der Hypervigilanz (=Überwachheit) auch unter systemischer Morphin-Applikation beobachtet. Sie bleiben allerdings ohne elektroenzephalographisches Korrelat. Unter Berücksichtigung der Angaben von ENGQUIST [8] über hohe Morphin-Konzentrationen im Liquorraum nach periduraler Applikation und den niedrigen cerebral verfügbaren Mengen von Morphin nach systemischer Applikation (0,1% der verabfolgten Dosis; STANLEY 1980) liegt die Vermutung nahe, daß es sich unter periduraler wie unter systemischer Applikation um gleiche medikamentenbedingte EEG-Veränderungen handelt.

Klinische Beurteilung. Die peridurale Morphin-Gabe führt bei wenigen Patienten zur Induktion spontanen Schlafes. Häufiger wird die Bewußtseinsla-

Tabelle 6. EEG-Veränderungen nach periduraler Morphin-Verabreichung (n = 10)

Frequenz-bereich	Art d. EEG-Leistungs-änderung nach Medikamentengabe	Zahl des Auftretens in Prozent	Stärke der Veränderung	Peridurale Morphin-Dosierung
Alpha	↑↓ a. ↑ b. ↓ c. ∅ d. e. ↓ DF	a. 50 b. 20 c. 10 d. 20 e. 20	20–50 µV ca. 2 Hz	5 mg Morphin in 10 ml NaCl 0,9%
Beta	∅	∅	∅	
Delta	↑	33	in Einzel-fällen – 80 µV	
Theta				

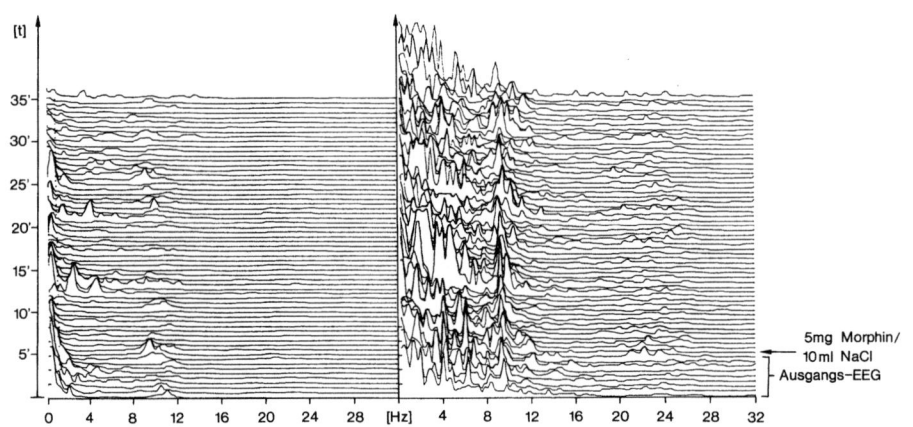

Abb. 7. EEG-Spektralanalyse vor und nach periduraler Injektion von 5 mg Morphin in 10 ml physiologischer Kochsalzlösung. Nach Morphin-Applikation kommt es mit einer Latenz von ca. 5 Min. zu einer Unterdrückung des vorher bestehenden 10 Hz-Alpha-Ausgangs-EEG. Danach wird die Alpha-Aktivität abwechselnd reaktiviert bzw. erneut unterdrückt. Gleichzeitig beträchtliche Aktivitätssteigerungen im Delta/Theta-Bereich. Klinisch keine Sedierung. Ableitungsbedingungen: ZK: 0,3 s; Filter: 70 Hz; Eichung: 50 µV = 7 mm; Fast-Fourier-Transformation in 30 s-Epochen

ge nicht beeinträchtigt. Nebenwirkungen innerhalb der ersten Stunde nach Morphin-Gabe werden bei den untersuchten Patienten nicht beobachtet.

Wertung der EEG-Veränderungen in Korrelation zu klinischen Befunden. Das Auftreten der EEG-Veränderungen korreliert nicht mit klinischen Wirkungen. Eine mögliche Erklärung wäre die Annahme, daß die zentralnervöse Medikamentenanflutung im überblickten Zeitraum noch nicht beendet ist. Bei der erwähnten langen Zirkulationszeit (4–6 Std.) der Cerebrospinalflüssigkeit könnten Veränderungen der Neuronenfunktion vorhanden sein, die sich klinisch noch nicht manifestieren.

Gesamtwertung der EEG-Befunde unter Analgetika-Anwendung zur postoperativen Schmerzbehandlung (s. Tabelle 1)

Zur postoperativen Schmerzbehandlung stehen zur Zeit eine Reihe potenter Analgetika zur Verfügung, deren analgetische Wirksamkeit bekannt ist. Bei der Untersuchung der oben angeführten Medikamente in äquipotenter Dosierung werden Veränderungen im EEG festgestellt. Diese spiegeln nicht die spezifischen analgetischen Wirkungen und können somit keinen Anhalt für die analgetische Potenz einer Substanz sowie für deren personenspezifische Abweichungen geben. Analgetika haben gleichzeitig einen bewußtseinsverändernden Effekt, der aus dem EEG allgemein und im Einzelfall in Art und Ausprägung abschätzbar ist. Analgetika führen zu intermittierenden Abnahmen der dominanten Ausgangsfrequenz bzw. zu anhaltender Reduktion. Gleichzeitig erleben die Patienten Entspannung und Beruhigung bis zur Teilnahmslosigkeit. Bei nur geringgradigen Aktivitätsschwankungen herrschen unangenehme Empfindungen wie allgemeine Ängstlichkeit vor. Unter Analgetika-Anwendung kann die dominante Ausgangsfrequenz um ½ bis 2 Hz abfallen; in solchen Fällen ist die psychischentspannende Wirkung des Medikamentes klinisch stärker ausgeprägt. Analgetika führen zu medikamenten- und dosisabhängiger Aktivitätssteigerung im niedrigen Frequenzbereich zwischen 2 und 6 Hz. Die Ausprägung der Veränderungen zeigt den klinischen Sedierungsgrad an. Die angeführten analgetischen Substanzen weisen substanz- und dosisabhängig in einem gewissen Prozentsatz zentrale Nebenwirkungen auf, die aus dem EEG nicht ablesbar sind.

Literatur

A. Lehrbücher und zusammenfassende Übersichten

Benzer H, Frey R, Hügin W, Mayrhofer O (1982) Lehrbuch der Anästhesiologie, Reanimation und Intensivtherapie. 5. Auflage. Springer, Berlin Heidelberg New York

Kuschinsky G, Lüllmann H (Hrsg) (1981) Kurzes Lehrbuch der Pharmakologie. 5. Auflage. Thieme, Stuttgart

Stanley Th (1980) Pharmacocinetics of narcotic compounds. Trends in intravenous anesthesia. In: Aldrete JA, Stanley Th (Ed) Chicago Year Book Medical Publishers

B. Einzelarbeiten

1. Andrews HL (1941) Brain potentials and morphine addiction. Psychosom Med 3:399
2. Bailey PW, Smith BE (1980) Continuous epidural infusion of fentanyl for postoperative analysia. Anaesthesia 35:1002

3. Behar M, Magora F, Olshwang D, Davidson JT (1979) Epidural morphine in treatment of pain. Lancet I:527
4. Booker PD, Wickes RG, Bryson THL, Beddard J (1980) Obstetic pain relief using epidural morphine. Anaesthesia 35:377
5. Bullingham RES, McQuay HJ, Moore RA (1980) Unexpectedly high plasma fentanyl levels after epidural use. Lancet 2:1361
6. DeCastro J, Lecron L (1981) Peridurale Opiat-Analgesie. Verschiedene Komplikationen und Nebenwirkungen. In: Zenz M (Hrsg) Peridurale Opiat-Analgesie. Fischer, Stuttgart, S 103
7. DeCastro J, D'Inverno E, Lecron L, Levy D, Toppet-Balatoni E (1980) Perspectives d'utilisation de morphinoides en anesthésie loco-regionale justification – premier résultats. Anesth Anal Rean 37:17
8. Engquist A (1981) Grundlagen der periduralen Opiat-Analgesie und klinische Erfahrungen. In: Zenz M (Hrsg) Peridurale Opiat-Analgesie. Fischer, Stuttgart, S 1
9. Husemeyer RPM, O'Connor C, Davenport HT (1980) Failure of epidural morphine. Lancet 2:203
10. Itil T, Fink M (1966) Anticholinergic drug-induced delirium: Experimental modification quantitative EEG and behavioral correlations. J Nerv Ment Dis 143:492
11. Janssen: Wissenschaftlicher Prospekt Dipidolor®.
12. Janssen PAJ (1961) Piritramide (R3365) a potent analgesic with unusual chemical structure. J Pharmacol 13:513
13. Janzen R, Keidel WD, Herz A, Steichele A (Hrsg) (1972) Schmerz: Klinische Erfahrungen in der Anästhesiologie mit Pentazocin. Thieme, Stuttgart, S 368
14. Kay B (1971) A clinical investigation of piritramide in the treatment of postoperative pain. Br J Anaesth 43:1167
15. Kubicki St (1975) Die Physiologie der zentralen Schmerzverarbeitung. In: Rügheimer E, Heitmann D (Hrsg) Die Neuroleptanalgesie – Bilanz einer Methode. Thieme, Stuttgart, S 3
16. Kubicki St, Stölzel R, Haas J (1972) Auslöschung des Fentanyl-Effektes durch Pentazocin im EEG und somatisch-sensorisch evozierte Potentiale. In: Henschel WF (Hrsg) Postoperative Schmerzbekämpfung. Schattauer, Stuttgart New York, S 103
17. Lips U, Pichlmayr I (1981) Vergleich der zentralen Wirksamkeit periduraler und systemischer Morphin-Gaben an Hand von EEG-Spektralanalysen. Intensivmed Prax 4:51
18. Mule SJ (1971) Physiological dispositions of narcotic agonists and antagonists, narcotic drugs: Biochemical pharmacology. In: Clonet DH (Ed) Plenum Press, New York
19. Nilsson (1972) Diskussionsbemerkung auf dem 3. Europäischen Anästhesiekongreß 1970 in Prag. In: Hoder J, Jedlicka R, Pokorny J (Hrsg) Advances in anesthesiology and resuscitation. Aricenum-Czechoslovak Medical Press Prague, vol II, S 1573
20. Pichlmayr I, Lips U (1979) Pethidin-Effekte im Elektroenzephalogramm. Anaesthesist 28:433
21. Piepenbrock S, Zenz M, Otten G (1981) Peridurale Opiat-Analgesie in der postoperativen Phase. In: Zenz M (Hrsg) Peridurale Opiat-Analgesie. Fischer, Stuttgart, S 47
22. Rifat K (1972) Pentazocin in der sequentiellen analgetischen Anästhesie. Br J Anaesth 44:175
23. Saarne A (1969) Clinical evaluation of the new analgesic piritramide. Acta Anaesthesiol Scand 13:11
24. Scheider J, Remond DA (1949) Notes préliminaires concernant l'action de la morphine à doses variables sur le trans EEG. Electroencephalogr Clin Neurophysiol 1:372
25. Scott DB, McClure J (1979) Selective epidural analgesia. Lancet 1:1410
26. Scott PV, Bowen FE, Cartwright P, Mohanrav BC, Deely D, Wohterspoon HG, Sumreim IMA (1980) Intrathecal morphine as sole analgesic during labour. Br Med J 281:351
27. Sertürner FH (1817) Über das Morphium eine neue salzfähige Grundlage und die Mekonsäure als Hauptbestandteil des Opiums. Gilbert's Ann Physik 55:56
28. Snyder SH (1975) Opiate receptor in normal and drug altered brain function. Nature 257:185
29. Sonntag H, Meyer-Burgdorff Ch (1972) Postoperative Schmerzbehandlung mit Piritramid. In: Hoder J, Jedlicka R, Pokorny J (Hrsg) Advances in Anaesthesiology and Resuscitation. Avicenum-Czechoslovak Medical Press Prague, vol II, S 1480

30. Takki S, Tammisto T (1973) A comparison of pethidine, piritramide, and oxycodone in patients with pain following cholecystectomy. Anaesthesist 22:162
31. v. d. Berg B, v. d. Berg E, Zenz M (1981) Peridurale Morphin-Analgesie und Sympathikusblockade. In: Zenz M (Hrsg) Peridurale Opiat-Analgesie. Fischer, Stuttgart, S 31
32. Wang JK, Nauss EA, Jürgen ETh (1979) Pain relief by intrathecally applied morphine in man. Anesthesiology 50:149
33. Wikler A (1954) Clinical and electroencephalographic studies of the effects of mescaline, N-allgenormorphine and morphine in man. J Nerv Ment Diss 120:157
34. Winthrop: Wissenschaftlicher Prospekt Fortral®
35. Zenz M (1981) Peridurale Opiat-Analgesie. Dtsch Med Wochenschr 16:482
36. Zenz M, Piepenbrock S, Hüsch M, Otten G, Otten B (1981) Peridurale Opiat-Analgesie. Anaesthesist 30:28
37. Zenz M, Piepenbrock S, Hüsch M, Schappler-Scheele B, Neuhaus R (1981) Erfahrungen mit längerliegenden Periduralkathetern. Peridurale Morphin-Analgesie bei Karzinompatienten. Regional-Anaesthesie 4:26
38. Zenz M, Piepenbrock S, Otten B, Otten G, Neuhaus R (1981) Peridurale Morphin-Analgesie I. postoperative Phase. Anaesthesist 30:77
39. Zenz M, Piepenbrock S, Otten B, Otten G (1980) Epidurale Morphin-Injektion zur Schmerzbekämpfung. Fortschr Med 98/99:306

VII. Anästhesiologische und operative Maßnahmen mit potentiell cerebraler Auswirkung

INHALT

Anästhesiologische Maßnahmen 158
    Manipulationen nach Narkoseeinleitung 158
    Infusionstherapie 159
    Medikamentengabe 159
Einflüsse der Operation 161
    Schmerzreize 161
    Intraoperative Kreislaufkrisen 161
    Extrakorporaler Kreislauf (EKK) 161
Beurteilung der EEG-Beeinflussung durch anästhesiologische Maßnahmen
und operative Einflüsse 164

Neben der Narkose haben operationsbegleitende anästhesiologische Maßnahmen, Einflüsse des Operationsverlaufes und spezielle kreislaufbelastende Operationsphasen oder Operationen cerebrale Auswirkungen, die im EEG durch mehr oder weniger starke zusätzliche Beeinflussung der cerebralen Funktionen nachweisbar sind. Wie immer sind auch hier die Reaktionen des EEG sehr stereotyp, d.h. Noxen verschiedener Art führen zu gleichsinnigen EEG-Veränderungen. Voraussetzung zur Beurteilung der Wertigkeit ist daher die Kenntnis der klinischen Umstände. Dabei läßt sich folgende Grundsatzregel aufstellen: Verändert sich das EEG im steady-state einer Narkose bei gleichbleibenden klinischen Voraussetzungen im Sinne einer Frequenzverlangsamung und Abflachung der elektrischen Spannung, so ist dies immer ein Warnsignal für das Vorliegen einer Minderversorgung des Gehirns, deren Ursache gesucht und abgestellt werden muß [13]. Veränderungen im Sinne einer Frequenzbeschleunigung weisen auf eine Abflachung der Narkose entweder durch Abbau der Anästhetika oder durch Erhöhung des chirurgischen Schmerzreizes hin, solange keine anderen klinischen Parameter sie erklären.

Anästhesiologische Maßnahmen

Manipulationen nach Narkoseeinleitung. Die endotracheale Intubation, endotracheales Absaugen, Einlegen der Magensonde sowie die Anlage zentralvenöser Zugänge sind obligatorische Maßnahmen zur Vorbereitung für mittlere und größere chirurgische Eingriffe. Sie führen, besonders wenn kurz nach Narkoseeinleitung ein steady-state im Stadium III$_2$ noch nicht erreicht ist, zu einer abrupten Verflachung der Narkose mit deutlichen Desynchronisationserscheinungen im EEG, gelegentlich begleitet von klinisch sichtbaren Muskelreaktionen (s. Abb. 1). Bei cerebral stark vorgeschädigten Patienten kann die Intubation oder das endotracheale Absaugen gelegentlich auch zu den Zeichen einer „Narkosevertiefung" mit Zunahme langsamer hoher Wellen führen. Als Ursache werden hypoxische Einflüsse auf die Ganglienzellen angeführt (SADOVE et al. 1967).

Infusionstherapie. Infusionen von kristalloiden und kolloidalen Lösungen, Eiweißfraktionen und Vollblut haben im eigenen Untersuchungsgut nicht zu Hirnfunktionsveränderungen geführt. Andere Autoren berichten (SADOVE et al. 1967), daß größere Mengen kalter Infusions- bzw. Transfusionslösungen – wohl ebenfalls durch cerebrale Hypoxie bedingt – einen Frequenzabfall im EEG verursachen können.

Medikamentengabe. Die intraoperative Gabe von Antibiotika, Kardiaka und Katecholaminen führt nicht zu erkennbaren Änderungen der EEG-Aktivität. In Einzelfällen kommt es auch unter tiefen Narkosestadien zu deutlichen Aufwachzeichen nach intravenöser Medikamentenapplikation (hier unter kontinuierlicher Peridural-Ethrane-Anästhesie durch Zufuhr von Ca^{++}-Ionen; s. Abb. 2), wobei dieses individuell auffällige Verhalten nicht erklärt werden kann.

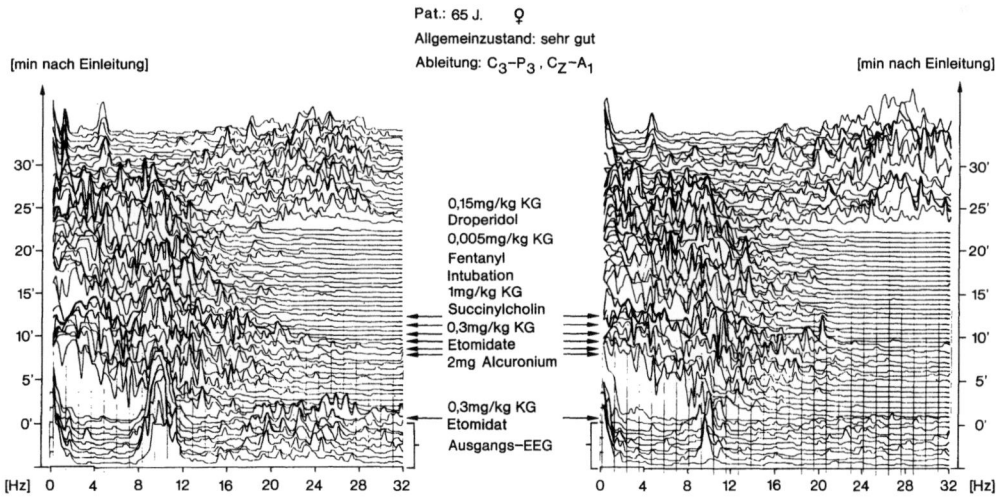

Abb. 1. Darstellung einer Aufwachreaktion durch die Anlage eines zentralvenösen Katheters, 20 Minuten nach Einleitung einer Etomidat-induzierten Neuroleptanalgesie.
Ableitungsbedingungen: ZK: 0,3 s; Filter: 70 Hz; Eichung: 50 µV = 7 mm; Fast-Fourier-Transformation in 30 s-Epochen

Pat.: 78 J. ♀
Allgemeinzustand: mäßig
Ableitung: C_3-P_3 , C_Z-A_1

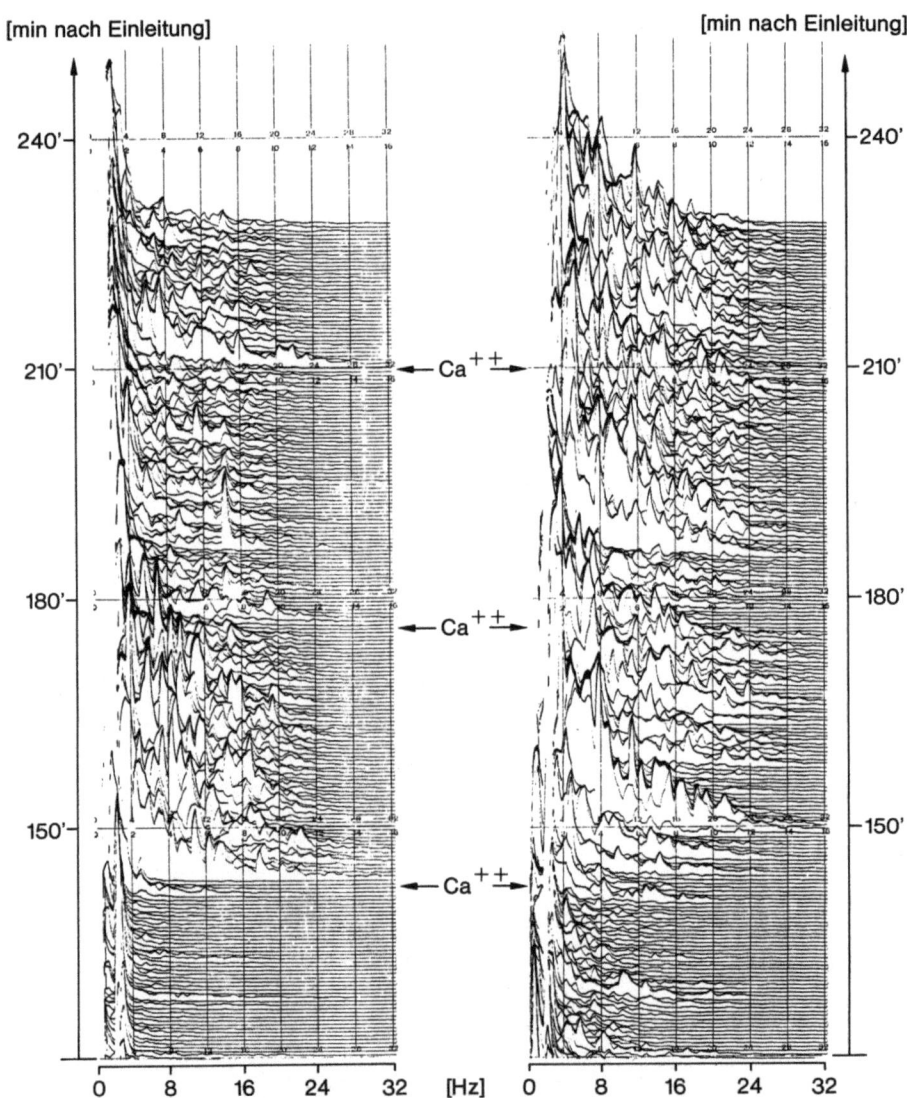

Abb. 2. EEG-Spektralanalyse im steady-state einer tiefen Enfluran-Narkose. Die Injektion von Calciumionen führt zu plötzlichen Aktivierungen – auch der schnelleren Frequenzbänder – im EEG.
Ableitungsbedingungen: ZK: 0,3 s; Filter: 70 Hz; Eichung: 50 µV = 7 mm; Fast-Fourier-Transformation in 30 s-Epochen

Einflüsse der Operation

Schmerzreize. Im Verlauf eines abdominalen Eingriffs löst mechanischer Zug am Peritoneum und Magen erfahrungsgemäß häufig klinische Aufwachphasen mit Singultus aus, die gelegentlich auch von Herz-Kreislaufreaktionen begleitet werden. Im EEG zeigt sich die Narkoseabflachung in Form von Frequenzanstiegen (s. Abb. 3; SADOVE et al. 1967). In tiefen bzw. sehr tiefen Narkosestadien bleiben klinische und enzephalographische Reaktionen aus.

Intraoperative Kreislaufkrisen. Unbeherrschbare intraoperative Blutungen führen über allgemeine Kreislaufreaktionen schnell zur cerebralen Mangelzirkulation mit Frequenzreduktion und Spannungsabfall (s. Abb. 4) im EEG. Die kritische Grenze mit einem systolischen Blutdruck von ca. 70 mm Hg liegt bei gefäßgesunden Patienten deutlich höher als bei langsamem Blutdruckabfall [1, 2, 6]. – Gefäßchirurgische Maßnahmen an den Karotiden mit Gefäßkompression können lokale Frequenzabfälle in einzelnen Gehirnarealen auslösen. Bei Vorliegen einer primären lokalen Minderdurchblutung mit entsprechenden Frequenzveränderungen werden nach zirkulationsverbessernden Operationen Frequenzanstiege beobachtet (BRECHNER et al. 1962; SADOVE et al. 1967).

Extrakorporaler Kreislauf (EKK). In der Thorax- und Herzchirurgie, speziell bei Operationen mit Einsatz des „Extrakorporalen Kreislaufes", bewährt sich die fortlaufende EEG-Registrierung seit langem als Bewertungskontrolle der cerebralen Perfusionsverhältnisse und damit gleichzeitig als Leistungsnachweis des Pump-Oxygenators ([8, 9, 10, 11], BRECHNER et al. 1962; KUGLER 1966, SADOVE et al. 1967). Voraussetzungen für den Einsatz der EEG-Schreibung als Monitor der cerebralen Integrität ist das steadystate einer flachen Narkose mit nahezu beibehaltener Grundfrequenz, schnellen niedrigen Wellen als Hintergrund und gelegentlichen Theta-Spindeln als Ausdruck tieferer Schlafphasen. Die bei offenen Herzoperationen mit Kreislaufunterbrechung übliche Senkung der Kerntemperatur unterschreitet 30–28 °C nicht und hat damit ebenfalls noch wenig Einfluß auf die elektrischen Funktionszeichen. Im Verlauf von Thorax- und Herzoperationen kann die Gehirndurchblutung in den einzelnen Operationsabschnitten durch unterschiedliche Ursachen gestört sein. Schon bei der Thoraxeröffnung ist durch die Retraktion der Lunge – z. B. bei Patienten mit eingeschränkter Atemreserve – eine inadäquate mechanische Ventilation mit vorübergehenden Hypoxiephasen möglich. Frequenzverlangsamungen im EEG wären hierbei ein frühes Warnsymptom. Die Freilegung des Herzens und der großen Gefäße kann durch mechanischen Druck der Retraktoren oder durch Herztorquierung zu einer teilweisen Verlegung der oberen Hohlvene oder auch zu verminderter Gesamtauswurfleistung des Herzens

Pat.: 75 J. ♂

Allgemeinzustand: gut

Ableitung: C_Z-A_1

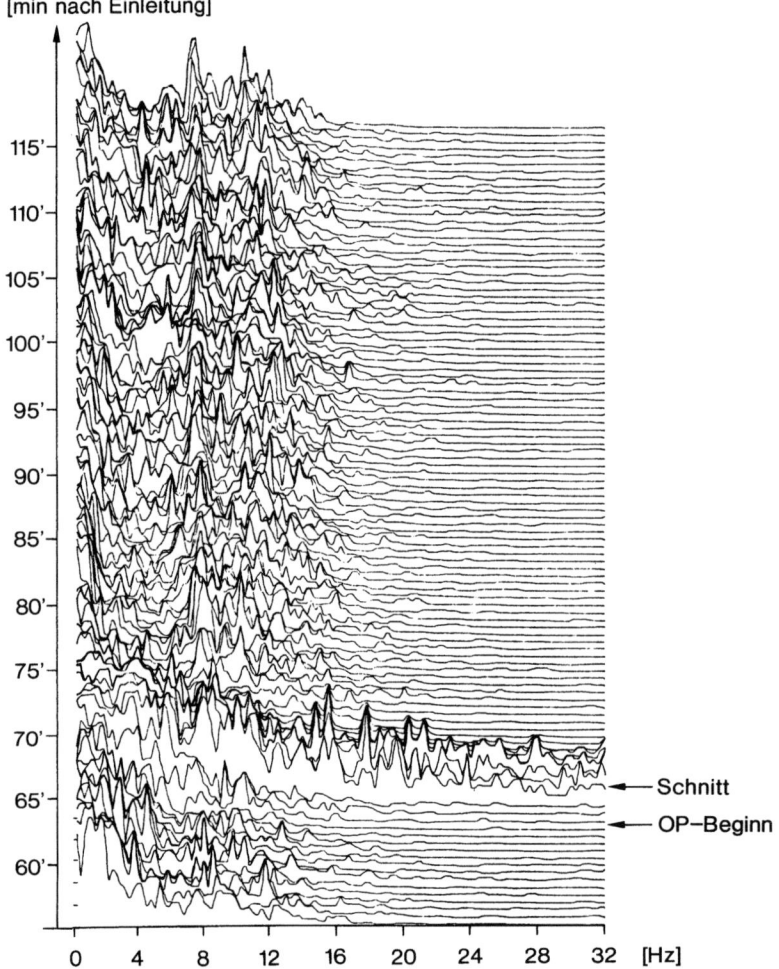

Abb. 3. EEG-Bild einer Barbiturat-induzierten Neuroleptanalgesie in der „analgetischen Phase". Der durch den Operationsbeginn induzierte Schmerzreiz führt zu einer Aufwachreaktion mit Aktivitäten über das gesamte Frequenzband.
Ableitungsbedingungen: ZK: 0,3 s; Filter: 70 Hz; Eichung 50 µV = 7 mm; Fast-Fourier-Transformation in 30 s-Epochen

führen. Daraus resultierende venöse Stauungen im Gehirn oder das Absinken der Gesamtgehirndurchblutung führen ebenfalls zu den Zeichen cerebraler Hypoxie mit Frequenzverlangsamung. Die zum Anschluß an den extrakorporalen Kreislauf notwendige Kanülierung der großen Hohlvenen löst regelmäßig einen schnell reversiblen Frequenzabfall im EEG – ohne gleichzeitige Herz-Kreislaufreaktionen – aus. Als Ursache werden vorüber-

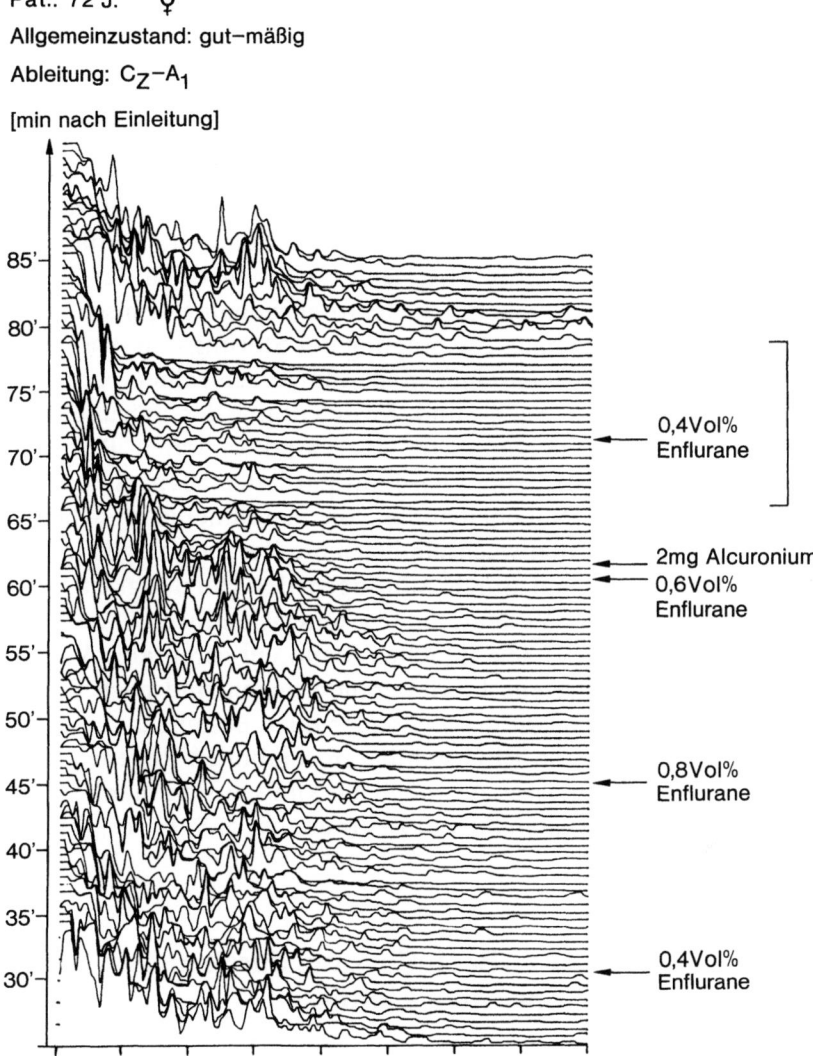

Abb. 4. Beispiel einer erheblichen EEG-Depression, bedingt durch den zehn Minuten anhaltenden intraoperativen Blutdruckabfall auf Werte von 70/30 mm Hg (Narkose: kombinierte PDA-Enflurane-Anästhesie).
Ableitungsbedingungen: ZK: 0,3 s; Filter: 70 Hz; Eichung: 50 µV = 7 mm; Fast-Fourier-Transformation in 30 s-Epochen

gehende cerebrale Drucksteigerungen oder reflektorische Vorgänge diskutiert [7, 8, 11].

Der extrakorporale Perfusionsbeginn bedingt kurzfristige cerebrale Durchblutungskrisen mit Frequenzabfall im EEG, wobei wiederum mehrere Ursachen wie Kreislaufdepression, vorübergehende cerebral-venöse Drucksteigerung oder reflektorische Einflüsse durch das Einströmen kalter

Perfusionslösung erwogen werden. Unter technisch perfekter extrakorporaler Perfusion kann ein ungestörtes EEG erwartet werden. Die kritische Blutdruckgrenze für die adäquate Gehirnperfusion liegt in dieser Phase bei 30–40 mm Hg gegenüber 70–75 mm Hg unter Normalverhältnissen. Dieses niedrigere Druckniveau erklärt sich aus der konstanten Volumenleistung der Herz-Lungen-Maschine. Während eine cardial bedingte Drucksenkung auch von einer Senkung des Volumenauswurfs begleitet ist, bleibt beim EKK trotz niedriger Druckverhältnisse eine adäquate Perfusion gewährleistet. Perfusionsfehler und individuelle Unterschiede in der Toleranzgrenze für den Druckabfall drücken sich elektroenzephalographisch wieder in Frequenzabfall und – je nach Ausprägung der Störung – in Amplitudenanstieg oder -abfall aus. Zeichen einer inadäquaten zentralnervösen Perfusion erfordern die sofortige Suche und Ausschaltung der Störungsquelle. – Vor dem endgültigen Übergang von der extrakorporalen Perfusion auf die Herzeigenleistung wird eine Phase mit partiellem Bypass durchlaufen. Das hierbei bestehende Nebeneinander von maschineller und herzgesteuerter Organperfusion bedingt wechselnde leichte Veränderungen im EEG. In der Postbypassperiode sind durch Störungen der Herztätigkeit mit Kreislaufschwankungen EEG-Veränderungen unterschiedlicher Ausprägung möglich. Sie zeigen jeweils den aktuellen Stand der cerebralen Versorgungsverhältnisse an. Eingetretene EEG-Veränderungen sind nach Beseitigung der Ursache in Abhängigkeit der Zeitdauer ihres Bestehens rückbildungsfähig. Die bis zur völligen, im EEG sichtbaren cerebralen Regeneration benötigte Zeitspanne gibt Hinweise auf mögliche klinisch sich manifestierende cerebrale Schäden im postoperativen Zeitraum ([4, 5, 8, 11, 12], BRECHNER et al. 1962).

Beurteilung der EEG-Beeinflussung durch anästhesiologische Maßnahmen und operative Einflüsse

Das EEG als zusätzliches Monitor-System ist während möglicherweise cerebral gefährdenden Operationen und Risikonarkosen ein Indikator für Veränderungen des cerebralen Funktionszustandes. Seine aktuelle Beurteilung führt zu frühzeitiger Entdeckung schädigender Noxen und kann durch deren Ausschaltung die Sicherheit des Patienten erhöhen. Die routinemäßige Anwendung einer EEG-Kontrolle während voraussichtlich unkomplizierter Narkose- und Operationsverläufe ist aus technischen Gründen umstritten [3].

Literatur

A. Lehrbücher

Brechner VL, Walter RD, Dillon JB (1962) Practical electroencephalography for the anesthesiologist. C. G. Thomas publisher, Springfield Illinois

Kugler J (1966, 1981) Elektroenzephalographie in Klinik und Praxis. Thieme, Stuttgart, 2., 3. Auflage

Sadove MS, Beck AD, Gibbs FA (1967) Electroencephalography for anesthesiologists and surgeons. Pitman, London

B. Einzelarbeiten

1. Bellville JW, Artusio JF Jr (1956) Effect of Arfonad® on anesthetic requirements during Cyclopropane anesthesia. Anesthesiology 17:347
2. van Bergen FH, Bucktey JJ, French LA, Dobkin AB, Brown JA (1954) Physiologic alterations associated with Hexamethonium-induced hypotension. Anesthesiology 15:507
3. Coons RE, Keats AS, Cooley DA (1959) Significance of electroencephalographic changes occurring during cardiopulmonary by-pass. Anesthesiology 20:804
4. Davenport HT, Arfel G, Sanches FR (1959) The electroencephalogram in patients undergoing open heart surgery with heart-lung by-pass. Anesthesiology 20:674
5. Kavan EM, Brechner VL, Walter RD, Maloney JV (1959) Electroencephalographic patterns during intracardiac surgery using cardiopulmonary by-pass. AMA Arch Surg 78:151
6. Kubicki St, Just O (1957) Das hirnelektrische Bild bei extremer künstlicher Blutdrucksenkung. Anaesthesist 6:143
7. Kubicki St, Just O (1959) Das EEG im Verlauf von Herzoperationen mit Kreislaufunterbrechung. Anaesthesist 8:1
8. Kubicki St, Trede M, Just O (1960) Die Bedeutung des EEG bei Herzoperationen in Hypothermie und bei extrakorporaler Zirkulation. Anaesthesist 9:119
9. Martin JT, Faulconer H, Bickford RG (1959) Electroencephalography in anesthesiology. Anesthesiology 20:359
10. Owen SG, Adams JE, Dawson BE, Lance EM, Sawers JL, Scott HW (1958) Observed central nervous system responses during experimental employment of various pump oxygenators. Surgery 44:240
11. Trede M, Kubicki St, Just O (1959) Über EEG-Beobachtungen bei Herzoperationen mit extrakorporalem Kreislauf. Anaesthesist 8:76
12. Walter RD, Kavan EM, Brechner VL, Maloney JV (1958) EEG-changes during cardiac surgery with cardiopulmonary by-pass. Electroencephalogr Clin Neurophysiol 10:180
13. Wiemers K, Puppel H (1960) Praktische Bedeutung der EEG-Registrierung im Operationssaal, Kreislaufmessungen. Vorträge des 2. Freiburger Kolloquiums über Kreislaufmessungen, Bd 2, S 24

VIII. Perioperative Störungen mit cerebraler Auswirkung

INHALT

Anoxie – Hypoxie	166
Hypotonie	168
Hypothermie	169
Störungen des Säure-Basen-Status	170
Stoffwechsel-, elektrolyt- und hormonellbedingte Störungen	171
Hypo-Hyperglykämie	171
Hypo-Hyperthyreose	171
Hypocalciämie	171
Störungen der Nebennierentätigkeit	173
Menstruationszyklus	173
Lebererkrankungen	173
Nierenerkrankungen	173
Zustände mit chronischer Hypoxidose	174
Zusammenfassende Beurteilung der EEG-Befunde	174

Entgleisungen des physiologischen Gleichgewichtes ziehen EEG-Veränderungen nach sich. Hierbei erweist sich das EEG als sehr empfindlicher Indikator für Störungen cerebraler Funktionsverläufe. Da unterschiedliche Noxen gleichsinnige enzephalographische Phänomene verursachen, können aus dem EEG zwar Ausmaß und Stärke der cerebralen Funktionsbeeinträchtigung ersehen werden, Rückschlüsse auf die Ursache der Störung sind dagegen primär nicht aus dem EEG allein, sondern nur in Zusammenhang mit der klinischen Gesamtsituation möglich. Der Ablauf von EEG-Veränderungen unter definierten Störungen der cerebralen Kreislauf- und Stoffwechselsituation ist zum Teil untersucht und bekannt.

Anoxie – Hypoxie (s. Tabelle 1)

([10, 11, 13, 16, 20, 22, 23], BRECHNER et al. 1962; CHRISTIAN 1975; GIBBS u. GIBBS 1958; JUNG 1953; KUGLER 1966/1981; NEUNDÖRFER u. WITZEL 1975)

Cerebraler Sauerstoffmangel führt – nach sehr kurzer Aktivierung – zu schnell fortschreitender Depression der elektroenzephalographisch meßbaren Funktionen. Der nach kurzer Anoxiezeit eintretende Funktionsstillstand endet in irreparablen morphologischen Schäden. Die Sauerstoffsättigung des Blutes liegt bei individuell bedingten Unterschieden zwischen 95 und 60%. Unter Hypoxie werden in Abhängigkeit vom Ausgangswert EEG-Veränderungen bei O_2-Sättigungsabfällen auf 70 bis 40% erfaßt, die vor bzw. gleichzeitig mit der klinisch sichtbaren Cyanose und – beim primär wachen Patienten – vor dem Bewußtseinsverlust vorhanden sind. Bei gleichzeitiger Hyperkapnie werden hypoxiebedingte EEG-Zeichen zunächst überdeckt; sie treten dadurch später in Erscheinung als unter Normokapnie. Dies dürfte auf die bekannte cerebrale Durchblutungserhöhung unter Hyperkapnie zurückzuführen sein.

Im EEG wird unter langsam zunehmender Hypoxie zunächst die Amplitude der Alpha-Aktivität erhöht. Es folgt eine Frequenzsteigerung (Beta-Aktivität hoher Amplitude), im weiteren Verlauf eine Frequenzreduktion (Delta/Theta-Aktivität hoher Amplitude) sowie im Anschluß eine Amplitudenreduktion (niedrige Delta-Aktivität), die schließlich in ein isoelektrisches EEG mündet. Unter akutem Kreislaufstillstand mit cerebraler Anoxie werden die Symptome der primären Desynchronisation vielfach so schnell durchlaufen, daß erst das Auftreten der Synchronisation oder gar der isoelektrischen Strecken registriert wird.

Eine akute Anoxie führt innerhalb von 20 bis 30 Sekunden zu einem Funktionsausfall der Ganglienzellen. Lokale Hyp- bzw. Anoxien verursachen gleichartige, jedoch örtlich beschränkte EEG-Symptome, die nicht generell in den Kopfhautableitungen sichtbar sind. Bei Wiedereinsetzen ausreichender Sauerstoffversorgung innerhalb von drei Minuten normalisiert sich das EEG unter stetiger Spannungs- und Frequenzzunahme nach einer Latenzeit von wenigen Minuten. Unter weiterer ausreichender Sauerstoffversorgung sind bei stabilen Kreislaufverhältnissen keine neurologischen Restschäden zu erwarten. Die Beobachtung, daß eine dreiminütige cerebrale Anoxie ohne Spätschäden überlebt werden kann, gleichzeitig aber die Toleranzgrenze für die cerebrale Ischämiezeit darstellt, wurde bereits 1857 durch BROWN-SEQUARD [6] veröffentlicht und im wesentlichen tierexperimentell [27, 38, 39] und klinisch bestätigt [1, 11]. Unter hypothermischer Stoffwechselsenkung kann diese Toleranzgrenze auf 7½ Minuten erhöht werden. Die nach Einsetzen ausreichender Sauerstoffversorgung notwendige Erholungszeit der enzephalographischen Befunde bis zur weitgehenden Normalisierung gibt Hinweise auf die Prognose. Eine Regeneration der elektrischen Potentiale innerhalb von 30 Minuten gilt als prognostisch gut. Längere Erholungszeiten sprechen für Restschäden, anhaltende isoelektrische Strecken ohne erkennbare Tendenz in leichtere Grade cerebraler Depression überzugehen, aber auch die sog. „file-pattern" (niedrige sehr schnelle Frequenzen um 30 Hz) werden als agonale bzw. schlechte prognostische Zeichen angesehen. Insgesamt wird die cerebrale Erholungstendenz nach einem anoxischen oder ischämischen Schaden auch vom präoperativen cerebralen Status und der Erholung der vegetativen Parameter mitbeeinflußt. Die zur Verfügung stehenden Kompensationsmechanismen sind nach solchen Ereignissen so gering, daß erneute auch nur geringe Abweichungen der klinischen Parameter die cerebralen Funktionen und damit das EEG sofort wieder verschlechtern. Für die cerebrale Erholung nach schweren Störungen der Sauerstoffversorgung haben nach den vorliegenden Erfahrungen folgende Verlaufsverhalten klinische Relevanz: Die Rückkehr zu kontinuierlicher EEG-Aktivität innerhalb von 30 Minuten sowie eine schnelle Erholungszeit der EEG-Zeichen bis zur leichten cerebralen Depression deuten auf eine gute Prognose hin. Das Einsetzen kontinuierlicher elektrischer Aktivität erst nach einem Zeitraum von 30 Minuten, das Ausbleiben von Erholungszeichen im EEG sowie das Auftreten von „file-pattern" nach Kreislaufwiederherstellung und ausreichender Oxygenierung sind prognostisch ungünstig. Wiederholte Kreislaufstillstände mit dazwischenliegender guter cerebraler Sauerstoffversorgung verschlechtern die Prognose für die Wiederherstellung der cerebralen Funktionen – durch die dazwischen eingeschobene Erholungspause – nicht.

Jede Narkosevertiefung, die bis zur Überdosierung weitergeführt wird, ruft ähnliche EEG-Veränderungen wie eine Hypoxie hervor. Gefahren für die cerebrale Sauerstoffversorgung können beim narkotisierten Patienten in diesem Stadium aus dem EEG nicht erkannt werden.

Hypotonie (s. Tabelle 1)
([14, 23, 36], BRECHNER et al. 1962; CHRISTIAN 1975; GIBBS u. GIBBS 1958; JUNG 1953; KUGLER 1966/1981)

Seit 1938 ist belegt [2], daß Blutdruckabfälle EEG-Veränderungen verursachen. Unter Blutdruckschwankungen bleibt die Gehirndurchblutung durch die sog. cerebrale Autoregulation in weiten Grenzen konstant. Voraussetzung für das adäquate Ansprechen der Autoregulation ist eine ungestörte Gefäßfunktion. Die Autoregulation wird geschwächt oder kann versagen, wenn die cerebralen Gefäße durch Sklerose oder durch maximale Weit- bzw. Engstellung ihre Reaktivität verlieren. Bei Gefäßgesunden bleibt bei systolischen Druckwerten zwischen 220 und 50–70 mm Hg die cerebrale Perfusion und somit die Sauerstoffversorgung des Gehirns unbeeinträchtigt. Bei weiterem Blutdruckabfall sinkt die cerebrale Perfusion proportional zum systemischen Druck und wird schließlich inadäquat. Parallel gehen entsprechende EEG-Veränderungen. Bei Blutdruckabfällen werden somit durch das EEG erst dann Warnzeichen erfaßbar, wenn eine Dekompensation der zirkulatorischen Versorgung der Ganglienzellen eingetreten ist. Da bei cerebralen Vorschäden bzw. bei cerebraler Gefäßsklerose im höheren Alter die Kompensationsmöglichkeiten für die Durchblutungsregulierung im Gehirn abnehmen und schon bei beträchtlich höheren Blutdruckwerten

(Erfordernishochdruck) mit entsprechenden Dekompensationserscheinungen zu rechnen ist, gibt das EEG hier Aufschluß über den Zeitpunkt, zu dem ein Blutdruckabfall zu einer Gefährdung für das Gehirn wird. Unter langsamer Blutdrucksenkung durch Ganglienblockade werden arterielle Mitteldrucke von 40 mm Hg 60 Minuten lang ohne EEG-Veränderungen toleriert; schnelle Blutdruckabfälle auf den gleichen Wert überschreiten – selbst unter Ganglienblockade – die kritische Grenze für die vaskuläre Kompensation. Die inadäquate Blutversorgung des Gehirns durch Blutdruckabfälle führt zu ähnlichen Veränderungen der elektrischen Aktivität wie eine Hypoxie. In Narkose werden – bei Fehlen entsprechender Narkosemittelzufuhr – EEG-Zeichen einer Narkosevertiefung wahrgenommen. Beim nichtnarkotisierten Patienten werden je nach dem Ausmaß der Mangelversorgung und der daraus resultierenden cerebralen Depression spannungsaktive, träge Wellen registriert, die an Voltage verlieren, in „Burst-Suppression"-Phasen und – in Extremsituationen beim Kreislaufstillstand – in ein isoelektrisches EEG übergehen. Erste EEG-Veränderungen sind somit beim wachen Gefäßgesunden bei systolischen Blutdruckwerten zwischen 60 und 50 mm Hg, Voltageverluste bei Druckwerten von 45–50 mm Hg zu erwarten.

Beim Auftreten lokaler Ischämien sind entsprechende EEG-Zeichen lokal begrenzt. Sie sind in Abhängigkeit von der Lokalisation nicht sicher registrierbar. Bei Kreislaufstillständen kann die Effektivität der therapeutischen Herzmassage auch aus den regenerativen Erholungszeichen im EEG ersehen werden.

Das EEG ist somit kein frühzeitiges Warnsymptom jeder auftretenden Blutdrucksenkung, es zeigt jedoch eindrucksvoll die Überschreitung der Sicherheitsgrenze für die zirkulatorische cerebrale Situation an.

Hypothermie (s. Tabelle 1)
([4, 19, 22], BRECHNER et al. 1962; CHRISTIAN 1975; GIBBS u. GIBBS 1958, JUNG 1953; KUGLER 1966/1981; NEUNDÖRFER u. WITZEL 1975)

Hypothermien als Begleiterscheinungen von Berg- und Wasserunfällen sowie Unterkühlungen nach nächtlichem Aufenthalt alkoholintoxikierter Menschen im Freien haben bei milder Senkung der Kerntemperatur einen protektiven Effekt für mögliche begleitende Organschäden. Therapeutisch werden Temperatursenkungen benutzt, um bei zu erwartenden Ischämien Gewebeschäden zu vermeiden. Anwendungsgebiete hierfür ergeben sich vor allem in der Herzchirurgie, der Neurochirurgie sowie in der Intensivbehandlung. Die zur Zeit übliche und erwünschte therapeutische Temperatureinstellung liegt bei 28 °C, Nachkühlungen speziell unter kardiochirurgischen Eingriffen sind möglich, sie treten besonders bei Kindern auf.

Ohne medikamentöse Beeinflussung werden cerebrale Funktionsabläufe bis zu Körpertemperaturen von 28–30 °C nicht beeinflußt. Unter der notwendigen zusätzlichen Neuroleptikagabe sind langsame hochgespannte EEG-Aktivitäten zu Beginn einer induzierten Hibernation sowie – im steady-state – rasche niedergespannte Aktivitäten neben der Grundfrequenz Ausdruck der cerebralen Medikamentwirkung und nicht Auswirkung der Temperatursenkung. *Bei Temperaturabfällen unter 28°C ergibt sich aus der zunehmenden Abkühlung mit entsprechender Stoffwechseleinschränkung eine cerebrale Depression, die im EEG-Befund sichtbar wird.* Zwischen 28 und 24 °C tritt zunächst ein Spannungsabfall und nach kurzer Frequenzerhöhung auch eine Frequenzerniedrigung auf. Tiefere Temperaturen führen zu sehr starker Frequenzverlangsamung sowie Voltagereduktion bis zum isoelektrischen Kurvenverlauf bei ca. 15 °C. Bei der Wiedererwärmung werden die den Kühlungsgraden entsprechenden EEG-Stadien rückläufig passiert. Zum Zeitpunkt der Bewußtseinsrückkehr zeigt das EEG Beta-Aktivität normaler Amplitude.

Störungen des Säure-Basen-Status (s. Tabelle 1)

([10, 35], BRECHNER et al. 1962; CHRISTIAN 1975; GIBBS u. GIBBS 1958; JUNG 1953; KUGLER 1966/1981; NEUNDÖRFER u. WITZEL 1975)

Respiratorische und metabolische Abweichungen des Säure-Basen-Status haben in mittleren und schweren Ausprägungsstadien Einfluß auf cerebrale Parameter. Die Veränderungen des Kohlensäurespiegels im Blut haben definierte und exakt meßbare Wirkungen auf die cerebrale Durchblutung: CO_2-Anstiege führen zu cerebraler Gefäßdilatation mit Durchblutungssteigerung, CO_2-Abfälle zu Gefäßkonstriktion mit Durchblutungsabfall. Die Durchblutungsänderungen sind in CO_2-Bereichen zwischen 20 und 80 mm Hg linear und berechenbar. Begleitende Funktionsveränderungen der Gehirnzellen basieren vermutlich nicht allein auf den zirkulatorischen Auswirkungen der Azidose oder Alkalose. Eine Hypokapnie mit Alkalose steigert die cortikale Erregbarkeit; sie gilt in der neurologischen Epilepsiediagnostik als Provokationsmethode zur Suche nach pathologischen EEG-Veränderungen, die hierbei deutlicher werden. Bei starkem CO_2-Abfall werden hohe langsame Frequenzen im EEG sichtbar, die sich unter Normokapnie innerhalb weniger Sekunden bis Minuten zurückbilden. Langandauernde alkalotische Atem- oder Stoffwechselsituationen lösen diffuse Anomalien der enzephalographischen Bilder aus, wobei auch SW-Komplexe und Veränderungen, wie sie auch bei Epileptikern vorkommen, beobachtet werden. Ein CO_2-Anstieg führt zunächst zur Frequenzbeschleunigung, später zu Frequenzabfall und Spannungsverlust. *In Narkose werden sowohl durch Hyper- als auch durch Hypokapnie im EEG Zeichen der Narkosevertiefung sichtbar,* d. h. ein Drift zu langsamen, regelmäßigen

Rhythmen. In Narkose stellt das EEG erst ein spätes Warnsignal für eine Hyperkapnie – ausgelöst z. B. durch Komplikationen in der Beatmung – dar. Andere klinische Zeichen wie Atemvolumenanstieg unter Spontanatmung, Blutdruck- und Pulserhöhung sowie kardiale Rhythmusstörungen gehen den EEG-Veränderungen voran. Die Auswirkungen vorübergehender Entgleisungen des Säure-Basen-Status auf das EEG sind reversibel.

Stoffwechsel-, elektrolyt- und hormonellbedingte Störungen
(s. Tabelle 1)
([3, 5, 7, 8, 9, 10, 12, 15, 17, 18, 21, 24, 25, 26, 28, 29, 30, 31, 32, 34, 37, 40, 41, 42], BRECHNER et al. 1962; CHRISTIAN 1975; DUMERMUTH 1972; GIBBS u. GIBBS 1958; JUNG 1953; KUGLER 1966/1981; NEUNDÖRFER u. WITZEL 1975)

Hypo-Hyperglykämie. *Während eine Hyperglykämie (> 200 mg% ≅ 11 mMol/l) gewöhnlich das EEG nicht beeinflußt* bzw. sogar mögliche positive Effekte bei Anfallsleiden hat (Herabsetzung von petit-mal-Zeichen), *führen hypoglykämische Stoffwechselveränderungen* – je nach Ausprägung – *zu leichten bis schweren cerebralen Depressionserscheinungen,* die gewöhnlich reversibel sind, bei längerer Dauer aber auch Restsymptome verursachen können. Im EEG wird zunächst die Alpha-Aktivität reduziert. Bei Blutzuckerwerten unter 60 mg% ≅ 3,3 mMol/l erscheinen etwa gleichzeitig mit Bewußtseinsverlust hochgespannte langsame Wellen, die bei weiterem Blutzuckerabfall über ein Stadium der Voltagereduktion verlöschen. Unter schwerer Hypoglykämie ist cortikale Aktivität nicht mehr erfaßbar. Bisweilen werden im Verlauf hypoglykämischer Blutzuckerschwankungen auch cerebrale Anfallsmuster ausgelöst, die als Restfolge langanhaltender hypoglykämischer Stoffwechselveränderungen bestehen bleiben können.

Hypo-Hyperthyreose. *Veränderungen der Schilddrüsenfunktion beeinflussen die Hintergrundaktivität besonders deutlich.* Die unter Normstoffwechsellage vorhandene Alpha-Frequenz zwischen 8–10 Hz wird durch eine Hypothyreose entsprechend der allgemeinen Stoffwechselreduktion auf 7–10 Hz reduziert. Delta/Theta-Komponenten und Voltagereduktion treten vielfach als Begleitsymptome auf. Bei der Hyperthyreose wird die Alpha-Aktivität beschleunigt. Es resultieren Grundfrequenzen von 12–13 Hz, zusätzlich werden niedrige Beta-Wellen (13–30 Hz) aktiviert.

Hypocalciämie (Tetanie). Bei hypocalciämischer Tetanie bleibt vielfach das Ruhe-EEG unverändert; gelegentlich werden Beta-Wellen aktiviert. EEG-Äquivalent für einen tetanischen Anfall sind Serien von Delta-Wellen – vielfach durch Hyperventilation aktiviert – sowie Arkadenmuster. Die

Tabelle 1. EEG-Veränderungen bei perioperativen Störungen und Stoffwechselerkrankungen

Hypotonie		
art. MD > 75 mmHG	keine durch autoregulative Kompensationsmechanismen	EEG zeigt erst bei cirkulatorischer cerebraler Dekompensation Veränderungen („spätes" Warnsystem). Bei Vorliegen einer Cerebralsklerose liegt der kritische art. MD > 120 mmHg.
art. MD 50–70 mmHG	Frequenzverlangsamung, Spannungsanstieg	
art. MD < 40 mmHG	weiterer Frequenzabfall, Spannungsabfall	
Hypoxie		
leicht	Frequenzbeschleunigung, Spannungsanstieg	EEG als „frühes" Warnsystem einsetzbar.
mittelgradig	Frequenzabfall mit Amplitudenerhöhung	
schwer	Weiterer Frequenzabfall mit Amplitudenerniedrigung	
Anoxie	Erlöschen der corticalen Aktivität (isoelektrisches EEG).	
Hypothermie		
bis 28 °C	keine	EEG verliert unter schwerer Hypothermie an Aussagekraft als Monitor für weitere Noxen.
28 °–24 °C	Frequenzanstieg von -Abfall gefolgt, Spannungsabfall	
24 °C	starker Frequenzabfall	
15 °C	Verschwinden der meßbaren corticalen Aktivität (isoelektrisches EEG).	
Hyperkapnie		
leicht	Frequenzbeschleunigung	Verwechselbar mit Zeichen der Narkosevertiefung im EEG
mittelgradig	Frequenzabfall	
schwer	Aktivitätsverlust	
Hypokapnie	Steigerung corticaler Erregbarkeit	bei Vorbelastung klinische Anfallsauslösung
	langsame, hohe Wellen	
Hyperglykämie	keine	
Hypoglykämie		
leicht bis mittelgradig	große langsame Wellen	gleichzeitig Bewußtseinsverlust u.U. Provokation paroxysmaler EEG-Aktivitäten – klinisch-cerebrale Anfälle möglich
schwer	Spannungsreduktion bis zum Verlöschen der Aktivität	
Hyperthyreose	Alpha-Frequenzzunahme ca. 2 Hz Beta-Komponenten	
Hypothyreose	Alpha-Frequenzabnahme ca. 2 Hz Delta/Theta-Komponenten	
Hypocalcämie	keine glgtl. Beta-Aktivität glgtl. paroxysmale Aktivität	
Morbus Cushing	Beta-Aktivitätszunahme	kein gesicherter Zusammenhang

Tabelle 1 (Fortsetzung)

Monatszyklus der Frau		
Ovulation	Alpha-Frequenzzunahme ca. 2 Hz Beta-Aktivitätszunahme	EEG-Beeinflussung kann auch ausbleiben
Menstruation	Alpha-Frequenzabfall ca. 2 Hz Delta-Aktivitätszunahme	
Coma durch Stoffwechseldekompensation		
Coma hepaticum	langsame unregelmäßige Wellen	
Coma urämicum	Spannungsreduktion	
Chronische Hypoxidose		
leicht	Alpha-Frequenzabfall ca. 2 Hz Beta-Aktivitätszunahme	
mittelgradig	zusätzl. Delta/Theta-Aktivierung	
schwer	Delta/Theta-Frequenzen mit hoher Spannung	

parathyreoprive Tetanie als mögliche Folge einer totalen Strumektomie löst das Erscheinen paroxysmaler Graphoelemente aus, die unter Substitutionstherapie abnehmen.

Störungen der Nebennierentätigkeit. Bei Patienten mit Morbus Cushing wird im Vergleich zur Normbevölkerung vermehrte Beta-Aktivität (52–80%) beobachtet, wobei keine Korrelation zwischen der endokrinen Lage und der Beta-Aktivierung gesichtet werden kann.

Menstruationszyklus. Die hormonellen Rhythmen im weiblichen Monatszyklus führen zu Frequenzanstiegen (12–13 Hz und Beta-Aktivierung) zur Ovulation und zu Frequenzabfall (7–10 Hz, Delta-Wellen) vor Einsetzen der Menstruation. Das EEG kann auch unbeeinflußt bleiben.

Lebererkrankungen. Unter Virushepatitiden sind cerebrale Infektionsherde aus der entsprechenden neurologischen Symptomatik mit gleichzeitigen lokalen EEG-Veränderungen nachweisbar. Chronische Lebererkrankungen führen insgesamt zur Abflachung vorhandener Frequenzen, die in bezug auf die cerebralen Leistungen als prognostisch ungünstig gewertet wird. Im Coma hepaticum prägen langsame unregelmäßige Aktivitäten das Funktionsbild.

Nierenerkrankungen. Unter der bei chronischen Nierenleiden vorhandenen Anämie bleibt durch entsprechende Kompensationsvorgänge das EEG unbeeinflußt. Ein urämisches Koma führt zu starker Frequenzverlangsamung; die Wellenformen sind unregelmäßig.

Zustände mit chronischer Hypoxidose. Chronische Hypoxidosen durch kardiovaskuläre bzw. pulmonale Grunderkrankungen verursachen ein unregelmäßiges EEG mit sowohl langsamer als auch schneller Aktivität. Zunächst zeigt sich eine Verlangsamung der Grundfrequenz, danach treten vermehrt Beta-Einstreuungen, später auch Theta- und Delta-Wellen auf. Bei längerem Bestehen der chronischen cerebralen Mangelversorgung resultiert ein unregelmäßiges EEG (Delta bis Beta) ohne dominanten Frequenzbereich. Die Ausbildung eines Delta/Theta- Bildes zeigt das Stadium der fortgeschrittenen chronischen cerebralen Mangelversorgung an.

Zusammenfassende Beurteilung der EEG-Befunde

„EEG-monitoring" bei drohender Dekompensation der cerebralen Kreislauf- und Stoffwechselsituation ist in der Anästhesie von diagnostischem und therapeutischem Wert. Cerebrale Depressionszeichen treten immer dann auf, wenn Autoregulation und sonstige Kompensationsmechanismen zur Erhaltung des physiologischen cerebralen Gleichgewichtes ihre Grenzen erreichen. Da bei Vorerkrankungen – speziell des cerebralen Kreislaufsystems – sehr große individuelle Unterschiede in den Kompensationsgrenzen vorhanden sind, gibt das EEG hier für den Einzelpatienten Aufschluß über den Beginn einer Beeinträchtigung der Gehirnfunktion. Darüber hinaus kann jeweils der Grad der cerebralen Funktionseinschränkung durch die verschiedenen möglichen Faktoren sowie – bei Wegfall der Noxe – der Ablauf der Erholung aus den enzephalographischen Parametern abgelesen werden. Nach schweren Schäden sind Ablauf und Grad der Rückbildungszeichen im EEG prognostische Hinweise. Ebenso kann ein präoperativ angefertigtes EEG durch seine Aussage über den Grad einer eventuell bestehenden Hirnfunktionsstörung dem Anästhesisten wertvolle Hinweise für die Narkoseführung geben.

Literatur

A. Lehrbücher und zusammenfassende Übersichten

Brechner VL, Walter RD, Dillon JB (1962) Practical electroencephalography for the anesthesiologist. C. G. Thomas publisher, Springfield, Illinois
Christian W (1975) Klinische Elektroenzephalographie, 2. Auflage. Thieme, Stuttgart
Dumermuth G (1972) Elektroenzephalographie im Kindesalter. Thieme, Stuttgart
Gibbs FA, Gibbs EL (1958) Atlas of electroencephalography Vol. I–III. 2. Ed. Addison-Wesley, Massachusetts
Jung R (1953) Das Elektroenzephalogramm (EEG). In: Handbuch für Innere Medizin, Bd. IV/1. Springer, Berlin Heidelberg New York
Kugler J (1981) Elektroenzephalographie in Klinik und Praxis. 1966 2. Aufl., 3. Aufl. Thieme, Stuttgart
Neundörfer B, Witzel K (Hrsg) (1975) EEG-Fibel. Fischer, Stuttgart

B. Einzelarbeiten

1. Bellville JW, Artusio JF, Glenn F (1955) The electroencephalogram during cardiac manipulation. Surgery 38:259
2. Berger H (1938) Über das Elektroenkephalogramm des Menschen XIV. Mitteilung. Arch Psychiatr Nervenkr 108:407
3. Bickford RG, Butt HR (1953) Hepatic coma: the electroencephalographic pattern. J Clin Invest 34:790
4. Bok ST, Shade JP (1957) Hypothermia and cerebral activity. Acta cerebral activity, acta physiol. et pharmacol. Neerl 6:775
5. Boudin G, Lauras A, Labet R (1961) Les encéphalopathies des hypoglyciémes spontanées. Revue analytique de 37 cas à propos d'une observation personelle. World Neurol 2:849
6. Brown-Sequard ME (1957) Recherches experimentales sur les propietés et les usages du sang rouge et du sang noire. Compt Rend Acad Sci 45:562
7. Cohn R, Sode J (1972) The EEG in hypercalcemia. Neurology (Minneap) 21:154
8. Engel R (1955) Diabetes und Hirnstromaktivität. Nervenarzt 26:247
9. Faure J, Loiseau P (1956) Electroencéphalogramme et troubles menstruels. Rev Neurol (Paris) 95:525
10. Gibbs FA, Williams D, Gibbs EL (1940) Modification of the cortical frequency spectrum by changes in CO_2, blood sugar and O_2. J Neurophysiol 3:49
11. Gronquist YKJ, Seldon TH, Faulconer A Jr (1952) Cerebral anoxia during anaesthesia; prognostic significance of electroencephalographic changes. Ann Chir Gunaec Fenniae 41:149
12. Heppenstale ME (1944) Relation between the effects of the blood sugar levels and hyperventilation on the electroencephalogram. J Neurol Neurosurg Psychiatry 7:2
13. Holenberg G (1953) Electroencephalogram during hypoxia and hyperventilation. Electroencephalogr Clin Neurophysiol 5:371
14. Junega I, Flynn RE, Berger RL (1972) The arterial, venous pressures and the electroencephalogram during open heart surgery. Acta Neurol Scand 48:163
15. Kollmannsberger A (1970) The EEG in liver disease. EEG EMG 29:214
16. Kornmüller AE, Palme F, Strughold H (1941) Über Veränderungen der Gehirnströme im akuten Sauerstoffmangel. Luftfahrtmedizin 5:161
17. Krankenhagen B, Penin H, Zeh W (1970) Prä- und postoperative EEG-Untersuchungen bei Patienten mit Cushing-Syndrom. EEG EMG 1:14
18. Krump JE (1956) Die klinische Bedeutung des Elektroenzephalogramms bei Vergiftungen, Endotoxikosen und Endokrinopathien. Dtsch Int Tag Leipzig 1955, VEB-Verlag Volk und Gesundheit, Berlin, S 133
19. Kubicki St, Trede M, Just O (1960) Die Bedeutung des EEG bei Herzoperationen in Hypothermie und bei extrakorporaler Zirkulation. Anaesthesist 9:119
20. Kugler J (1972) Zerebrale ischämische Krisen – von der aktivierten partiellen Krise zur spontanen Synkope. EEG EMG 3:109
21. Lenard HG, Bell EF (1973) Bioelectric brain development in hypothyroidism. A quantitative analysis with EEG power spectra. Electroencephalogr Clin Neurophysiol 35:545
22. Martin JT, Faulconer A, Bickford RG (1959) Electroencephalography in anesthesiology. Anesthesiology 20:359
23. Niedermeyer E (1972) The EEG in cardiac diseases. In: Remond A (Ed) Handbook of electroencephalography and clinical neurophysiology, Bd. 14A, Elsevier, Amsterdam, S 65
24. Nieman EA (1959) The electroencephalogram in myxoedema coma. Clinical and electroencephalographic study of three cases. Br Med J I:1204
25. Örley J, Tomka I, Csaki P, Nagy M (1973) Electroencephalographic studies in perimenarchial girls. Acta Paediatr Acad Sci Hung 14:69
26. Penin H (1967) Über den diagnostischen Wert des Hirnstrombildes bei der hepato-portalen Enzephalopathie. Zugleich ein klinisch-statistischer Beitrag zur Frage neurologischer und psychischer Veränderungen bei Leberzirrhosen und porto-cavaler Anastomosenoperation. Fortschr Neurol Psychiatr 35:173
27. Petrov IR (1930) Changes in function of central nervous system in anoxemia of various forms. Klin Med 17:6
28. Pitot M, Gastant H (1954) EEG-changes during the menstrual cycle. Electroencephalogr Clin Neurophysiol 6:162

29. Reichenmüller HF, Dürr F, Reinhard U (1970) Schlafuntersuchungen bei urämischen Patienten. Verh Dtsch Ges Inn Med 76:1036
30. Roth B, Nevsimal O (1964) EEG-study of tetany and spasmophilia. Electroencephalogr Clin Neurophysiol 17:36
31. Silverman D (1962) Some observations on the EEG in hepatic coma. Electroencephalogr Clin Neurophysiol 14:53
32. Spatz R, Kollmannsberger A, Holzer P (1973) Elektroenzephalographische Veränderungen bei Tolbutamid-induzierter Hypoglykämie. EEG EMG 4:131
33. Spunda Ch (1959) Über den Effekt der Beatmung mit verschiedenen Gasen auf das normale und abnormale EEG. Wien Klin Wochenschr 71:513
34. Swash M (1972) Electroencephalographic criteria of hypocalcemia and hypercalcemia. Arch Neurol 26:218
35. Trede M, Kubicki St, Just O (1959) Über EEG-Beobachtungen bei Herzoperationen mit extrakorporalem Kreislauf. Anaesthesist 8:76
36. Tyler HR, Clark DB (1957) Incidence of neurological complications in congenital heart disease. Arch Neurol Psychiatr 77:17
37. Vague J, Gastant H, Codaccioni JL (1957) L'electroencéphalographie des maladies thyroidiennes. Ann Endocrinol (Paris) 18:996
38. Weinberger LM, Gibbon MH, Gibbon JH Jr (1940) Temporary arrest of circulation to central nervous system; physiological effects. Arch Neurol Psychiatr 43:615
39. Weinberger LM, Gibbon MH, Gibbon JH Jr (1940) Temporary arrest of circulation to central nervous system; pathological effects. Arch Neurol Psychiatr 43:961
40. Wilson WP, Sieker HO (1958) The study of the factors responsible for changes in the electroencephalogram on chronic pulmonary insufficiency. Electroencephalogr Clin Neurophysiol 10:89
41. Zander-Olsen P, Støier M, Siersbaek-Nielsen K, Mølholm-Hansen J, Schiøler M (1972) Electroencephalographic findings in hyperthyroidism. Electroencephalogr Clin Neurophysiol 32:171
42. Zysno E, Dürr F, Reichenmiller HE, Nieth H (1967) EEG-Untersuchungen bei urämischen Enzephalopathien unter intermittierender Peritonealdialyse. Verh Dtsch Ges Inn Med 72:227

IX. Spezielle Situation bei Patienten in hohem Alter

Die allgemeine Lebenserwartung ist durch Verbesserung der Lebensbedingungen und der medizinischen Versorgung in unserem Kulturkreis konstant angestiegen. Sie liegt heute bei 75 bis 80 Jahren. Entsprechend hoch ist der Anteil anästhesiologisch zu versorgender geriatrischer Patienten. Besonderheiten des höheren Alters sind Funktionsminderungen, die in unterschiedlicher Ausprägung einzelne oder alle Organsysteme betreffen. Sie führen zu einem – gegenüber jüngeren Patienten – reduzierten Allgemeinzustand, der sich in der Risikogruppeneinteilung nach ASA [1] mit Werten von zwei bis drei dokumentiert.

EEG-Befunde

Eigene Beobachtungen (250 Pat. > 70 J., Abb. 1, 2 und 3): Bei cerebral primär unauffälligen Kranken nach dem 70. Lebensjahr registrierten wir bei 54% normale, bei 46% veränderte EEG-Ausgangsbefunde (s. Kap. A IV, s. Abb. 1). Bei alten Patienten mit normalem Ausgangs-EEG gleichen die anästhesiebedingten elektrischen Funktionsveränderungen denen junger Patienten (s. Abb. 2). Bei primär veränderter Ausgangslage weichen auch reaktive Antworten des Frequenzverhaltens auf die Anästhesie von der Norm ab, wobei das Ausmaß der Primärveränderungen wichtig ist. – Bei genereller EEG-Verlangsamung können spezifische Pharmakareaktionen und Narkosestadien noch aus den hervorgerufenen Veränderungen beurteilt werden. Bei unregelmäßigem Ausgangs-EEG, das gewöhnlich vom Delta- bis zum mittleren Beta-Bereich reicht, wird auf primär verschieden wirksame Pharmaka nur noch eine einzige Reaktion ausgelöst, nämlich eine Einschränkung der Frequenzbandbreite im Beta-Band. Diese monotone Reaktion erlaubt zwar bei fortlaufender Beobachtung eine gewisse Verlaufskontrolle der Narkose, schließt aber eine genauere Beurteilung einzelner definierter Narkosestadien aus (s. Abb. 3).

Berichte der Literatur: Gezielte EEG-Untersuchungen geriatrischer Patienten unter dem Einfluß einer Vollnarkose fehlen.

Klinische Beobachtungen. Es gehört zur anästhesiologischen Erfahrung, daß alte Patienten empfindlicher auf Narkotikagaben reagieren als es der Norm entspräche [2]. Daraus resultiert die Empfehlung, Medikamente zur Narkoseeinleitung nur in halber Dosierung zu benutzen und sie zusätzlich besonders langsam zu injizieren. Diese „Narkoseempfindlichkeit" bezieht

178 Elektroenzephalographische Bilder unter anästhesiologischen Medikationen

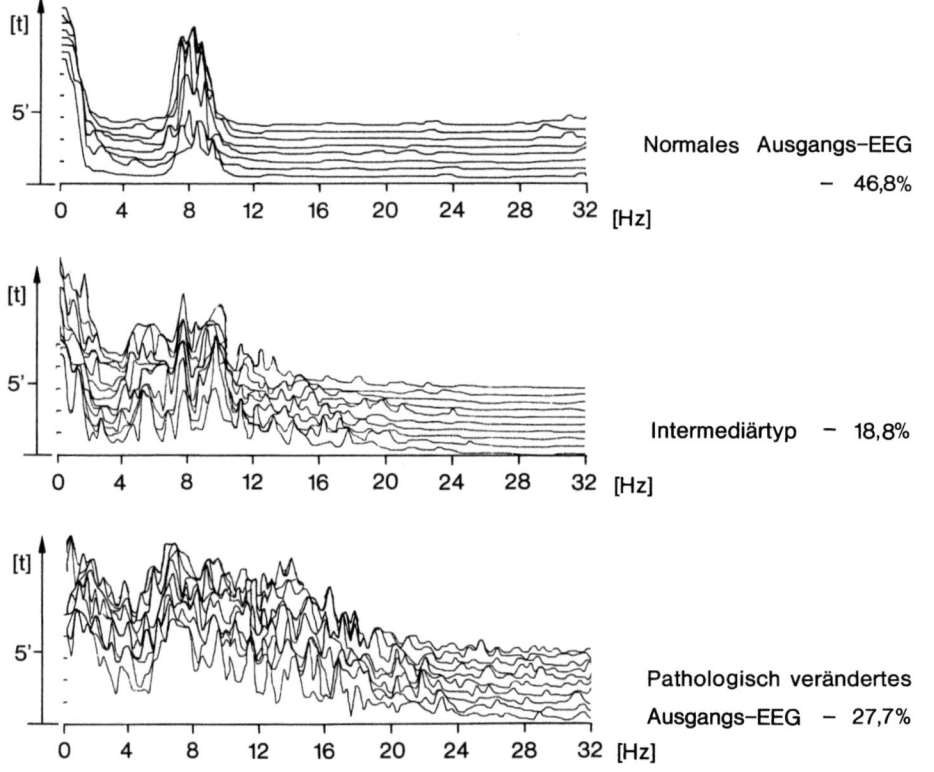

Abb. 1. Verteilung normaler, bedingt pathologischer und pathologischer Ruhe-EEG bei einem geriatrischen (> 70 J.) anästhesiologisch-operativen Patientengut (n = 250).

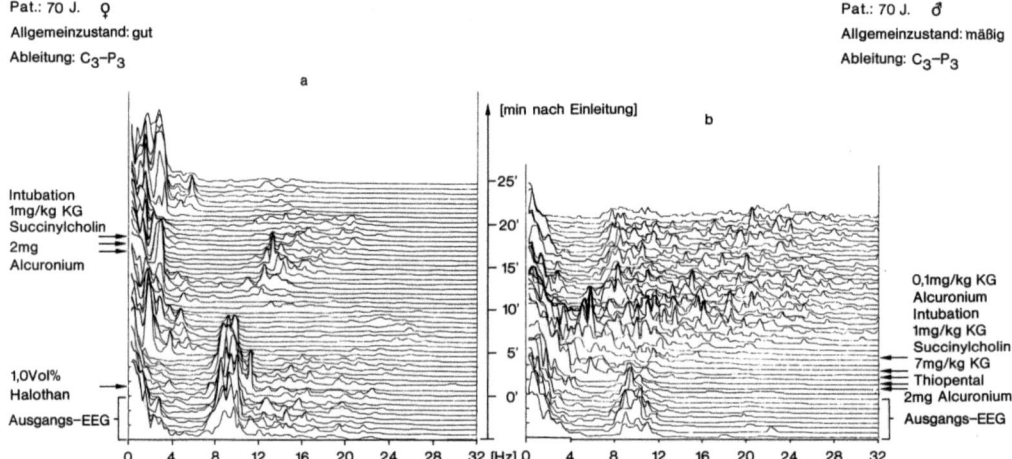

Abb. 2. Beispiele der cerebralen Reaktionen auf Halothan- (**a**) und Thiopental-Narkoseeinleitung (**b**) bei geriatrischen Patienten mit normalem Ruhe-EEG. Bei beiden Anästhesieformen finden sich die für die jeweiligen Medikamente typischen Frequenzabläufe der Narkoseinduktion.
Ableitungsbedingungen: ZK: 0,3 s; Filter: 70 Hz; Eichung: 50 μV = 7 mm; Fast-Fourier-Transformation in 30 s-Epochen

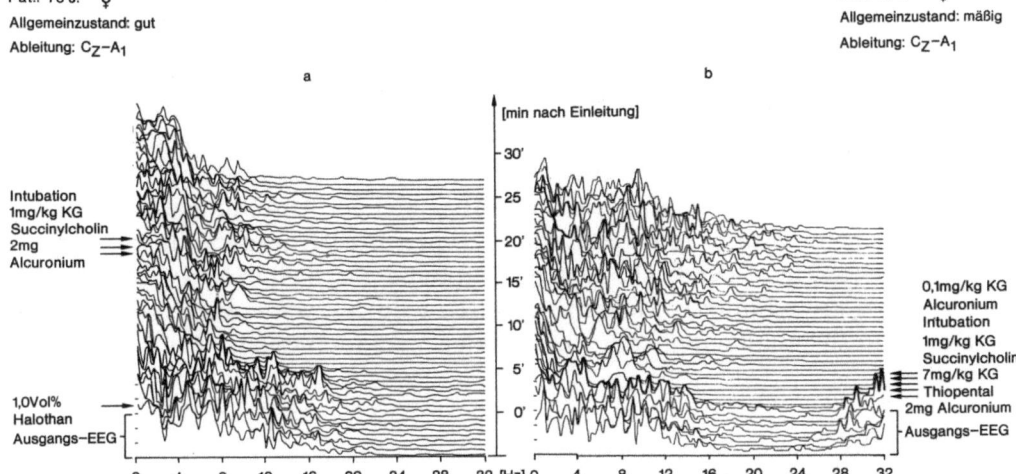

Abb. 3. Beispiele der cerebralen Reaktion während Halothan- (**a**) bzw. Thiopental-Narkoseeinleitung (**b**) bei pathologisch alteriertem Ausgangs-EEG geriatrischer Patienten. Die Abbildungen zeigen, daß die medikamentenspezifischen Reaktionen des EEG ausbleiben und durch eine stereotype Einschränkung der oberen Grenzfrequenz des unregelmäßigen Ausgangs-EEG gekennzeichnet sind. Eine eindeutige Narkosetiefeneinteilung ist nicht mehr möglich.
Ableitungsbedingungen: ZK: 0,3 s; Filter: 70 Hz; Eichung: 50 µV = 7 mm; Fast-Fourier-Transformation in 30 s-Epochen

sich vorwiegend auf die im Routinebetrieb sicht- und meßbaren Kreislaufreaktionen, die im Alter ausgeprägter sind, in geringerem Maß kompensiert werden und deshalb Gegenmaßnahmen vom Anästhesisten erfordern bzw. zuweilen primär vorhandene Störungen manifestieren. Die Reaktion der übrigen Organsysteme ist im täglichen Narkoseablauf für den Anästhesisten nicht sofort sichtbar bzw. bleibt ihm verborgen. Die stärkere Reaktion der Gehirnzellen auf gewichtsbezogene Mengen von Analgetika, Tranquillizern und Einleitungsnarkotika – bei genormter Injektionsgeschwindigkeit – wurde in Kap. B I u. III dokumentiert. Bei äquivalenter Dosierung werden in höherem Alter tiefere Sedierungs- bzw. Narkosestadien erreicht als bei jüngeren Patienten, darüber hinaus hält die Wirkung wesentlich länger an.

Eine andere klinische Erfahrung ist die Beobachtung, daß sich alte Patienten häufig besonders schwer narkotisieren lassen, d.h. es werden speziell zur Narkoseweiterführung höhere Dosierungen als kalkuliert gebraucht, die postoperativ dann zu erheblichen Narkoseüberhängen führen. So ergibt sich zum Beispiel in den in Kap. B III vorgelegten Untersuchungen unter Neuroleptanalgesie eindeutig ein höherer Substanzverbrauch bei geriatrischen Patienten. Gründe für solche Abweichungen im erwarteten cerebralen Reaktionsverhalten sind bisher ungeklärt.

Gesamtwertung der Befunde bei hohem Patientenalter

Trotz der aufgezeigten, bei einem Teil der alten Patienten vorliegenden Einschränkung der Aussagekraft während einer anästhesiologischen EEG-Überwachung, erscheint sie trotzdem sinnvoll: cerebrale Notsituationen werden auch hier noch an weiterem Frequenzabfall, hauptsächlich aber – in einem etwas späteren Stadium – am Absinken der Amplitude erkennbar. Überraschenderweise treten nach den eigenen Beobachtungen im geriatrischen Krankengut cerebrale Mangelsymptome – z.B. durch Hypotonie – später ein als bei jungen Menschen, führen jedoch – wie erwartet – in kürzerer Zeit zu anhaltenden oder irreversiblen Veränderungen.

Literatur

Einzelarbeiten

1. American Society of Anesthesiologists (1963) New classification of physiological status. Anesthesiology 24:11
2. Castleden CM, George CF, Marcer D, Hallet C (1977) Increased sensitivity to nitrazepam in old age. Br Med J 1:10

X. Spezielle Situation bei Patienten mit Anfallsleiden

INHALT

Vorbereitung und Prämedikation 181
Narkoseeinleitung und -führung 182
Postoperative Betreuung 184
Abschließende Beurteilung 184

Das Krankengut anästhesiologisch-operativer Disziplinen umfaßt Patienten mit cerebralen Krampfleiden als Nebenbefund oder als Symptom der zu behandelnden Erkrankung. Hierzu zählen die heute gewöhnlich medikamentös gut eingestellte Epilepsie (ca. 0,5–2% der Normalbevölkerung, [9, 21]), die latente Epilepsie (ca. 0,6% der Normalbevölkerung, [12]) sowie Krämpfe als Residuen von Hirnverletzungen oder als Symptom raumfordernder cerebraler Prozesse. Spezielle Gesichtspunkte für die anästhesiologische Betreuung ergeben sich in der Vorbereitung und Prämedikation, der Narkoseführung und in der Nachsorge betroffener Patienten.

Vorbereitung und Prämedikation

Anamnese und Fremdanamnesen geben Aufschluß über Art, Umfang und Häufigkeit der Krampfanfälle sowie über deren medikamentöse Einstellung. Präoperative EEG-Befunde sollten trotz begrenztem diagnostischem Wert vorliegen. In Abhängigkeit von der Anfallsart schwanken positive EEG-Befunde zwischen 96 und 15% [5]; die am häufigsten vertretenen grand-mal-Epilepsien haben in 36% normale EEG-Befunde (s. Abb. 1; [5]). Das EEG zeigt zwar Anfallserkrankungen nicht mit Sicherheit auf, typische generalisierte oder fokale Spikes, Sharp-Waves, Spike-Wave- und Sharp-Slow-Wave-Komplexe sind jedoch diagnostisch wegweisend, falls das Anfallsleiden schon klinisch-anamnestisch bekannt ist (s. Abb. 2). Auftreten und Häufigkeit solcher Graphoelemente sind ein Anhalt für den aktuellen cerebralen Funktionszustand, der möglicherweise durch eine präoperative Therapieänderung optimiert werden kann. Bei guter klinischer Einstellung braucht jedoch keine weitere EEG-Normalisierung erzwungen zu werden. Anästhesiologische Maßnahmen sowie die Veränderungen der psychischen Gesamtsituation im perioperativen Zeitraum können durch verschiedene

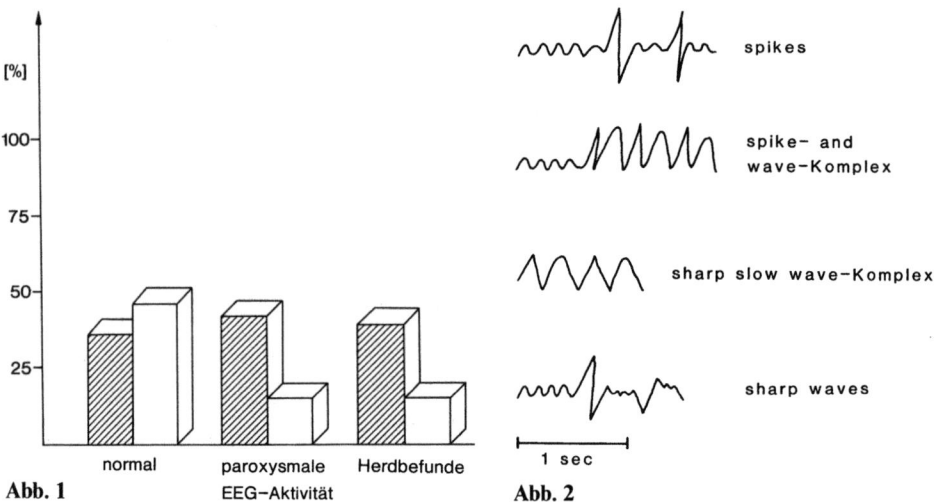

Abb. 1. Prozentuale Häufigkeit abnormer EEG-Befunde bei typischem ▨ und bei abortivem ▭ Grand-mal (nach DEGEN 1980 [5]).

Abb. 2. Typische Form paroxysmaler EEG-Aktivität bei Anfallsleiden.

Mechanismen anfallsauslösend wirken. Die antiepileptische Medikation sollte bis kurz vor der Narkose weitergeführt und bei Einhaltung der Nüchterngrenze erst sechs Stunden vor Narkoseeinleitung beendet werden. Bei der Auswahl präoperativer Sedativa sind Substanzen günstig, die eine antikonvulsive Komponente haben. Als Medikament der Wahl wird Diazepam angesehen [20]. Die Kombination von Pethidin und Promethazin zur Prämedikation erscheint in diesem speziellen Anwendungsbereich nicht optimal, da Exzitationsphänomene nach Pethidin bekannt sind und Neuroleptika – wie z. B. Promethazin – in der Behandlung Anfallskranker aufgrund ihrer möglichen anfallsauslösenden Wirkung nicht eingesetzt werden sollten [3].

Narkoseeinleitung und -führung

Für die Durchführung der Anästhesie bei Patienten mit Anfallsleiden ist das Wissen um mögliche exzitatorische Wirkungen von Anästhetika und Adjuvantien der Narkose wichtig. WINTERS et al. haben die heute üblichen Narkotika in cerebral exzitierende und deprimierende Substanzen eingeteilt [23, 24, 25]. Danach sollen exzitierende Anästhetika, wie z. B. Ketamin und Enfluran häufig, deprimierende, z. B. Barbiturate und Halothan, fast nie Anfälle auslösen. In der täglichen Praxis hat sich diese Einteilung nicht bestätigt. Nach KUGLER [12] ist die Anfallsquote in den Publikationen zwischen 1973 bis 1977 bei beiden Medikamentengruppen gleich hoch. Andere

Literaturberichte zeigen weitere Widersprüche: Aufgrund von EEG-Untersuchungen [6] wird z. B. Etomidat als eine für den Epileptiker potentiell gefährdende Substanz identifiziert; klinisch werden jedoch ausschließlich Myoklonien, aber keine epileptischen Anfälle mitgeteilt. Tierexperimentelle Untersuchungen und klinische Anwendungen zeigen starke antikonvulsive Effekte des Etomidat [18, 19]. Unter Ketamin und Enfluran werden einerseits EEG-Veränderungen mit Auftreten von Krampfpotentialen beschrieben, andererseits werden jedoch beide Substanzen zur Anwendung beim Epileptiker empfohlen [1, 4, 8,17].

Leitungs- und Lokalanästhesien gelten allgemein als kontraindiziert bei Erkrankungen des ZNS [2, 13, 14]. Neuere Untersuchungen zeigen jedoch einen antikonvulsiven Effekt von Lokalanästhetika bei geringen Blutspiegeln [7, 10, 15, 22]. Spinal- und Periduralanästhesien werden mit gutem Erfolg bei Patienten mit Anfallserkrankungen durchgeführt [11]. Als Vorteil hierbei gilt, daß der cerebrale Zustand des wachen Patienten ständig überprüft und die orale Medikation direkt postoperativ fortgesetzt werden kann. Ungeklärt bleibt, inwieweit Liquordruckschwankungen bei Spinalanästhesien oder accidentelle Duraperforationen bei Periduralanästhesien anfallsprovozierend wirken können. Bei genereller Unsicherheit in der Wahl der „geeigneten" Narkose für einen Patienten mit Anfallsleiden sind folgende Risiken der Narkose an sich zu beachten: Schon der physiologische Schlaf ist einer der stärksten Provokationsmethoden bestimmter Formen epileptischer Anfälle; anfallsgefährdete Zeiträume sind die Kippstellen der Vigilanzstufen, nicht die tiefen Narkosestadien [12]. Somit besteht die Gefahr der Anfallsauslösung in der Einleitungs- und in der Aufwachphase einer Narkose. Medikamente, die rasche Übergänge vom Wachzustand in die gewünschte Narkosetiefe und im Ausleitungsstadium ein rasches Wiedererlangen des vollen Bewußtseins bieten, sind vorteilhaft. Hierbei kann keine Empfehlung für bestimmte Präparate gegeben werden; die Erfahrung des einzelnen Anästhesisten muß die Auswahl bestimmen.

Serumspiegelschwankungen der Antiepileptika durch präoperative Nahrungskarenz und Operationszeiten betragen 15 bis 30% [16]. Solche Schwankungen sind auch innerhalb des normalen Tagesprofils möglich und bedingen keine Erhöhung der Anfallsbereitschaft. Die intraoperative Gabe von Antikonvulsiva ist deshalb im allgemeinen verzichtbar [16]. Sie sollte eventuell bei sehr langdauernden Eingriffen durchgeführt werden, wobei Interaktionen mit den zur Narkose verabreichten Hypnoanalgetika (synergistische und/oder potenzierende Effekte) beachtet werden müssen. Eine intraoperative EEG-Kontrolle in Form einer konventionellen Ableitung ist sinnvoll; spektralanalytische Methoden lassen hingegen i. A. keine Mustererkennung zu, da sie zwar die Hintergrundaktivität des EEG, paroxysmale Aktivitäten jedoch nur bedingt darstellen können.

Postoperative Betreuung

Während die Geschwindigkeit des Durchlaufens der Narkosestadien bei der Einleitung in gewissen Grenzen durch Menge und Injektionsgeschwindigkeit des Hypnoanalgetikums variiert werden kann, ist die Aufwachphase durch die vom Anästhesisten weitgehend unbeeinflußbare Elimination des Narkosemittels gekennzeichnet. Sie wird durch individuelle Gegebenheiten des Patienten und durch physikalisch-chemische Eigenschaften der Narkosemittel bestimmt. Da weitere Möglichkeiten zur Beeinflussung dieser Phase fehlen, bleibt hier als Empfehlung die engmaschige Überwachung des Patienten mit der Möglichkeit, bei einem eventuell auftretenden Anfall sofort adäquat eingreifen zu können. Der Überwachungszeitraum sollte mit mindestens sechs Stunden veranschlagt werden, da vor Ablauf dieses Zeitraumes nicht mit einer endgültigen Normalisierung der narkosebedingten cerebralen Funktionsänderungen zu rechnen ist. Eine möglichst frühzeitige postoperative Fortsetzung der antikonvulsiven Therapie ist anzustreben. Bei notwendiger postoperativer Nahrungskarenz muß eine parenterale Applikation erfolgen, die bereits vor der Operation vom Neurologen festgelegt werden sollte.

Abschließende Beurteilung

Bei sorgfältiger Betreuung im postoperativen Zeitraum ist beim anfallskranken Patienten eine Narkose mit den heute zur Verfügung stehenden Medikamenten im Rahmen eines tragbaren Risikos möglich. Leitungs- und Lokalanästhesien scheinen ebenfalls gefahrlos zu sein; bei Anfallsleiden werden sie aber auch heute noch als kontraindiziert angesehen. Ein EEG-Monitoring während einer Narkose zur Abschätzung der Anfallsbereitschaft ist zur Zeit nur in konventioneller Form sinnvoll, da entsprechende Graphoelemente durch spektralanalytische Verfahren i.A. nicht erkannt werden können.

Literatur

Einzelarbeiten

1. Arfel G, Weiss J (1962) Paroxysmal EEG-patterns and convulsive states in the course of general anesthesia. Electroencephalogr Clin Neurophysiol 14:788
2. Bergmann H (1970) In: Frei R, Hügin W, Mayrhofer O (Hrsg) Lehrbuch der Anästhesiologie und Wiederbelebung. Springer, Berlin Heidelberg New York, S 326
3. Busse O, Künkel H (1978) Status epilepticus Klinik und Therapie. Dtsch Ärzteblatt 75:1987
4. Corssen G, Little SA, Tavakoli M (1974) Ketamine and epilepsy. Anesth Analg (Cleve) 53:319

5. Degen R (1980) EEG-Befunde bei zerebralen Krampfanfällen. In: Opitz A, Degen R (Hrsg) Anästhesie bei zerebralen Krampfanfällen und Intensivtherapie des Status epilepticus. Perimed, Erlangen, S 133
6. Degen R, Oberwetter W-D, Degen H-E, Koch D (1980) Etomidat zur Narkoseeinleitung bei Epileptikern. In: Opitz A, Degen R (Hrsg) Anästhesie bei zerebralen Krampfanfällen und Intensivtherapie des Status epilepticus. Perimed, Erlangen, S 87
7. Demetrescu M, Julien RM (1974) Local anesthesia and experimental epilepsy. Epilepsia 15:235
8. Faure C, Fihey A, Lupold M (1975) L'éncephalographie gazense sous anesthésie generale an chlorhydrate de ketamine chez l'enfants. J Radiol Electrol Med Nucl 56:717
9. Janz D (1967) Typen der Epilepsie-Verläufe. Therapiewoche 3:67
10. Julien RM (1973) Lidocaine in experimental epilepsy: correlation of anticonvulsant effect with blood concentrations. Electroencephalogr Clin Neurophysiol 34:639
11. Koch D, Degen H-E, Oberwetter W-D, Degen R, Opitz A (1980) Regionalanästhesie bei Patienten mit zerebralen Krampfleiden. In: Opitz A, Degen R (Hrsg) Anästhesie bei zerebralen Krampfanfällen und Intensivtherapie des Status epilepticus. Perimed, Erlangen, S 127
12. Kugler J, Doenicke A (1980) Anfälle bei Narkose? In: Opitz A, Degen R (Hrsg) Anästhesie bei zerebralen Krampfanfällen und Intensivtherapie des Status epilepticus. Perimed, Erlangen, S 133
13. Lee JA, Atkinson RS (1978) Synopsis der Anästhesie. Fischer, Stuttgart New York, S 307
14. Nemes C, Niemer M, Noak G (1979) Datenbuch der Anästhesiologie. Fischer, Stuttgart New York, S 136
15. Nolte H (1980) Die Wirkung der Lokalanästhetika auf das zentrale Nervensystem. In: Opitz A, Degen R (Hrsg) Anästhesie bei zerebralen Krampfanfällen und Intensivtherapie des Status epilepticus. Perimed, Erlangen, S 123
16. Oberwetter WD (1980) Einfluß der Infusionstherapie auf das Verhalten der Serumspiegel antiepileptischer Medikamente. In: Opitz A, Degen R (Hrsg) Anästhesie bei zerebralen Krampfanfällen und Intensivtherapie des Status epilepticus. Perimed, Erlangen, S 57
17. Opitz A, Brecht S, Stenzel E (1977) Enfluran-Anästhesien bei Epileptikern. Anaesthesist 26:329
18. van der Starre P (1980) Etomidat als schnellwirkende antiepileptische Substanz. In: Opitz A, Degen R (Hrsg) Anästhesie bei zerebralen Krampfanfällen und Intensivtherapie des Status epilepticus. Perimed, Erlangen, S 205
19. Wauquier A, Ashton D, Clincke G, Niemeggers CJE, Janssen PAJ (1980) Etomidate: A non-barbiturate hypnotic; anticonvulsant, anti-toxic and brain protective actions in animals. In: Opitz A, Degen R (Hrsg) Anästhesie bei zerebralen Krampfanfällen und Intensivtherapie des Status epilepticus. Perimed, Erlangen, S 183
20. Weber R, Koch D (1980) Prämedikation bei Epileptikern. In: Opitz A, Degen R (Hrsg) Anästhesie bei zerebralen Krampfanfällen und Intensivtherapie des Status epilepticus. Perimed, Erlangen, S 43
21. Went LN (1979) Epilepsie und genetische Beratung. In: Doose H, Dam M, Gross-Selbeck G, Meinardi H (Hrsg) Epilepsie 1979, Tagung der Deutschen, Dänischen, Holländischen und Schweizerischen Sektionen der internationalen Liga gegen Epilepsie. Regionaler Kongreß von Epilepsy International. Thieme, Stuttgart New York, S 109
22. Wikinski JA, Usubiaga JE, Morales RL, Torriesi A, Usubiaga LE (1970) Mechanism of convulsions elicited by local anesthetic agents. Anesth Analg Curr Res 49:504
23. Winters WD (1972) Epilepsy of anesthesia with Ketamine. Anesthesiology 36:309
24. Winters WD, Mori K, Spooner CE, Bauer RO (1967) The neurophysiology of anesthesia. Anesthesiology 28:65
25. Winters WD, Wallbach MB (1970) Drug induced states of CNS excitation. A theory of hallucinosis, psychosomimetic drugs. In: Efron DH (Ed) Raven Press, New York, S 193

C. Elektroenzephalographie als Methode anästhesiologischer Überwachung

I. Elektroenzephalographische Narkoseüberwachung

Informationen über den aktuellen cerebralen Funktionszustand durch fortlaufende enzephalographische Narkoseüberwachung erleichtern eine präzise, individuell angepaßte Narkosetiefe und -führung. Daneben zeigen sie generell cerebrale Gefährdungen bzw. manifeste Störungen durch operativ oder anästhesiologisch bedingte Noxen an. Sie ermöglichen als frühes und häufig einziges Warnsymptom entweder eine rechtzeitige Erkennung und eventuelle Beseitigung auslösender Faktoren einer cerebralen Mangelversorgung oder deren aussichtsreiche Therapie. Die EEG-Überwachung hat somit sowohl für Patienten mit eingeschränkter cerebraler Kompensationsreserve als auch für Kranke unter eingreifenden Operationen Vorteile. Voraussetzung einer sicheren Beurteilung der Wertigkeit plötzlich auftretender Veränderungen des EEG ist wiederum die Kenntnis der medikamenteninduzierten Alterationen. Unvermeidbare Kumulationseffekte der Narkotika im Verlauf eines langdauernden chirurgischen Eingriffs bedingen zusätzliche Abweichungen der EEG-Bilder von der Norm, die berücksichtigt werden müssen.

Barbituratinduzierte Inhalationsnarkosen

Thiopental-Halothan

Thiopental ist heute das führende Einleitungsnarkotikum für Inhalationsanästhesien. Die Barbiturateinleitungsdosis überbrückt die relativ lange – für den Patienten unangenehme – Anflutungszeit der Inhalationsnarkotika. Im weiteren Verlauf wird die Anästhesie als Inhalationsnarkose mit Verwendung curareartiger Muskelrelaxantien geführt.

EEG-Befunde
Eigene Befunde zur Narkoseeinleitung (46 Pat., 20–80 J.; Dosierung 5 mg/kg KG Thiopental und 1 Vol.% Halothan, Trägergas N_2O/O_2 3:1); (Tabelle 1; Abb. 1):

Unter Barbituratinduktion wird die sonst im EEG deutlich sichtbare Anflutungsphase des Halothan (Excitationsphänomene in Form schneller Beta-Frequenzen) überdeckt und durch die barbituratypischen Zeichen geprägt. Es resultiert ein unregelmäßiges EEG (Delta/Theta/Alpha/Beta) in den ersten zwei bis drei Minuten, das in den folgenden 15 bis 20 Minuten der Narkosevertiefung eine Dominanz der langsamen Frequenzanteile (Delta/Theta) bei noch vorhandenen Alpha/Beta-Anteilen zeigt.

Eigene Befunde zum Narkoseverlauf (16 Pat., 20–80 J.; Halothan-N_2O/ O_2 + Muskelrelaxantien nach klinischem Bedarf); (Tabellen 2 und 3; Abb. 2):

Die EEG-Befunde der kontinuierlichen intraoperativen Ableitung zeigen bei 68,8% der Patienten während der Operation eine tiefe (Delta/Theta) bzw. eine ausreichend tiefe (Delta/Theta/Alpha) Narkose. Bei 12,5%

Tabelle 1. EEG-Verhalten während Narkoseeinleitung durch barbituratinduzierte Halothan-Lachgas-Sauerstoff-Anästhesie (n = 46)

Frequenz-bereich	Art der EEG-Leistungsänderung		Stärke der Veränderungen	Medikamentendosierung
	in der Barbiturat-Phase	in der Halothan-Phase		
Alpha	Typische Barbituratwirkung in 100% ↑ 2.25′± 1,2′ anhaltend dann: fließender Übergang zur Halothan-Phase ↑	76%	bis 22 μV	Thiopental 5 mg/kg KG Succinylcholin 1 mg/kg KG zur IT Halothan 1 Vol % Beatmung mit N_2O/O_2 3:1
Beta				
Delta		+ Alpha/Beta 76% dominant 24%	bis 24 μV	
Theta				
Unregelmäßig	∅	∅		

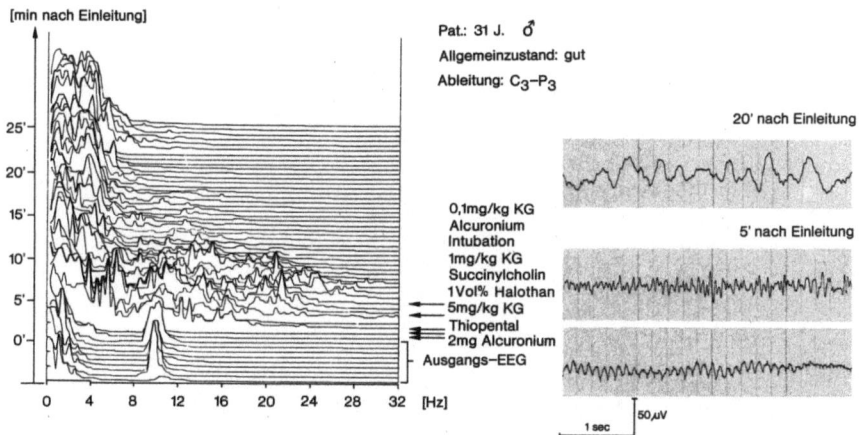

Abb. 1. EEG-Spektralanalyse und Ausschnitte des konventionellen EEG während einer kombinierten Thiopental-Halothan-Narkoseeinleitung. Nach der Injektion von Thiopental zeigen sich für etwa sieben Minuten die typischen barbituratbedingten EEG-Veränderungen. Im Anschluß daran ist sofort das Vollbild einer tiefen Halothan-Narkose mit hochgespannten Delta/Theta-Aktivitäten ausgeprägt.
Ableitungsbedingungen: ZK: 0,3 s; Filter: 70 Hz; Eichung: 50 μV = 7 mm; Papiergeschwindigkeit: 30 mm/s; Fast-Fourier-Transformation in 30 s-Epochen

190 Elektroenzephalographie als Methode anästhesiologischer Überwachung

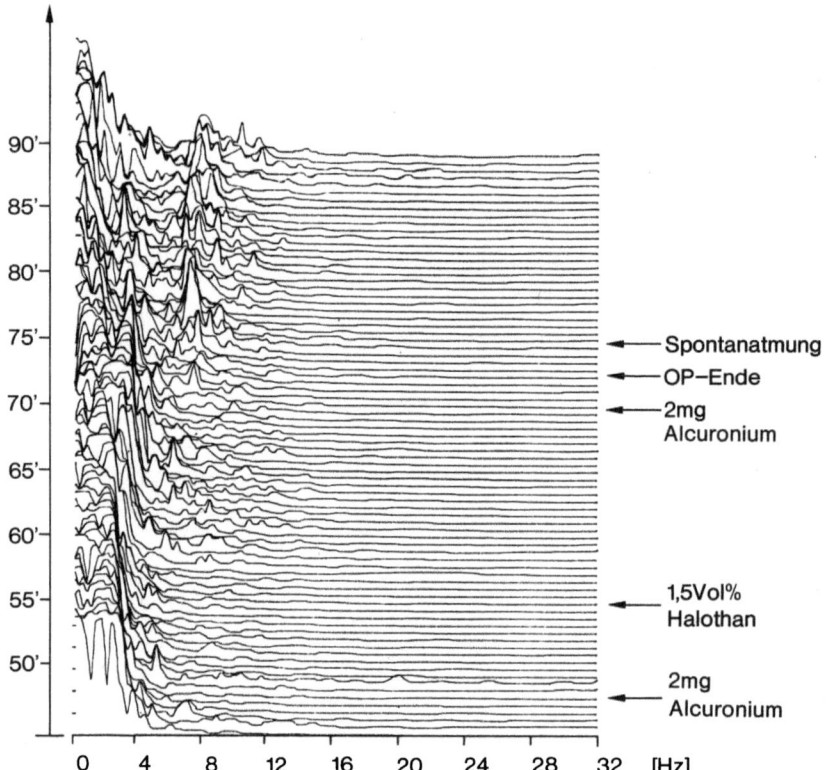

Abb. 2. EEG-Spektralanalyse während einer barbituratinduzierten Halothan-Inhalationsnarkose. Das EEG zeigt einen erwünschten Narkoseverlauf: Niedrige hochgespannte Frequenzen (0,5–4 Hz) während des intraabdominalen Eingriffs, die sich gegen Ende der Operation beschleunigen und zur Zeit der Narkoseeinleitung bereits, einer allerdings noch verlangsamten, Alpha-Aktivität Platz machen. Die dem Verlauf des Eingriffs jeweils adäquat angepaßte Narkosetiefe wird durch das EEG dokumentiert.
Ableitungsbedingungen: ZK: 0,3 s; Filter: 70 Hz; Eichung: 50 μV = 7 mm; Fast-Fourier-Transformation in 30 s-Epochen

finden sich leichte Aktivierung aller vier Frequenzbänder und bei 18,7% stark wechselnde Stadien der Narkosetiefe (Delta/Theta ↔ Alpha/Beta).

Spezielle Situationen einer möglichen cerebralen Gefährdung (passagere Blutdruckabfälle; Übergang von maschineller Beatmung zu Spontanatmung) lösen in Einzelfällen – insgesamt bei 25% der Patienten – akute Störungen der elektrischen Hirnfunktion aus, die als plötzlich auftretende Frequenzverlangsamung u. U. mit Spannungserniedrigung im EEG sichtbar werden und damit auf eine Mangelversorgung des Gehirns hinweisen. Der

Tabelle 2. Narkosemittelverbrauch und allgemeine Patientendaten bei Thiopental-Halothan-Narkose (x±s)

Pharmaka	gesamt (n = 16)	<50 Jahre (n = 8)	>70 Jahre (n = 8)
Thiopental (mg/kg KG)	5,53± 1,14	5,87± 0,92	5,20± 1,30
Succinylcholin (mg/kg KG)	1,21± 0,38	1,35± 0,21	1,07± 0,47
Alcuronium (mg/kg KG/min)	$16,3608 \times 10^{-4}$ $\pm 7,4555 \times 10^{-4}$	$16,2296 \times 10^{-4}$ $\pm 9,7995 \times 10^{-4}$	$16,4923 \times 10^{-4}$ $\pm 4,8013 \times 10^{-4}$
Halothan (l/kg KG/min)	$10,7377 \times 10^{-4}$ $\pm 2,3552 \times 10^{-4}$	$10,1824 \times 10^{-4}$ $\pm 1,5638 \text{ m} 10^{-4}$	$11,2929 \times 10^{-4}$ $\pm 2,9557 \times 10^{-4}$
Nachbeatmung auf Intensivstation (n %)	3 18,75	0 0	3 37,5
Allgemeinzustand (1–4)	2,06± 0,77	1,75± 0,93	2,4 ± 0,44
Narkosedauer (min)	164,7 ±59,7	175,0 ±66,3	154,4 ±54,7

Tabelle 3. Intraoperative EEG-Befunde unter barbituratinduzierter Halothannarkose

Elektroenzephalographisch definierte Narkosetiefe	gesamt (n = 16)		<50 Jahre (n = 8)		>70 Jahre (n = 8)	
	n	%	n	%	n	%
Tiefe Narkose Delta/Theta	7	43,75	1	12,5	6	75
Ausreichende Narkose Delta/Theta/Alpha	4	25	3	37,5	1	12,5
Flache Narkose Alpha/Beta oder Beta	2	12,5	2	25	0	0
Stark wechselnde Narkosetiefe Delta/Theta – Alpha/Theta	3	18,75	2	25	1	12,5
Hirnfunktionsstörungen durch exogene Einflüsse	4	25	3	37,5	1	12,5

Vergleich des älteren mit dem jüngeren Patientengut dokumentiert, daß in höherem Alter bei insgesamt schlechterem Allgemeinzustand und klinisch orientierter Narkotikadosierung tiefere Narkosestadien erreicht werden. Diese erfordern einerseits häufiger eine Nachbeatmung auf der Intensivstation, bieten aber andererseits durch die Stoffwechselsenkung einen gewissen Schutz vor negativen Einflüssen exogener Faktoren, ohne deren Erkennung im EEG wesentlich zu beeinträchtigen.

Klinische Beobachtungen (s. Tabelle 2). Der Narkosemittel- und Relaxantienverbrauch entspricht bei klinisch gesteuerter Dosierung der Norm für mittlere Eingriffe von etwa zweieinhalb Stunden Dauer. Der Allgemeinzustand aller Patienten ist mit 2,1 als mäßig anzusehen. Zwischen den beiden ausgewählten Altersgruppen finden sich klinisch folgende Unterschiede: Der Allgemeinzustand der geriatrischen Patienten ist mit 2,4 gegenüber 1,8 deutlich schlechter. Die Anästhesiezeit der jungen Patienten ist etwa um 20 Minuten länger. Auffällig ist der höhere Verbrauch von Halothan und Relaxantien in der Gruppe der älteren Patienten. Nachbeatmungen durch Narkosemittelüberhänge werden bei der Gruppe der über 70jährigen in über einem Drittel der Fälle notwendig.

Wertung der EEG-Befunde in Korrelation zu klinischen Beobachtungen. Wie bereits in vorhergehenden Kapiteln beschrieben, lassen sich auch in der Kombinationsanästhesie Thiopental-Halothan die Narkosestadien erkennen und reproduzierbar festlegen. Intraoperative Gefahrenzustände wie übermäßige Blutdrucksenkungen und respiratorisch bedingte Hypoxien bzw. Anoxien finden rasch ihren Ausdruck in EEG-Veränderungen u. U. bereits vor dem Auftreten cardiovaskulärer Zeichen eines Sauerstoffmangels. Die klinische Beobachtung des höheren Narkosemittelverbrauchs bei älteren Patienten findet im EEG ihren Niederschlag in tieferen Narkosestadien. Somit ermöglicht das EEG bei der Thiopental-Halothan-Narkose sowohl Aussagen zur Narkosetiefe als auch zum Ausmaß der cerebralen Beeinflussung durch exogene Noxen.

Thiopental-Enfluran

Verschiedene anästhesiologische Gesichtspunkte (schnelle An- und Abflutung; geringe Katecholaminsensibilisierung; geringer Einfluß auf den Tonus der Uterusmuskulatur) führen zu einer allmählich zunehmenden Anwendung der Kombination von Thiopental und Enfluran. Die geringere Metabolisierungsrate des Enfluran gegenüber dem Halothan soll eine geringere Organtoxizität bedingen, obgleich dies speziell für die Niere noch umstritten ist. Aufgrund der geringeren narkotischen Potenz wird Enfluran etwa doppelt so hoch wie Halothan dosiert.

EEG-Befunde
Eigene Befunde zum Narkoseverlauf (17 Pat., 20–75 J.; Enfluran-N_2O/O_2 + Muskelrelaxantien nach klinischem Bedarf); (Tabellen 4 und 5; Abb. 3, 7b):

Die Beurteilung der 17 nach klinischen Gesichtspunkten durchgeführten Thiopental-Enfluran-Narkosen ergibt im EEG-Verlauf prinzipiell gleichartige Veränderungen wie bei der Kombination von Thiopental und

Tabelle 4. Narkosemittelverbrauch und allgemeine Patientendaten bei Thiopental-Enfluran-Narkose (x±s)

Pharmaka	gesamt (n = 17)	< 50 Jahre (n = 9)	> 70 Jahre (n = 8)
Thiopental (mg/kg KG)	4,81± 1,38	5,04± 1,49	4,56± 1,29
Succinylcholin (mg/kg KG)	1,17± 0,20	1,20± 0,25	1,13± 0,12
Alcuronium (mg/kg KG/min)	$16,5149 \times 10^{-4}$ $\pm 6,2226 \times 10^{-4}$	$16,7258 \times 10^{-4}$ $\pm 5,5803 \times 10^{-4}$	16,2500 $\pm 7,3241$
Enfluran (l/kg KG/min)	$10,3007 \times 10^{-4}$ $\pm 2,9422 \times 10^{-4}$	11,4565 $\pm 2,4685$	9,0005 $\pm 3,0287$
Nachbeatmung auf Intensivstation (n %)	3 17,64	1 11,11	2 25,00
Allgemeinzustand (1–4)	1,72± 0,77	1,33± 0,5	2,13± 0,83
Narkosedauer (min)	122 ±42	133 ±41	111 ±42

Tabelle 5. Intraoperative EEG-Befunde unter barbituratinduzierter Enfluran-Narkose

Elektroenzephalographisch definierte Narkosetiefe	gesamt (n = 17)		< 50 Jahre (n = 9)		> 70 Jahre (n = 8)	
	n	%	n	%	n	%
Tiefe Narkose Delta/Theta	2	11,75	1	11,11	1	12,50
Ausreichende Narkose Delta/Theta/Alpha	8	47,06	5	55,55	3	37,50
Flache Narkose Alpha/Beta oder Beta	7	41,18	3	33,33	4	50,00
Hirnfunktionsstörungen durch exogene Einflüsse	1	5,88	∅	∅	1	12,50

Halothan. Auffällig sind die bei Enfluran nach enzephalographischer Einteilung deutlich häufiger vertretenen flachen Narkosestadien. Hirnfunktionsstörungen durch exogene Einflüsse werden bei einem von 17 Patienten (5,9%) nachgewiesen (Pat. der älteren Patientengruppe). Beide Altersgruppen haben etwa die gleiche Verteilung der Narkosestadien.

Die Registrierung des konventionellen EEG ergab keine Hinweise auf generalisierte abnorme Potentialformen im Sinne einer epileptogenen Potenz von Enfluran.

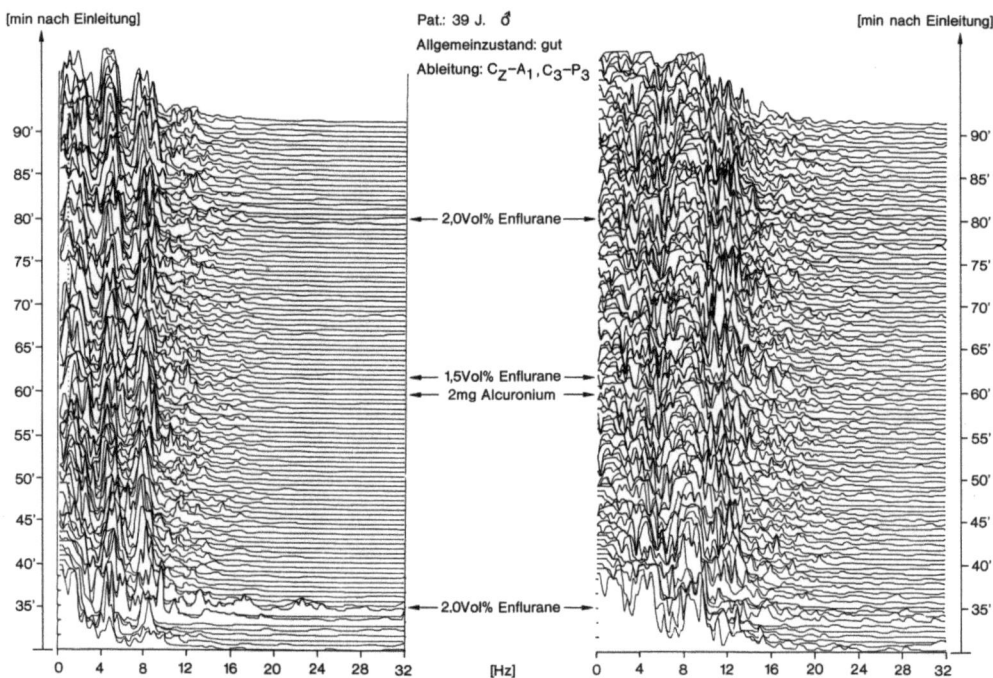

Abb. 3. EEG-Spektralanalyse einer barbituratinduzierten Enfluran-Inhalationsnarkose. Konstante Delta-Theta-Alpha- und Beta-Aktivierung (vornehmlich in Ableitung C_z-A_1) zeigen die durch niedrige Enfluran-Dosierung bedingte knapp ausreichende bis flache Narkosetiefe. Ableitungsbedingungen: ZK: 0,3 s; Filter: 70 Hz; Eichung: 50 µV = 7 mm; Fast-Fourier-Transformation in 30 s-Epochen

Klinische Beobachtungen (s. Tabelle 4). Die zur Narkosefortführung verwendeten Enfluran-Mengen sind nicht äquipotent denen der Thiopental-Halothan-Gruppe. Klinische Ursache für die vergleichsweise niedrigere Dosierung ist die stark blutdrucksenkende Wirkung der Substanz, die bei hypovolämischen bzw. kardial latent oder manifest insuffizienten Patienten die Anwendung höherer Konzentrationen verbietet. In den beiden verschiedenen Altersgruppen wurden vergleichbare Enflurandosierungen verwendet. Auch hier waren die Operationszeiten der jüngeren Patienten um etwa 20 Minuten länger. Der Allgemeinzustand zeigt etwa gleiche Verteilungen wie bei der Thiopental-Halothan-Gruppe.

Wertung der EEG-Befunde in Korrelation zu klinischen Beobachtungen. Auch bei der Kombination von Thiopental-Enfluran lassen sich die verschiedenen Narkosestadien elektroenzephalographisch erkennen. Durch kardiovaskuläre Nebenwirkungen bedingte Reduzierungen der Enfluran-Dosierung im Narkoseverlauf bedingen im EEG den Eintritt flacherer Narkosestadien. Exogene Noxen, die zu einer cerebralen Mangelversorgung führen, werden auch bei dieser Narkoseform unverzüglich im EEG manifestiert.

Barbituratinduzierte Neuroleptanalgesie

Thiopental-Fentanyl-Droperidol

Die Weiterführung einer begonnenen Narkose mit analgetischen und neuroleptischen Substanzen unter Zusatz von Lachgas und Muskelrelaxantien – kurz NLA – gilt auch heute noch als eine der schonendsten Narkoseformen für Patienten im hohen Alter oder in schlechtem Allgemeinzustand. Geringer Organtoxizität und geringer intraoperativer Kreislaufbelastung stehen jedoch lange – vor allem durch die Rezeptoraffinität des Opiats bedingte – Narkosemittelüberhänge gegenüber. Da die NLA nicht zu Bewußtlosigkeit, sondern zu einem Zustand der „Mineralisation" führt, schreibt man ihr gelegentlich eine unzureichende vegetative Dämpfung während des operativen Zeitraumes zu. Intraoperative Änderungen des Hirnstrombildes sind daher gerade bei der NLA von besonderem Interesse.

EEG-Befunde

Eigene Befunde zum Narkoseverlauf (16 Pat., 20–75 J.; Fentanyl-Droperidol N_2O/O_2 und Muskelrelaxantien nach klinischem Bedarf); (Tabellen 6 und 7; Abb. 4, 5, 6):

Die EEG-Veränderungen der NLA im intraoperativen Zeitraum sind im wesentlichen durch das Bild der „analgetischen Phase" der NLA, die bereits in Kap. B IV ausführlich beschrieben wurde, bestimmt. Tiefe Narkosestadien werden lediglich in 19% vornehmlich bei älteren Patienten gesehen. Ausreichende und flache Narkosestadien finden sich in 63%, stark wechselnde Narkosetiefen, z. T. mit Aufwachreaktionen durch chirurgische Stimuli – durchschnittlich in 19% der Patienten (25% der geriatrischen und 12% der jungen Patienten). Hirnfunktionsstörungen durch Gefahrensituationen werden in zwei Fällen, d. h. in 25% der Patienten beobachtet.

Klinische Beobachtungen (s. Tabelle 6). Die mittleren Dosierungen der Substanzen Fentanyl und Droperidol betrugen bei einer durchschnittlichen Operationszeit von drei Stunden 0,95 mg Fentanyl und 10 mg Droperidol, wobei speziell die Fentanyldosierung bei geriatrischen Patienten insgesamt um 0,3 mg höher lag als bei jüngeren. Der Relaxansverbrauch war insgesamt geringer als bei den barbituratinduzierten Inhalationsnarkosen. Trotz dieses geringeren Verbrauchs findet sich mit 44% eine wesentlich höhere Nachbeatmungsrate gegenüber den Inhalationsnarkosen (17–18%). Die Verteilung des Allgemeinzustandes entspricht in etwa der der beiden anderen Gruppen.

Wertung der EEG-Befunde in Korrelation zu klinischen Beobachtungen. Die Neuroleptanalgesie nimmt im Rahmen der EEG-Überwachung eine Sonderstellung ein, da sie nicht die klassischen EEG-Stadien durchläuft. Nor-

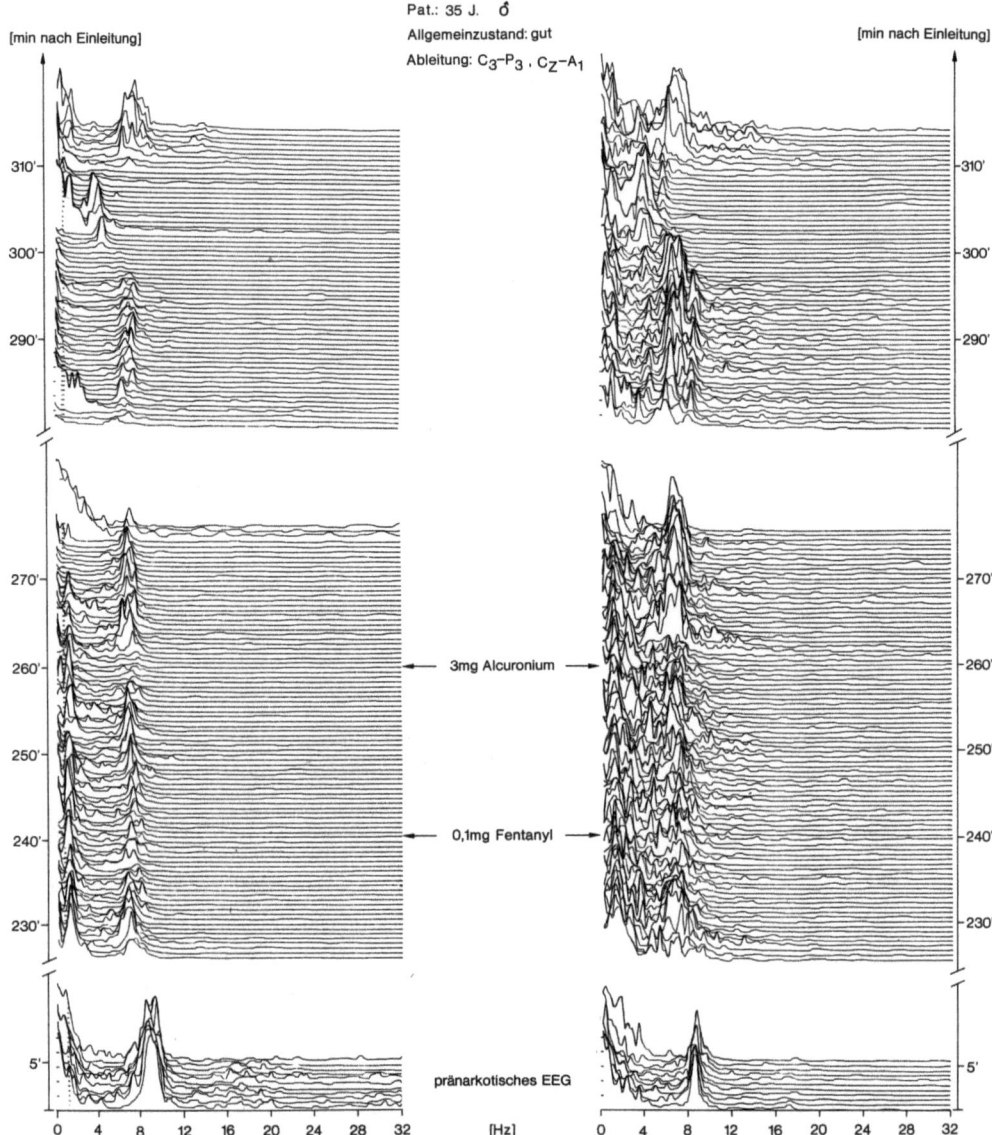

Abb. 4. EEG-Spektralanalyse vor, während und im Ausleitungsstadium einer barbituratinduzierten Neuroleptanalgesie. Das Ausgangs-EEG ist durch einen normalen Alpha-Rhythmus mit einer dominanten Frequenz von 8 Hz sowie geringfügigen Beta-Aktivitäten (Spur C_3-P_3), die als Prämedikationswirkung angesehen werden, gekennzeichnet. Im steady-state der Narkose finden sich die typischen EEG-Zeichen der analgetischen NLA-Phase (frequenzverlangsamter, stabiler Alpha-Rhythmus mit Aktivierung von Delta/Theta-Anteilen). Die Modulationen der Alpha-Aktivität weisen auf eine zeitweise ungenügende cerebrale Dämpfung hin. Die Ausleitungsphase ist durch eine erhebliche Synchronisation des EEG beim Übergang von der maschinellen Beatmung zur Spontanatmung geprägt. Ursächlich muß hier eine Hypoxie durch noch nicht suffiziente Spontanatmung angenommen werden. Weitere Weckreize führen zur Ausbildung einer hochgespannten Alpha-Aktivität ohne wesentliche Beteiligung langsamer Frequenzen.

Ableitungsbedingungen: Ableitungen: C_3-P_3 (li), C_z-A_1 (re); ZK: 0,3 s; Filter: 70 Hz; Eichung: 50 µV = 7 mm; Fast-Fourier-Transformation in 30 s-Epochen

Pat.: 79 J. ♂
Allgemeinzustand: mäßig
Ableitung: C_Z–A_1

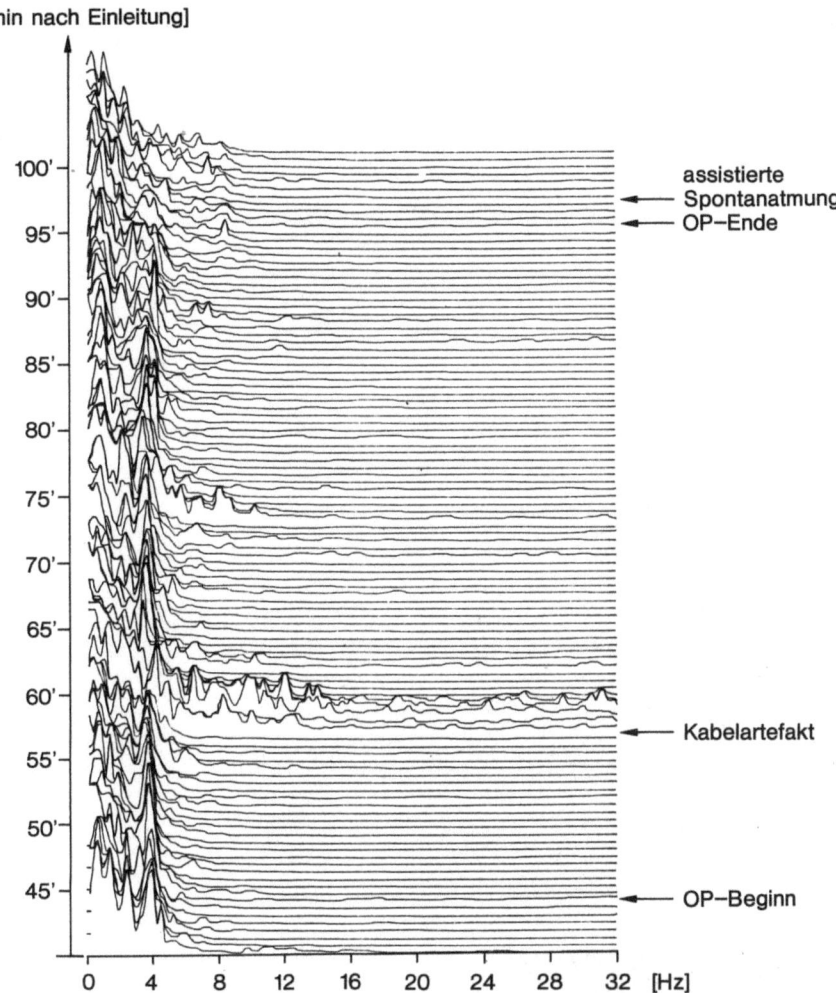

Abb. 5. EEG-Spektralanalyse während einer barbituratinduzierten Neuroleptanalgesie für einen intraabdominalen chirurgischen Eingriff. Das EEG zeichnet sich durch eine durchgehende Aktivierung der Delta/Theta-Bänder mit einem stabilen 4 Hz-Peak aus. Dieses Muster wird erst nach Operationsende bei Beginn der Spontanatmung aufgelöst. Im Gegensatz zur sonst üblichen analgetischen Phase der NLA zeigt dieser Patient eine durch Fentanyl/Droperidol hervorgerufene tiefe Narkose während der gesamten Operationszeit.
Ableitungsbedingungen: ZK: 0,3 s; Filter: 70 Hz; Eichung: 50 µV = 7 mm; Fast-Fourier-Transformation in 30 s-Epochen

198 Elektroenzephalographie als Methode anästhesiologischer Überwachung

Pat.: 53 J. ♀
Allgemeinzustand: gut – mäßig
Ableitung: C$_Z$–A$_1$
[min nach Einleitung]

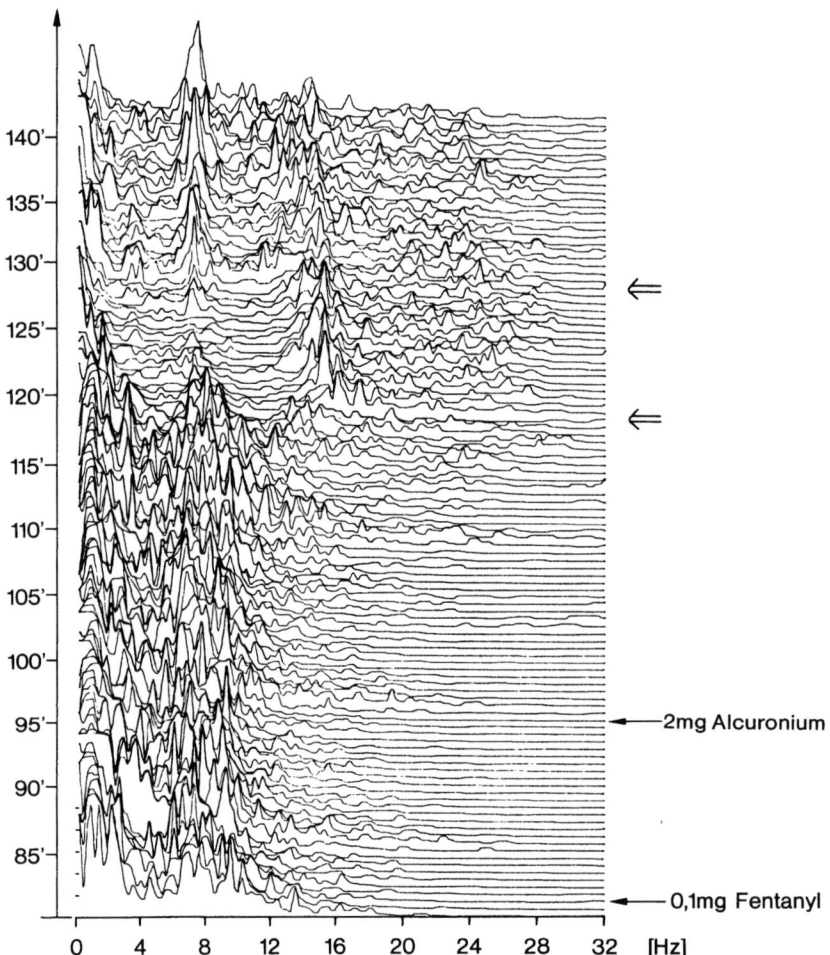

Abb. 6. Beispiel einer intraoperativen Aufwachreaktion, die klinisch aufgrund der Relaxation nicht erkennbar war. Aus dem steady-state einer barbituratinduzierten Neuroleptanalgesie kommt es plötzlich [⇐] zu einer nahezu vollständigen Auflösung der NLA-typischen EEG-Aktivitäten mit Ausbildung mittel- bis hochgespannter Beta-Rhythmen. Nach zusätzlicher Narkotikagabe verschiebt sich das Bild wieder hin zur analgetischen Phase der NLA, wenn auch das Weiterbestehen der Beta-Aktivität anzeigt, daß das alte Narkosestadium nicht wieder erreicht wird.
Ableitungsbedingungen: ZK: 0,3 s; Filter: 70 Hz; Eichung: 50 µV = 7 mm; Fast-Fourier-Transformation in 30 s-Epochen

Elektroenzephalographische Narkoseüberwachung

Tabelle 6. Narkosemittelverbrauch und allgemeine Patientendaten bei Thiopental-NLA-Narkose ($\bar{x} \pm s$)

Pharmaka	gesamt (n = 16)	< 50 Jahre (n = 8)	> 70 Jahre (n = 8)
Thiopental (mg/kg KG)	4,51 ± 1,36	4,56 ± 1,27	4,47 ± 1,54
Succinylcholin (mg/kg KG)	1,11 ± 0,17	1,10 ± 0,11	1,10 ± 0,22
Alcuronium (mg/kg KG/min)	$12,315 \times 10^{-4}$ $\pm 04,500 \times 10^{-4}$	$11,983 \times 10^{-4}$ $\pm 04,829 \times 10^{-4}$	$12,703 \times 10^{-4}$ $\pm 04,504 \times 10^{-4}$
Fentanyl (mg/kg KG)	$9,6135 \times 10^{-5}$ $\pm 5,1367 \times 10^{-5}$	$8,0505 \times 10^{-5}$ $\pm 1,1020 \times 10^{-5}$	$11,1762 \times 10^{-5}$ $\pm 7,2087 \times 10^{-5}$
Dehydrobenzperidol (=DHB) (mg/kg KG/min)	$100,4756 \times 10^{-5}$ $\pm 54,5181 \times 10^{-5}$	$104,1738 \times 10^{-5}$ $\pm 68,2994 \times 10^{-5}$	$96,7774 \times 10^{-5}$ $\pm 40,9022 \times 10^{-5}$
Nachbeatmung auf Intensivstation (n %)	7 43,75	1 6,25	6 37,5
Allgemeinzustand (1–4)	1,63 ± 0,65	1,13 ± 0,35	2,13 ± 0,44
Narkosedauer (min)	199 ± 101	206 ± 89	193 ± 117

Tabelle 7. Intraoperative EEG-Befunde unter barbituratinduzierter Neuroleptanalgesie

Elektroenzephalographisch definierte Narkosetiefe	gesamt (n = 16)		< 50 Jahre (n = 8)		> 70 Jahre (n = 8)	
	n	%	n	%	n	%
Tiefe Narkose Delta/Theta	2	18,75	1	12,5	2	25
Ausreichende Narkose Delta/Theta/Alpha	5	31,5	3	37,5	2	25
Flache Narkose Delta/Theta Alpha/Beta → Beta	5	31,5	3	37,5	2	25
Stark wechselnde Narkosetiefe Delta/Theta – Alpha/Theta	3	18,75	1	12,5	2	25
Hirnfunktionsstörungen durch exogene Einflüsse (n %)	2	12,5	2	25	∅	∅

malerweise ist das intraoperative Bild der Neuroleptanalgesie durch die analgetische Phase der NLA, d. h. stabiler, unmodulierter, etwas frequenzgesenkter Alpha-Rhythmus evtl. mit Aktivitäten des Delta- oder Theta-Bandes, gekennzeichnet. Die Beurteilung der Narkosetiefe aus dem EEG setzt die Kenntnis dieser spezifischen Veränderungen voraus. Das Ergebnis der eigenen Untersuchungen mit typischen EEG-Bildern tiefer Narkosen auch unter NLA weist auf den kumulativen Effekt des Fentanyl beim Einsatz nach klinischen Kriterien hin. Zustände ungenügender vegetativer Dämpfung werden im EEG durch Zeichen der Desynchronisation angezeigt. Das EEG ist daher auch bei der NLA für die Beurteilung der Narkosequalität heranziehbar – es kann vielleicht darüber hinaus noch zu einer Dosisoptimierung der Substanzen beitragen.

Berichte der Literatur zur intraoperativen EEG-Überwachung bei klinisch üblichen Narkoseverfahren: Über eine routinemäßige intraoperative EEG-Ableitung liegen uns nur wenige Literaturberichte – zumeist nur zu besonderen Fragestellungen – vor. Es wird lediglich beschrieben, daß die experimentell ermittelten EEG-Narkosestadien auch im intraoperativen Verlauf zu erwarten sind (PRIOR 1979). Der Vorteil eines intraoperativen EEG-Monitoring wird allgemein folgendermaßen definiert ([4], BRECHNER et al. 1962, SADOVE et al. 1967, PRIOR 1979):

- Möglichkeit des Aufrechterhaltens einer flachen Narkose bei Curarisierung, ohne die Gefahr der Streßsituation für den Patienten.
- Vermeidung unnötig tiefer Narkosestadien.
- Erkennung möglicher cerebraler Gefahrensituation.
- Forensische Dokumentation einer einwandfreien Hirnfunktion während der Narkose.
- Spezielle Informationsmöglichkeit bei besonderen Eingriffen, z. B. offene Herzchirurgie, z. B. neurologisch auffällige Patienten.

Frühere Versuche einer automatischen Narkosemitteldosierung durch das Wellenintegral bestimmter ausgefilterter EEG-Frequenzen [1] konnten sich bis heute nicht durchsetzen. Gründe hierfür sind einerseits mangelnde technische Voraussetzungen, andererseits die auf diese einfache Weise maschinell nicht mögliche Erkennung potentiell gefahrvoller Situationen. Erfahrungsberichte über die routinemäßige Anwendung der intraoperativen EEG-Überwachung ohne spezielle Indikationsstellungen liegen nicht vor.

Allgemeinnarkose in Kombination mit Leitungsanästhesie

Die allgemein verbreitete anästhesiologische Technik, Verweilkatheter in den Periduralraum einzulegen, hat eine bereits in Kap. B VI beschriebene Indikationserweiterung bei der Behandlung starker postoperativer Schmerzen erfahren. Diese „Schmerzkatheter" werden unmittelbar präoperativ angelegt. Es lag daher nahe, sie bereits intraoperativ zu nutzen und eine klassische hohe peridurale Leitungsanästhesie mit einer „leichten Allgemeinnarkose" zu kombinieren. Vorteile dieser Methode werden in der Ausschaltung von Schmerzreizen aus dem Operationsgebiet und der „Ruhigstellung" des sympathischen Nervensystems gesehen. Letztere führt allerdings auch zu Nachteilen durch die Gefäßweitstellung des betroffenen Gebietes, die einerseits eine primäre Volumensubstitution erfordert und andererseits die körpereigenen Kompensationsmechanismen bei blutdrucksenkenden Einflüssen der Vollnarkose oder bei stärkeren Blutverlusten während der Operation beeinträchtigt. Vor- und Nachteile der kombinierten Anwendung „Allgemeinnarkose und PDA" für die Narkoseführung und somit der Wert des Verfahrens für den Einzelpatienten können noch nicht in allen Teilaspekten beurteilt werden. Die geeignete Wahl des adjuvanten Hypnotikums zur Narkoseführung ist ebenfalls noch umstritten. Zwei bislang erprobte Möglichkeiten werden vorgestellt.

Thiopental-Enfluran-Peridural-Anästhesie
Thiopental-NLA-Peridural-Anästhesie

Bei insgesamt 32 Patienten wurde eine Periduralanästhesie mit einer Thiopental-Enfluran-Narkose bzw. einer thiopentalinduzierten Neuroleptanalgesie kombiniert. Zunächst wurde ein PDA-Katheter eingelegt und nach fraktionierter Gabe des Lokalanästhetikums der Wirkungseintritt der Leitungsanästhesie abgewartet. Nach Sicherung einer ausreichenden Analgesie bis TH12-10 erfolgte die Einleitung der entsprechenden Allgemeinnarkose in regelrechter Weise, wobei sich die Einleitungsdosierungen erwartungsgemäß nicht von denen einer konventionellen Narkose unterschieden.

EEG-Befunde
Eigene Befunde zum Narkoseverlauf (32 Pat., 16 Pat. 20–80 J.; Thiopental-Enfluran-PDA, Dosierungen nach klinischem Bedarf; 16 Pat. 20–80 J.; Thiopental-NLA-PDA, Dosierungen nach klinischem Bedarf); (Tabelle 8 und 9; Abb. 7):

Die intraoperativen EEG-Verläufe sind von den typischen Veränderungen der jeweiligen Allgemeinnarkose gekennzeichnet. In der Thiopental-Enfluran-Gruppe finden sich die erwarteten „leichteren" Narkosestadien. Tiefe Narkosen sind nicht registriert – ausreichende zu 25%, flache zu 75%. Gegenüber den reinen Allgemeinnarkosen fehlen die stark wechselnden Narkosetiefen völlig. Nebenwirkungen der Narkose – im wesentlichen in Form von Blutdruckabfällen – wurden bei sieben der 16 Patienten dokumentiert, wobei es in fünf Fällen (=31,2%) zu negativen Auswirkungen auf die elektrische Hirnfunktion kam.

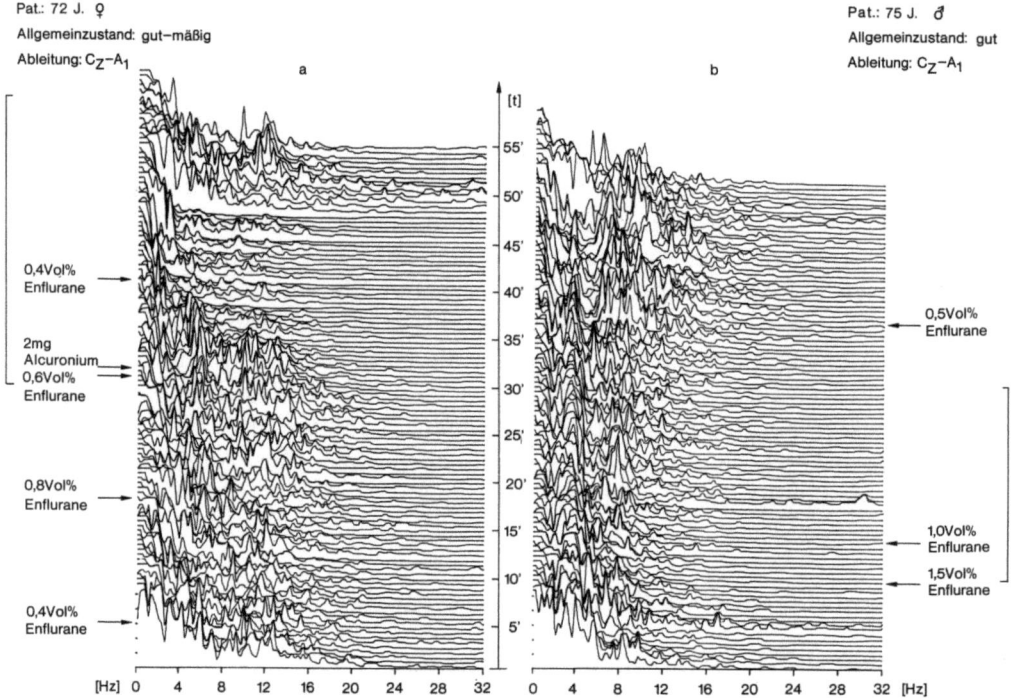

Abb. 7. Vergleich intraoperativer EEG-Spektralanalysen bei Thiopental-Enfluran-PDA und Thiopental-Enfluran-Anästhesie. Die Kombination von Leitungs- und Allgemeinanästhesie (**a**) ist mit Aktivitäten in allen vier Frequenzbändern als flaches Narkosestadium gekennzeichnet, während die konventionelle Allgemeinnarkose (**b**) zunächst ein mittleres bis tiefes Narkosestadium aufweist, das sich gegen Ende der Operation zunehmend abflacht. Blutdruckabfälle bei beiden Patienten unter den kritischen Grenzwert eines arteriellen Mitteldrucks von 70 mm Hg [ ] zeigen im Falle der flachen Narkose (**a**) eine erhebliche Beeinträchtigung der elektrischen Hirnfunktion. Demgegenüber führt das gleiche Ereignis im Stadium einer tiefen Narkose (**b**) – wahrscheinlich aufgrund der Stoffwechselsenkung – nur zu sehr milden Funktionsänderungen.
Ableitungsbedingungen: ZK: 0,3 s; Filter: 70 Hz; Eichung: 50 µV = 7 mm; Fast-Fourier-Transformation in 30 s-Epochen

Ein etwas anderes Verteilungsmuster der Narkosetiefe bietet die Kombination mit thiopentalinduzierter Neuroleptanalgesie. Trotz verringerten Narkosemittelverbrauchs (s. Tabellen 8 und 9) kommt es elektroenzephalographisch insgesamt zu tieferen Narkosestadien. 50% der Patienten bieten das Bild einer tiefen oder ausreichenden Narkose, während 31,5% EEG-Zeichen der flachen Narkose und 19% stark wechselnde Narkosetiefen haben. Bei diesem insgesamt tieferen Narkoseniveau führt in vier Fällen von starkem Blutdruckabfall nur einer zur enzephalographisch nachweisbaren Hirnfunktionsstörung.

Klinische Beobachtungen (s. Tabelle 8). Bei den beiden Patientengruppen, die einen ähnlichen Allgemeinzustand, im Falle der Thiopental-NLA-

PDA-Anästhesie aber eine deutlich längere OP-Dauer als die Gruppen der reinen Allgemeinnarkosen aufweisen, kann bei beiden Narkoseformen eine signifikante Einsparung an anästhesierenden und relaxierenden Substanzen beobachtet werden, die für Enfluran 22%, für die Medikamente der NLA 40–50% und für die Muskelrelaxantien 20 bzw. 35% beträgt. Nebenwirkungen in Form zwar kurz anhaltender doch beträchtlicher Blutdruckabfälle werden bei 25% der NLA-Kombination und ca. 44% der Enfluran-Kombination trotz gleichzeitiger induzierter Hypervolämie primär nicht vermieden. Sie müssen häufig durch den Einsatz gefäßaktiver Substanzen kupiert werden (insbesondere wenn sie eine im EEG sichtbare Hirnfunktionsstörung nach sich ziehen). Die Nachbeatmungsraten unterscheiden sich nicht von denen der konventionellen Narkoseformen.

Berichte der Literatur: Schon die Berichte der intraoperativen EEG-Überwachung bei „konventionellen Narkosen" befassen sich nur mit allgemeinen Fragestellungen und nicht mit speziellen Narkosen. Für diese neue Kombinationsform liegen zur Zeit noch keine Literaturberichte vor. SADO-

Tabelle 8. Narkosemittelverbrauch und allgemeine Patientendaten bei Thiopental-Enflurannarkose bzw. Thiopental-Neuroleptanalgesie in Kombination mit Periduralanästhesie ($x \pm s\bar{x}$)

Pharmaka	Thiopental-Ethrane-PDA (n = 16)	Thiopental-NLA-PDA (n = 16)
Thiopental (mg/kg KG)	$5{,}39 \pm 1{,}20$	$5{,}06 \pm 1{,}24$
Succinylcholin (mg/kg KG)	$1{,}39 \pm 0{,}33$	$1{,}34 \pm 0{,}28$
Alcuronium (mg/kg KG/min)	$10{,}7459 \times 10^{-4}$ $\pm 5{,}0957 \times 10^{-4}$	$10{,}617 \times 10^{-4}$ $\pm 3{,}459 \times 10^{-4}$
Enfluran (l/kg/min)	$7{,}9934 \times 10^{-4}$ $\pm 1{,}4148 \times 10^{-4}$	–
Fentanyl (mg/kg KG)	–	$5{,}0952 \times 10^{-5}$ $\pm 2{,}4147 \times 10^{-5}$
Dehydrobenzperidol = DHB (mg/kg KG/min)	–	$58{,}7400 \times 10^{-5}$ $\pm 22{,}5034 \times 10^{-5}$
Bupivacain 0,375% (ml/kg/min)	$1{,}6791 \times 10^{-3}$ $\pm 1{,}1020 \times 10^{-3}$	$1{,}6293 \times 10^{-3}$ $\pm 0{,}7420 \times 10^{-3}$
Prilocain 1% (ml/kg/min)	$1{,}1858 \times 10^{-3}$ $\pm 0{,}6305 \times 10^{-3}$	$1{,}6867 \times 10^{-3}$ $\pm 0{,}0283 \times 10^{-3}$
Alter (Jahre)	$56{,}8 \pm 17{,}2$	$59{,}9 \pm 17{,}3$
Nachbeatmung auf Intensivstation (n %)	6 37,5	3 18,75
Allgemeinzustand (1–4)	$2{,}21 \pm 1{,}08$	$1{,}69 \pm 0{,}66$
Operationszeit (min)	122 ± 41	192 ± 51

Tabelle 9. Intraoperative EEG-Befunde bei Thiopental-Enflurannarkosen (n = 16) bzw. Thiopental-Neuroleptanalgesie (n = 16) in Kombination mit Periduralanästhesie

Elektroenzephalographisch definierte Narkosetiefe	Thiopental-Enfluran-PDA		Thiopental-NLA-PDA	
	n	%	n	%
Tiefe Narkose Delta/Theta	∅	∅	3	18,75
Ausreichende Narkose Delta/Theta/Alpha	4	25	5	31,25
Flache Narkose Delta/Theta Alpha/Beta → Beta	12	75	5	31,25
Stark wechselnde Narkosetiefe Delta/Theta-Alpha/Theta	∅	∅	3	18,75
Hirnfunktionsstörungen durch exogene Einflüsse	5	31,2	1	6,25
Nebenwirkungen von Narkose und Operation z.B. RR-Abfall	7	43,75	4	25

VE (1967) berichtet lediglich, daß eine reine Spinalanästhesie keinen Einfluß auf die elektrische Aktivität des Gehirns hat. Etwaige Veränderungen sind lediglich Folge adjuvanter Psychopharmaka.

Wertung der EEG-Befunde in Korrelation zu klinischen Beobachtungen. Bei neuentwickelten Narkoseformen – wie sie beschrieben sind – erscheint das EEG von besonderem Wert: Durch den gesenkten Narkosemittelverbrauch kommt es in der PDA-Enfluran-Kombinationsgruppe zu deutlich flacheren Narkosestadien, die zuverlässig vom EEG angezeigt werden. Ebenso zuverlässig wird aber auch der größere Einfluß exogener Noxen auf die Hirnfunktion angezeigt. Die bisherigen Befunde berechtigen zu der Aussage, daß bei dieser Narkoseform das EEG einen wesentlichen Überwachungsparameter darstellt, der zur Vermeidung cerebraler Schädigungen in chirurgischen oder anästhesiologischen Notsituationen beiträgt. Eine gewisse Sonderstellung nimmt die NLA auch in Kombination mit der PDA ein. Trotz signifikant gesenkten Narkosemittelverbrauchs weist das EEG hier ähnliche Narkosestadien nach wie bei der konventionellen NLA. Diese Befunde zeigen die positiven Effekte der leitungsanästhesiebedingten Schmerzabschirmung für die NLA. Zur Dosisoptimierung und zur Feststellung des aktuellen Narkosestadiums ist auch bei dieser Kombination das EEG ein wertvoller, nicht zu ersetzender Hilfsparameter.

Gesamtbeurteilung der EEG-Überwachung im intraoperativen Zeitraum

Beim Einsatz der kontinuierlichen EEG-Ableitung im Operationssaal werden folgende Informationen erwartet:

- Beurteilungsparameter der Narkosetiefe mit Vermeidung zu flacher Narkosestadien.
- Zeichen möglicher kumulativer Medikamenteneffekte mit ungewollter erheblicher Vertiefung der Narkose.
- Hinweise exogen bedingter Hirnfunktionsstörungen mit potentieller cerebraler Gefährdung.

Die Ergebnisse zeigen, daß – ein normales, klassifizierbares Ausgangs-EEG vorausgesetzt – die aktuelle Narkosetiefe bei allen vorgestellten Anästhesieverfahren aus dem EEG beurteilbar ist. Die Applikation von Medikamenten, die spezifische EEG-Veränderungen verursachen, muß bei der Einschätzung der Narkosetiefe berücksichtigt werden. Kumulative Effekte der Narkotika, die zu einer unbeabsichtigten Narkosevertiefung führen, sind aus dem EEG ebenfalls erkennbar und damit vermeidbar.

Für Störungen jeder Art, die zu einer Einschränkung der Hirnfunktion führen, ist das EEG ein empfindlicher Parameter. Im eigenen Patientengut konnten solche Phänomene, hervorgerufen durch Blutdruckabfälle und Hypoxien, beobachtet werden. CABRAL et al. [2] berichtet EEG-Zeichen auch bei der malignen Hyperthermie, und PRIOR (1979) fand intraoperativ durch Gefäßanomalien verursachte „Krampfpotentiale". Respiratorisch bedingte Hypoxien bzw. Anoxien verursachen häufig noch vor Auftreten von cardiovaskulären Zeichen im EEG eine Frequenzverlangsamung mit Spannungsreduktion, die bei klinisch gleichbleibender Narkose ein höchstes Warnsignal sein sollte. Bei Operationen am offenen Herzen wird allein durch die routinemäßige EEG-Überwachung die Rate der postoperativen Hirnschädigungen deutlich gesenkt [3]. Auffällig – aber mit klinischen Beobachtungen übereinstimmend – sind die eigenen Befunde, daß sehr flache Narkosestadien, wie sie z. B. bei der Kombination von Leitungsanästhesie und Allgemeinnarkose bewußt eingehalten werden, eine erheblich größere Intoleranz des Gehirns auf exogene Noxen wie Blutdruck-Abfälle o. Ä. aufweisen als tiefe Narkosestadien bei einer solitär verabreichten Allgemeinanästhesie. Das intraoperative EEG-Monitoring stellt daher einen weiteren Sicherheitsfaktor sowohl für den Patienten als auch für den behandelnden Arzt dar.

Literatur

A. Lehrbücher und zusammenfassende Übersichten

Brechner VL, Walter RD, Dillon JB (1962) Practical electroencephalography for the anesthesiologist. C. G. Thomas publisher, Springfield, Illinois

Prior PF (1979) Monitoring cerebral function. Elsevier, Amsterdam New York Oxford

Sadove MS, Becka D, Gibbs FA (1967) Electroencephalography for anesthesiologists and surgeons. Pitman, London

B. Einzelarbeiten

1. Bickford RG (1950) Automatic electroencephalographic control of general anesthesia. Electroencephalogr Clin Neurophysiol 2:93
2. Cabral R, Prior PF, Scott DF, Brierley JB (1977) Transient depression of EEG in hyperthermia. Electroencephalogr Clin Neurophysiol 42:697
3. Lancet: Leading article (1975) Brain damage after open-heart-surgery. Lancet, II:399
4. Wiemers K, Puppel H (1960) Praktische Bedeutung der EEG-Registrierung im Operationssaal. In: Kreislaufmessungen: Vorträge des 2. Freiburger Kolloquiums über Kreislaufmessungen, München 1959, Bd 2, S 24

II. Elektroenzephalographische Überwachung während der unmittelbar postoperativen Phase

Der unmittelbare und nahe postoperative Zeitraum ist gekennzeichnet durch Narkosemittelüberhänge mit entsprechenden Stoffwechsel- und Allgemeinwirkungen, durch Schwankungen des Flüssigkeits-, Elektrolyt- und Säure-Basenstatus, durch operationsbedingte metabolische Veränderungen sowie durch die notwendige Belastung des Körpers mit analgetisch wirksamen Substanzen. Der unter anderem resultierende postoperativ eingeschränkte cerebrale Stoffwechsel produziert ihm entsprechende EEG-Veränderungen, die nach großen Eingriffen zwei bis drei Tage, in Einzelfällen bis zu zwei Wochen nachweisbar sind (SADOVE et al. 1967). Längeranhaltende elektroenzephalographische Abweichungen deuten auf mögliche intraoperativ gesetzte cerebrale Schäden hin.

EEG-Befunde
Eigene Befunde (95 Pat. 20–60 J. nach mittleren allgemeinchirurgischen bzw. gynäkologischen Eingriffen, durchschnittliche OP-Dauer 95 ± 38 Min.; [6]); (Tabellen 1–3; Abb. 1 und 2):
Die eigenen regelmäßigen postoperativen EEG-Aufzeichnungen bis zur vierten postoperativen Stunde zeigen im Vergleich zu individuellen Ausgangswerten generelle qualitative Veränderungen, die sich nach unterschiedlichen Narkoseverfahren quantitativ unterscheiden: Bei Patienten mit einem Alpha-Ausgangs-EEG findet sich im direkten postoperativen Zeitraum eine Abnahme elektrischer Leistung und Frequenz dieses Alpha-Bereiches sowie eine Aktivitätssteigerung des Delta-Bandes. Bei 30–50% der Patienten kommt es zu Aktivitäten im Beta-Bereich. Normvarianten ohne pathologischen Wert im Ausgangs-EEG zeigen postoperativ ebenfalls leichte Beeinflussungen der Ausgangsaktivität und Aktivitätssteigerungen im Delta/Theta-Band, die besonders im Anschluß an eine Neuroleptanalgesie nachweisbar sind.
Berichte der Literatur: Das Vorliegen einer postoperativ reduzierten hirnelektrischen Aktivität für Stunden bis Tage ist bekannt ([11], SADOVE et al. 1967). GRABOW et al. [4] haben nachgewiesen, daß nach Operationsende mit Wegfall der Schmerzreize zunächst eine – im EEG nachweisbare – Narkosevertiefung eintritt, die nach Halothan-Narkose ca. zwei Stunden, nach Neuroleptanalgesie ca. sechs Stunden anhält. 24 Stunden postoperativ haben halothannarkotisierte Patienten ihre dominante Ausgangsfrequenz wieder erreicht, Patienten nach Neuroleptanalgesie zeigen noch eine deutliche Frequenzverlangsamung.

Tabelle 1. Postoperative EEG-Veränderungen nach barbituratinduzierten Halothan-Narkosen (n = 37; Beobachtungszeitraum: 4 postoperative Stunden)

Frequenzbereich	Art der EEG-Leistungsänderung	Zahl des Auftretens in Prozent	Stärke der Veränderungen
Alpha	a. ↓ DF b. ↑↓ DF	a. 83 b. 17	a. 1–2 Hz b. 1–2 Hz
Beta	↑	33	(14–16 Hz) 10–30 μV
Delta	↑	100	individuell unterschiedlich
Theta	∅	∅	–

Tabelle 2. Postoperative EEG-Veränderungen nach barbituratinduzierter Neuroleptanalgesie (n = 55; Beobachtungszeitraum: 4 postoperative Stunden)

Frequenzbereich	Art der EEG-Leistungsänderung	Zahl des Auftretens in Prozent	Stärke der Veränderungen
Alpha	↓ DF	33	1–2 Hz
Beta	↑	17	(14–16 Hz) 10–30 μV
Delta	↑	100	individuell unterschiedlich
Theta	∅	∅	–

Tabelle 3. Postoperative EEG-Veränderungen nach barbituratinduzierter Fentanyl-N_2O/O_2-Narkose (n = 13; Beobachtungszeitraum: 4 postoperative Stunden)

Frequenzbereich	Art der EEG-Leistungsänderung	Zahl des Auftretens in Prozent	Stärke der Veränderungen
Alpha	a. ↓ DF b. ↑↓ DF	a. 33 b. 67	1–2 Hz
Beta	↑	40	(14–16 Hz) 10–30 μV
Delta	↑	100	individuell unterschiedlich
Theta	∅	∅	–

In der quantitativen Auswertung postoperativer EEG-Befunde [5, 6, 8, 9, 10] zeigen sich je nach vorangegangener Narkoseart Unterschiede. Diese sind bei der Betrachtung der einzelnen Bandbereiche sichtbar (der durchschnittliche Abfall der Alpha-Frequenz beträgt z. B. nach NLA 1,2 Hz, nach Halothan 0,7 Hz), werden aber bei zusammenhängender Beurteilung der entscheidenden Frequenzbereiche – z. B. bei Bildung des Quotienten aus Alpha und Delta – deutlicher: während die mit Halothan narkotisierten Patienten ab der 45. Minute nach Extubation einen annähernd im Normbereich liegenden Quotienten und entsprechenden klinischen Wachheitsgrad aufweisen, zeigen die Patienten nach Neuroleptanalgesie ein deutlich unter der Norm liegendes Niveau, das bis zum Ende der vierten postoperativen Stunde keine Tendenz zur Rückkehr normaler Werte erkennen läßt.

Klinische Beurteilung. Zuverlässige Beurteilungskriterien der Vigilanz sind für den postnarkotischen Zeitraum bisher noch nicht erarbeitet. Die klinische Nachschlafphase unmittelbar postoperativ bis zur vierten Stunde wird im eigenen Krankengut allgemein nach klinischen Wachheitsgraden sowie durch psychologische Leistungstests beurteilt [5, 7]. Sowohl nach Halothan-

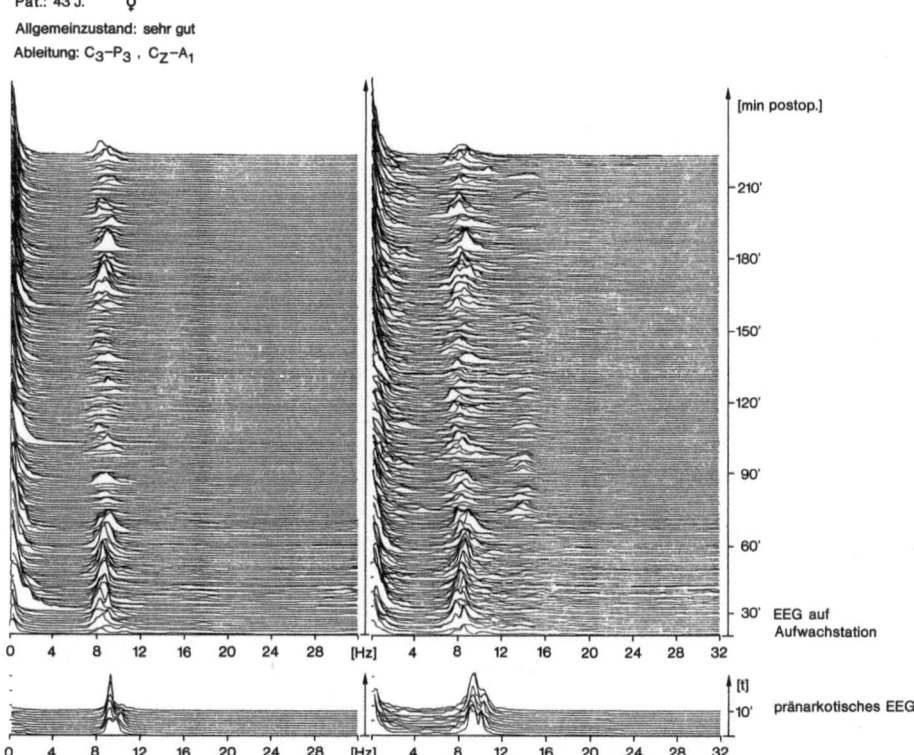

Abb. 1. EEG-Spektralanalyse der ersten 4 Stunden nach Extubation nach barbituratinduzierter Halothan-Narkose. Das pränarkotische Ausgangs-EEG zeigt in beiden Spuren eine Alpha-Aktivität mit einer dominanten Frequenz von 9–10 Hz. Postoperativ dominiert in der ersten halben Stunde ebenfalls die Alpha-Aktivität jetzt mit einer mäßig reduzierten dominanten Frequenz von 8,5–9 Hz. Als Ausdruck des postnarkotischen Nachschlafes kommt es zu einer erheblichen Reduktion der elektrischen Leistung bzw. im weiteren Verlauf bei Weckreizen zu einer Reaktivierung des Alpha-Bandes. Die beschriebenen Veränderungen bleiben bis zum Ende des Überwachungszeitraumes unverändert bestehen.
Ableitungsbedingungen: ZK: 0,3 s; Filter: 70 Hz; Eichung: 70 μV = 7 mm; Fast-Fourier-Transformation in 30 s-Epochen

Pat.: 16 J. ♀
Allgemeinzustand: sehr gut
Ableitung: C_3-P_3, C_Z-A_1

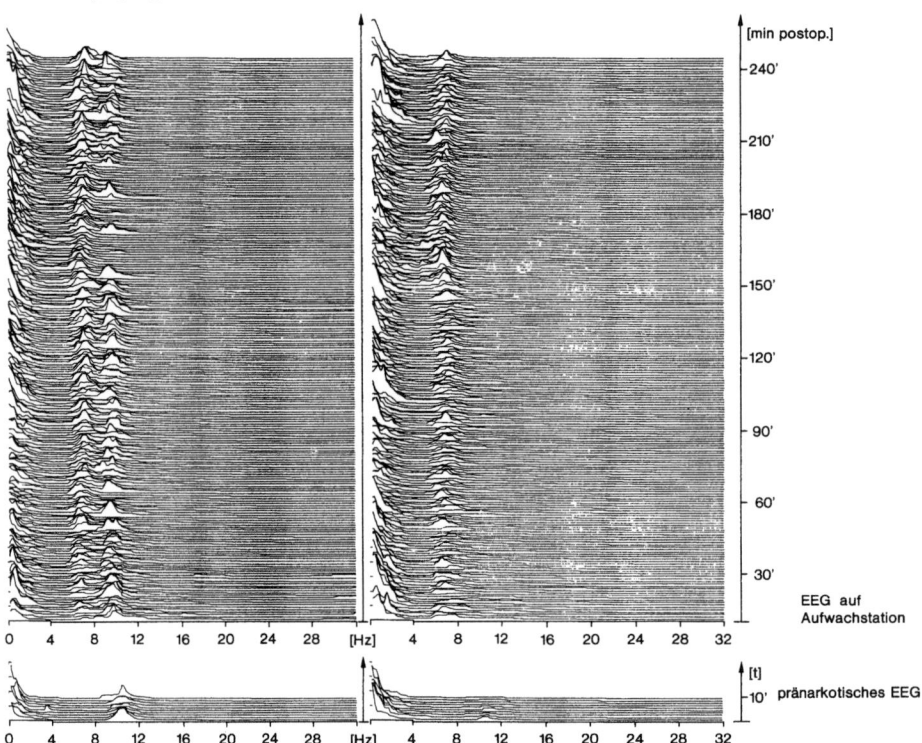

Abb. 2. EEG-Spektralanalyse der ersten 4 Stunden nach Extubation nach barbituratinduzierter NLA. Das pränarkotische Ausgangs-EEG zeigt einen in der Ableitung C_3-P_3 guten, in der Ableitung C_Z-A_1 nur geringfügig ausgeprägten Alpha-Rhythmus mit einer dominanten Frequenz von 11 Hz. Im postoperativen Zeitraum dominiert in beiden Spuren eine Aktivität von 6–8 Hz. In der Ableitung C_3-P_3 bleibt der Alpha-Rhythmus mit einer auf 9–10 Hz verlangsamten Dominanz erhalten. Die Veränderungen bleiben voll im Überwachungszeitraum bestehen und zeigen keine Normalisierungstendenz.
Ableitungsbedingungen: ZK: 0,3 s; Filter: 70 Hz; Eichung: 50 µV = 7 mm; Fast-Fourier-Transformation in 30 s-Epochen

Narkose als auch nach Neuroleptanalgesie ist eine deutliche Beeinträchtigung der Vigilanz mit entsprechendem Nachschlaf vorhanden, die in den ersten vier postoperativen Stunden nur eine leichte Normalisierungstendenz zeigt. Die Vigilanzbeeinträchtigung ist nach allen benutzten Beurteilungskriterien im Anschluß an eine Neuroleptanalgesie signifikant größer. Zu gleichartigen Ergebnissen kommt auch GRABOW ([3, 4]; 1980), der sowohl nach Halothan-Narkose als auch nach Neuroleptanalgesie innerhalb von sechs Stunden Beeinträchtigungen psychologischer Leistungsparameter findet. DOENICKE [1, 2] beschreibt nach Neuroleptanalgesie eine bis zu 12 Stunden anhaltende Schlaftendenz.

Wertung der EEG-Veränderungen in Korrelation zu klinischen Befunden. Das EEG erweist sich als zuverlässiger Indikator zur Beurteilung der postoperativen Funktionseinschränkung, die klinisch im wesentlichen durch das Symptom „Schläfrigkeit" im Sinne des postnarkotischen Nachschlafs imponiert. Die aus dem EEG ersichtlichen Vigilanzeinschränkungen lassen sich im wesentlichen mit der klinischen Beurteilung und den Ergebnissen der psychologischen Leistungstests korrelieren, sind aber sensibler und zeigen cerebrale Funktionsänderungen länger an. Die Hauptbedeutung der postoperativen EEG-Registrierung liegt in der Erfassung der globalen postoperativen Situation und ihrer durch postnarkotisch verabfolgte Medikamente (Analgetika) hervorgerufenen weiteren Veränderungen. Zusätzliche Medikamentengaben bedingen in diesem Zeitraum Additions- und Potenzierungseffekte. Postoperativ muß daher generell mit einer Verminderung der Vigilanz und der intellektuellen Leistungsfähigkeit gerechnet werden. Eine Normalisierung tritt nach Halothan-Narkosen innerhalb von 24 Stunden ein, neuroleptanalgesiebedingte Narkoseüberhänge überschreiten die 24-Stundengrenze. Diese Befunde müssen auch bei der Beurteilung der Erholungszeit nach intraoperativen Zwischenfällen berücksichtigt werden.

Literatur

A. Lehrbücher

Grabow L (1981) Hirnfunktionen unter dem Einfluß der Allgemeinen Anästhesie. Fischer, Stuttgart New York

Sadove MS, Becka D, Gibbs FA (1967) Electroencephalography for anesthesiologists and surgeons. Pitman, London

B. Einzelarbeiten

1. Doenicke A, Holle F, Kugler J, Kolle K (September 1964) The postnarcotic recovering time of the brain function with Fentanyl and Droperidol. 3. Congressus mundiales anaesthesiologicae, Sao Paulo
2. Doenicke A, Kugler J, Schellenberger A, Gürtner Th (1966) The use of the EEG to measure recovering time after intravenous anaesthesia. Br J Anaesth 38:580
3. Grabow L (1978) Zeitgleiche mehrfaktorielle Analyse der Hirnfunktion nach Halothan-Narkose, NLA und komb. Akupunktur-Analgesie. Anaesthesist 27:25
4. Grabow L, Pykel N (1980) Veränderungen der hirnelektrischen Aktivität unter dem Einfluß der allgemeinen Anästhesie. Anaesthesist 29:366
5. Gubernatis G (1980) EEG-Befunde im postoperativen Zeitraum unter Berücksichtigung der vorangegangenen Narkoseart. Inauguraldissertation, Medizinische Hochschule Hannover
6. Gubernatis G, Pichlmayr I, Künkel H (1977) Langfristige EEG-Frequenzanalyse nach barbituratinduzierter Halothan-Narkose und barbituratinduzierter Neuroleptanalgesie. Vortrag Zentraleuropäischer Anästhesie-Kongreß, Genf
7. Lips U, Gubernatis G, Pichlmayr I, Tewes U, Alp O, Reichertz LP (1981) Ergebnisse einer psychologischen Beurteilungstestung und der EEG-Hintergrundaktivität im postoperativen Zeitraum nach 2 verschiedenen Narkosearten. Vortrag Zentraleuropäischer Anästhesie-Kongreß, Berlin
8. Pichlmayr I, Gubernatis G, Luba A (1977) EEG-Verhalten in der Aufwachphase nach barbituratinduzierter Neuroleptanalgesie. Vortrag Zentraleuropäischer Anästhesie-Kongreß, Genf

9. Pichlmayr I, Gubernatis G, Luba A (1977) EEG-Verhalten in der Aufwachphase nach barbituratinduzierter Halothan-Narkose. Vortrag Zentraleuropäischer Anästhesie-Kongreß, Genf
10. Pichlmayr I, Lips U, Gubernatis G (1978) Prä- und postoperative EEG-Überwachung am Beispiel einiger gebräuchlicher Narkosearten. Langenbecks Arch Chir Suppl. 1978:155
11. Trede M, Kubicki St, Just O (1959) Über EEG-Beobachtungen bei Herzoperationen mit extrakorporalem Kreislauf. Anaesthesist 8:72

III. Elektroenzephalographische Überwachung während der Intensivtherapie

Der Beginn der Behandlungsmethoden, die heute zum Begriff der Intensivmedizin geworden sind, fällt in die Zeit um 1960. Seither ist durch klinische Erfahrung und intensive Forschungsarbeit ein hoher ärztlicher und technischer Standard entwickelt worden, der es ermöglicht, vitale Funktionen zumindest zeitweise durch apparativ-medizinische Maßnahmen zu unterstützen oder zu ersetzen. Die hierdurch erweiterten Behandlungsmöglichkeiten führten zu einer Ausweitung der chirurgischen Operationsmethoden, sowohl im Hinblick auf Alter und Allgemeinzustand der Patienten als auch auf die Größe des chirurgischen Eingriffs. Nicht zuletzt aus diesen Gründen werden heute vielfach Patienten – nach einem großen chirurgischen Eingriff, gelegentlich auch nach anästhesiologischen Komplikationen – durch postoperatives Versagen einer oder mehrerer vitaler Funktionen intensivbehandlungsbedürftig. Vielfach sind bei diesen Kranken lange Behandlungsperioden mit sehr invasiven Therapie- und Überwachungsmethoden notwendig. Neben den zur direkten Therapie erforderlichen Medikamenten, wie z. B. Antibiotika und Herz-Kreislauf-unterstützende Pharmaka, werden zur Abwendung der Angst- und Streßsituation durch die auch heute noch unphysiologische maschinelle Beatmung große Mengen von Anxiolytika, Neuroleptika, Sedativa und Hypnotika eingesetzt, die sich mit den ebenfalls erforderlichen Analgetika und Relaxantien potenzieren können. Diese u. U. längerdauernden Phasen einer tiefen „Langzeitnarkose" haben wesentliche Nachteile: Im akuten Behandlungszeitraum sind klinische Beurteilungen der Gehirnfunktion nur mit Einschränkung möglich; kurzfristige orientierende Aufwachperioden sind aufgrund der Wirkzeiten und Kumulationseffekte der eingesetzten Substanzen undurchführbar. Nach einer erfolgreich beendeten Intensivbehandlungsphase kommen weitere Schwierigkeiten auf den Patienten und den behandelnden Arzt zu: Psychomotorische Abstinenzsyndrome nach Absetzen der Medikation sind von langen Perioden psychischer Instabilität gefolgt, die die Rekonvaleszenz und die Reintegration des Patienten in den familiären Bereich erschweren.

Der Einsatz der Medikamente in der Intensivtherapie erfolgt nach klinischen Bedürfnissen und in dem Wunsch, dem Patienten das Bewußtsein seiner desolaten Verfassung zu ersparen. Inwieweit geringere Sedierungsgrade mit extrem kurzwirksamen und schnell metabolisierbaren Substanzen hier bei ausreichender klinischer Wirksamkeit eine positive Veränderung für die posttherapeutische Situation der betroffenen Patienten erbringen könnten, ist noch ungeklärt. Regelmäßige bzw. in kritischen Behandlungsphasen fortlaufend durchgeführte EEG-Kontrollen im eigenen Krankengut sollen über das Ausmaß der Sedierungstiefe informieren und die cerebrale Situation bei erkrankungsbedingten Notfallsituationen darstellen. Daneben sollte beobachtet und erwogen werden, inwieweit das EEG eine weitere Entscheidungshilfe zur Einstellung extrem aufwendiger Therapieformen bei irreversiblem cerebralem Funktionsausfall darstellen könnte [14].

EEG-Befunde

Eigene Befunde bei Patienten mit postoperativer Intensivbehandlung (20 Pat.; 25–75 Jahre; Intensivbehandlungszeitraum 3 bis 100 Tage; EEG-Ableitungen n = 105); (Abb. 1–3):

Das Verhalten der Gehirnfunktion wurde durch regelmäßige EEG-Ableitungen bei 20 Intensivbehandlungsverläufen kontrolliert. Das beobachtete Krankengut ist inhomogen. Es liegen sowohl unterschiedliche Grunderkrankungen als auch unterschiedliche Ursachen der zur Intensivtherapie führenden Vitalgefährdung vor. 16 Patienten wurden entweder nach Nierenversagen – dialysepflichtig – oder unter primär septischen Komplikationen mit allmählicher Beteiligung aller Organsysteme aufgenommen (A). Bei 2 Patienten lag ein schweres Schädel-Hirn-Trauma (B), bei 2 weiteren Patienten eine cerebrale Hypoxie durch intraoperativen hämorrhagischen Schock vor (C).

In Abhängigkeit von den genannten Ursachen der Vitalgefährdung zeigen die EEG-Ableitungen unterschiedliche Primärbefunde und Verläufe:

A) Zu Behandlungsbeginn finden sich Norm-Elektroenzephalogramme, die durch die therapeutische Sedierung in Abhängigkeit von deren Ausmaß beeinflußt sind. Unter unzureichender Medikation prägt sich die intensivtherapiebedingte Streßbelastung in genereller Desynchronisation aus. Das Vorherrschen von Delta-Wellen zeigt eine tiefe Sedierung an. Der Übergang zum niedergespannten – und folgend zum isoelektrischen – EEG ohne Änderung der Medikation trifft gewöhnlich mit allgemein-klinischer Zustandsverschlechterung zusammen und erweist sich als prognostisch ungünstig (s. Abb. 1). Einwirkungen einer Dialysebehandlung sind jeweils deutlich erkennbar; sie können sich sowohl in einer Verschlechterung (Hirnödem nach Dialysebehandlung) als auch – häufiger – in einer Verbesserung der Gehirnfunktion äußern.

B) Bei der kleinen Zahl der eigenen Beobachtungen von Patienten mit Schädel-Hirn-Traumen finden sich bei Behandlungsbeginn im EEG Seitendifferenzen und fokale bzw. auch zeitweise generalisierte „Krampfpotentiale". Übergänge zu „flachen Strecken" zeigen eine Verschlechterung des klinischen Zustandes an (s. Abb. 2).

C) Intraoperative Hypoxie bedingt – bereits unmittelbar postoperativ sichtbare – unterschiedlich schwere Allgemeinveränderungen des EEG

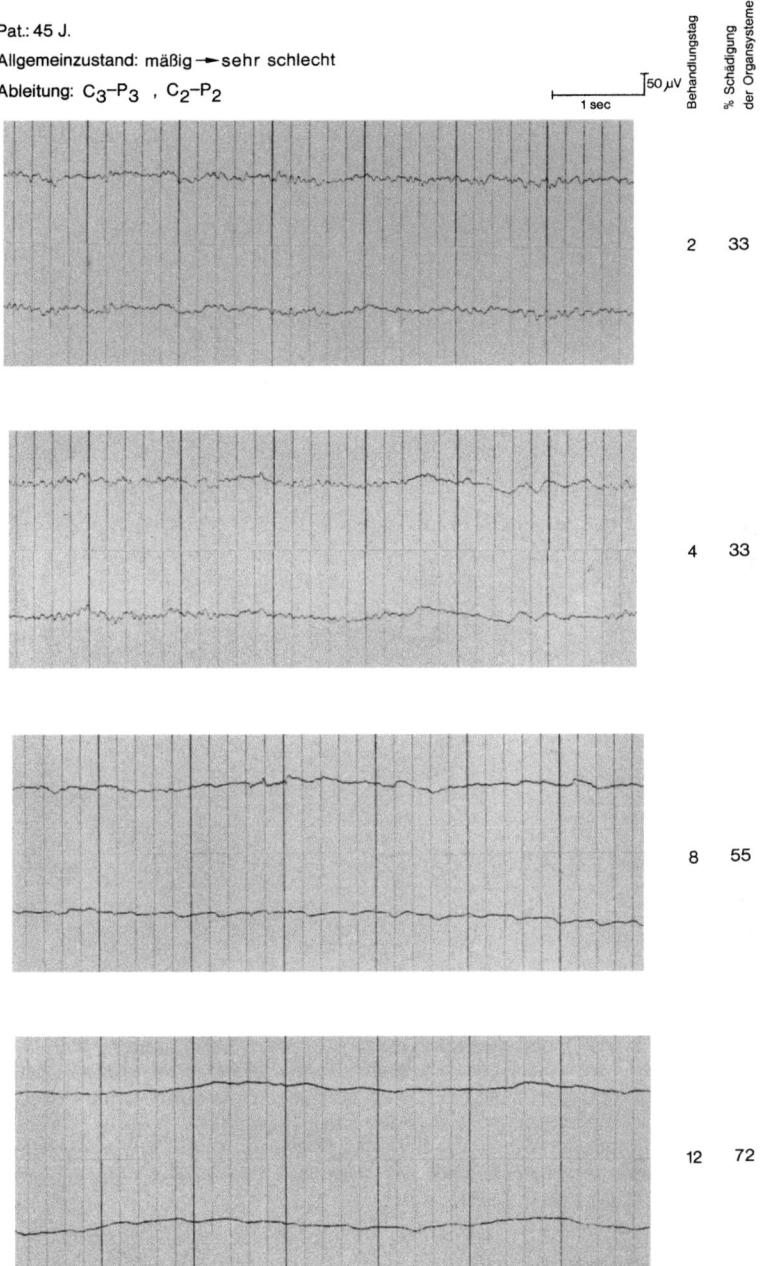

Abb. 1. EEG-Verlaufskontrolle eines 45jährigen Beatmungspatienten mit akutem postoperativen Nierenversagen und Sepsis. Während sich bei Beginn der Behandlung eine gemischte Alpha/Beta-Aktivität mit nur wenig langsamen Einstreuungen findet, kommt es im Verlaufe der Behandlungsperiode zu zunehmender Frequenzverlangsamung und Spannungserniedrigung bis zum nahezu isoelektrischen EEG mit wenigen Aktivitäten. Die Veränderungen zeigen eine gute Konkordanz zur Verschlechterung des Allgemeinzustandes. Der Patient verstarb im unbeherrschbaren septischen Schock (ZK: 0,3 s; Filter: 70 Hz)

Pat.: 46 J.

Allgemeinzustand: schlecht → schlecht

Ableitung: C_3–P_3 , C_2–P_2

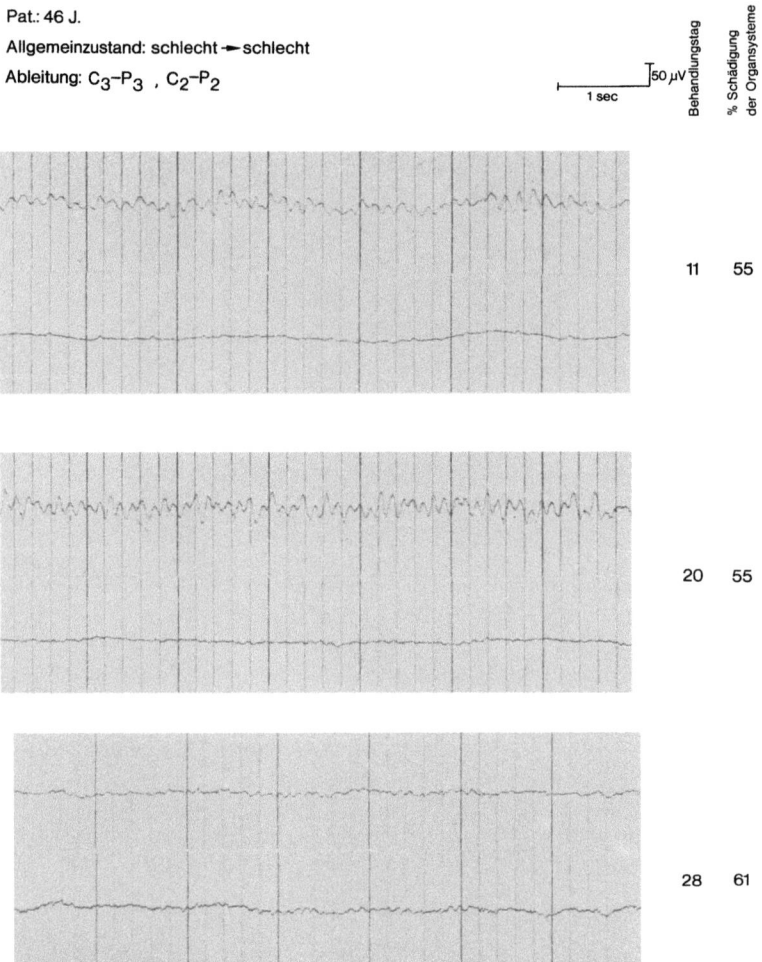

Abb. 2. EEG-Verlaufskontrolle eines 46jährigen Beatmungspatienten mit Zustand nach Polytrauma (incl. SHT) und postoperativem (Osteosynthese) akutem Nierenversagen. Als Ausdruck des SHT findet sich eine erhebliche Seitendifferenz; *re.,* nahezu isoelektrisches EEG, *li.,* auf 7 Hz verlangsamtes Alpha-EEG mit normalen Spannungsverhältnissen. Mit Verschlechterung der Gesamtsituation wird auch die linke Hemisphäre in ihrer Funktion erheblich beeinträchtigt – angezeigt durch die EEG-Verflachung. Der Patient verstarb an einer akuten Hypoxie durch eine unbeherrschbare innerhalb von 24 Std. foudroyant verlaufende Pneumonie (ZK: 0,3 s; Filter: 70 Hz)

(Delta/Theta/Alpha/Beta), die den Ausgangsbefunden geriatrischer Patienten mit arteriosklerotischen Veränderungen ähneln können. Während der heute üblichen gehirnprotektiven Therapie mit hohen Barbiturat- und Cortison-Gaben sind die EEG-Befunde vorwiegend durch die Barbituratwirkung geprägt. Die folgende Regeneration der Hirnfunktion ist in der allmählichen Normalisierung der Frequenzverteilungen sichtbar (s. Abb. 3).

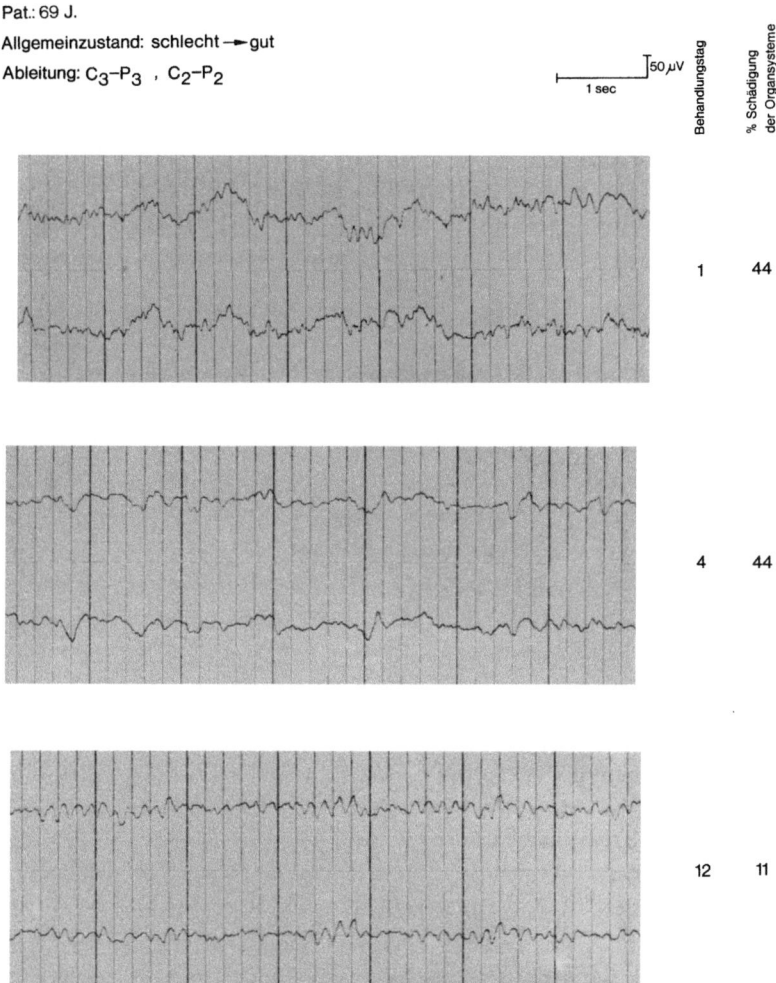

Abb. 3. EEG-Verlaufskontrolle einer 69jährigen Patientin, die durch einen intraoperativen Blutverlust eine etwa 15minütige Hirnischämie erlitt, (klinisch: weite lichtstarre Pupillen). Bei Übernahme auf die Intensivstation zeigt das EEG unregelmäßige Aktivitäten aller Frequenzbänder. Der Verlauf ist durch die Einwirkung der hochdosierten Thiopentaltherapie gekennzeichnet: hochgespannte Delta-Aktivität weist auf die allmähliche Rückbildung der Barbituratwirkungen hin. Zum Ende der Behandlungsperiode ist ein nahezu normales Alpha-EEG vorhanden, das die Besserung gegenüber der Ausgangssituation dokumentiert. Die Patientin konnte nach 13 Tagen ohne klinisch nachweisbare neurologische Ausfälle auf die Allgemeinstation zurückverlegt werden (ZK: 0,3 s; Filter: 70 Hz)

Berichte der Literatur: Die im Vordergrund der Intensivtherapie stehende Notwendigkeit, den Ausfall vitaler Organfunktionen zu ersetzen und die Problematik, das EEG als streng „neurologische Spezialität" in den Intensivbereich einzubeziehen, verhinderten bisher einen weit verbreiteten Einsatz des Elektroenzephalogramm im Bereich der anästhesiologischen Intensivmedizin. Eine Indikation für ein EEG wird in der überblickten Literatur nur bei speziellen Notsituationen (z. B. schweres Schädel-Hirn-Trauma, neurochirurgische Intensivbehandlung, vorangegangene längerdauernde Kreislaufstillstände) gesehen, wobei prognostische Wertungen für den cerebralen Verlauf nur bedingte Aussagekraft haben [2, 4, 9, 15].

Lediglich PRIOR (1979) weist auf den Wert einer routinemäßigen Hirnfunktionsüberwachung mit dem Cerebral Function Monitor (s. Kap. B VIII) hin. Fünf wesentliche Gründe für die Forderung nach einer grundsätzlichen EEG-Überwachung von Intensivpatienten werden angeführt:

1. Beurteilungsmöglichkeit des cerebralen Status (Sedierungstiefe, Komatiefe)
2. Therapiekontrolle (Veränderungen der Hirnfunktion durch respiratorische Einflüsse, metabolische Imbalanzen, Blutdruckverhältnisse)
3. Möglichkeit zur evtl. Verhinderung bleibender Hirnschädigungen (frühzeitige Entdeckung der potentiellen Gefährdung)
4. Prognostische Informationen (der Verlauf der Wiedererholung elektrischer Hirnfunktionen nach cerebralen Störungen kann in günstigen Fällen prognostische Hinweise auf den neurologischen Endstatus bieten)
5. Psychologische Hilfe (die Dokumentation einer ordnungsgemäßen Hirnfunktion stellt eine Aufmunterung für das Pflegepersonal bei der Behandlung klinisch infaust erscheinender Patienten dar)

Bei der Beurteilung der Sedierungsgrade mit Hilfe des EEG wird besonders darauf hingewiesen, daß auch hier die Veränderungen in gleicher Weise wie z. B. bei einer Narkose durchlaufen werden. Überdosierungen sedierender Medikamente (ebenso Medikamentüberdosierungen nach Suiciden) zeigen sich in einer totalen Depression der Hirnfunktion, die nicht mit einem irreversiblen Ausfall der Hirnfunktion verwechselt werden darf. Aktivierungen des EEG durch externe Stimuli lassen gewisse Rückschlüsse auf das Ausmaß der Intoxikation zu.

Veränderungen des elektrischen Hirnstrombildes durch Stoffwechselentgleisungen jeder Art müssen bei der Beurteilung des EEG von Intensivpatienten berücksichtigt werden [11]. Mögliche Ausprägungsformen sind in Kap. B VIII ausführlich beschrieben.

Klinische Beobachtungen. EEG-Kontrollen wurden ausschließlich bei Patienten mit schwersten vitalen Störungen und infolgedessen langen und komplizierten Behandlungsverläufen durchgeführt. Die Mortalitätsrate betrug 59%. Diese Patienten waren während der gesamten Behandlungsperiode nicht ansprechbar. Sie zeigten in Abhängigkeit von der Sedierungstiefe unspezifische Abwehrreaktionen auf pflegerische Maßnahmen. Bei Patienten mit erfolgreichem Abschluß der Intensivtherapie wurde eine etwa 1–2wöchige Phase mit allmählicher Aufklärung des Bewußtseins beobachtet.

Wertung der EEG-Befunde in Korrelation zu klinischen Beobachtungen. Zustandsänderungen der Gehirnfunktion lassen sich im Behandlungsverlauf allgemein-intensivpflichtiger Kranker gut dokumentieren. Die jeweiligen Sedierungsgrade, das Ausmaß der Allgemeinschädigung für das Gehirn sowie auch positive oder negative Auswirkungen einzelner Therapiemethoden sind deutlich sichtbar und in ihrer gemeinsamen Auswirkung beurteilbar. Da das Ausmaß der jeweils vorhandenen cerebralen Funktionsbeeinträchtigung im Verlauf einer Intensivbehandlung mehrfach wechselt, sind prognostische Aussagen nicht aus dem EEG allein, sondern nur im Zusammenhang mit der klinischen Gesamtsituation möglich.

Bei Patienten mit Schädel-Hirn-Traumen können EEG-Befunde ebenfalls zur Verlaufsbeurteilung herangezogen werden. Die primär vorhandenen, traumatisch bedingten komplexen Veränderungen sind jedoch in ihrer Wertigkeit nur durch einen neurophysiologisch vorgebildeten Arzt einschätzbar. Beeinträchtigungen der Gehirnfunktion durch intraoperative Zwischenfälle können in ihren Phasen der Wiedererholung gut dokumentiert werden.

Eine besondere Gruppe intensivbehandlungsbedürftiger Patienten stellen gravide Frauen mit einer *Eklampsie* dar. Die Eklampsie ist das Endstadium einer unbehandelten oder therapieresistenten *EPH-Gestose*, die sich üblicherweise zwischen der 20. und 30. Schwangerschaftswoche entwickelt. Mit einer Inzidenz von 0,6‰ aller Geburten stellt die Eklampsie ein seltenes, aber lebensbedrohliches Krankheitsbild für die Mutter und das ungeborene Kind dar. Ihr drastisches Erscheinungsbild tonisch-klonischer generalisierter Krampfanfälle ist begleitet von multiplen Organstörungen, die jeweils für sich bereits tödlich sein können. Generalisierte Ödeme (*E*dema), *P*roteinurie und excessive *H*ypertonie sind neben den Anfällen die führenden Leitsymptome der manifesten Erkrankung. Sie sind hervorgerufen durch einen Arteriolenspasmus, dessen ursächliche Entstehung noch ungeklärt ist. Therapieschemata – vor allem zur Behandlung der cerebralen Anfälle – sind zahlreich und umfassen zur Zeit im wesentlichen die Verabreichung von Magnesium-Ionen und „massive Sedierung" bis hin zur Ateminsuffizienz mit der Notwendigkeit maschineller Beatmung. Diese angewandten Verfahren bergen in sich eine Vielzahl methodisch bedingter Gefahren, die den Ausgang des Krankheitsgeschehens negativ beeinflussen können. Daher wurde von LIPS [13] vorgeschlagen, die antikonvulsive Therapie mit Hilfe von Antiepileptika und cerebral entwässernden Substanzen durchzuführen, unter der Arbeitshypothese, daß die Krampfbereitschaft durch eine bei Blutdruckkrisen auftretende cerebrale Volumenüberfüllung auf dem Boden einer gestörten Blut-Hirnschranke – bedingt durch den Arteriolenspasmus – entsteht. Diese Therapieform wurde u. a. ebenfalls durch regelmäßige EEG-Kontrollen überwacht.

EEG-Befunde

Eigene Befunde während der Eklampsiebehandlung (11 Pat. mit manifester Eklampsie; 1 Pat. mit Erstmanifestation einer Epilepsie im Wochenbett; Alter: 25 ± 4 J.; Behandlungszeitraum 3–17 Tage); (Abb. 4 und 5):

Als Grundaktivität zeigten bei Klinikaufnahme 11 Patientinnen ein Alpha-EEG (7,5–12 Hz; 10–50 µV) eine Patientin ein niedergespanntes EEG mit einer Frequenz von 7 Hz. Die ausnahmslos vorhandenen zusätzlichen Beta-Frequenzen können entweder durch Barbiturate oder durch Tranquillizer – in der dem Klinikaufenthalt vorangegangenen Therapie – verursacht sein. Bei sieben der 12 Patientinnen zeigen die regelmäßig durchgeführten EEG-Kontrollen – bei auch klinisch anfallsfreiem Verlauf unter der angegebenen Therapie – pathologische Wellenformen: Dabei ist der führende EEG-Befund der Eklampsie (6 Pat.) durch paroxysmale generalisierte Theta-Ausbrüche und eingestreute rhythmische Theta-Gruppen, die weder ei-

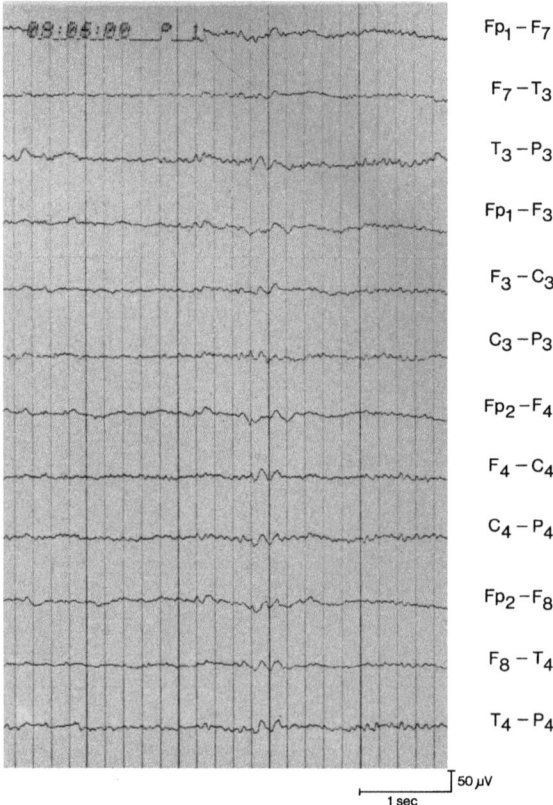

Abb. 4. EEG einer 32jährigen Patientin mit manifester Eklampsie. Bei klinischer Beschwerdefreiheit (nach Therapie mit Phenytoin und Dexamethason) ist in dem EEG-Ausschnitt ein generalisierter Theta-Ausbruch sichtbar. Diese für die eklampsiebedingten Funktionsstörungen des ZNS typischen EEG-Korrelate bildeten sich im Verlauf der Behandlungsperiode trotz klinischer Anfallsfreiheit nicht vollständig zurück (ZK: 0,3 s; Filter: 70 Hz)

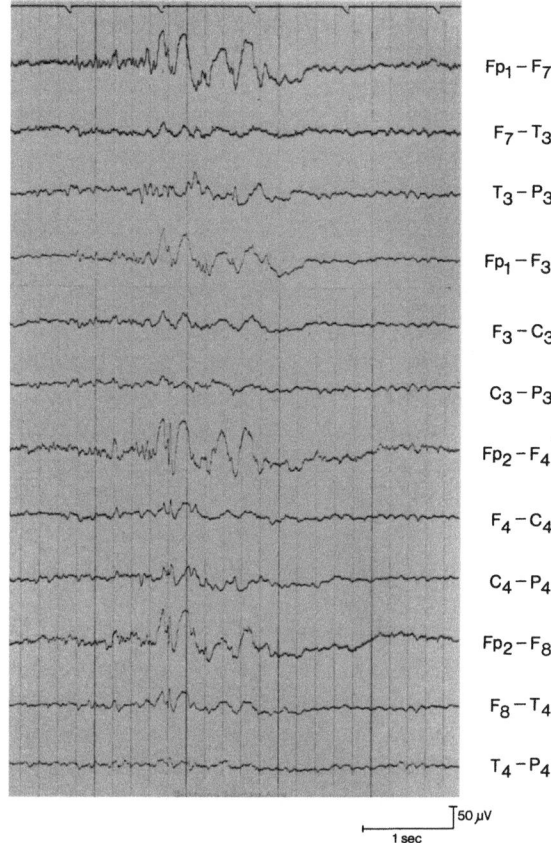

Abb. 5. EEG einer 21jährigen Patientin, die im WB einen tonisch-klonischen Krampfanfall erlitt. Die zunächst gestellte Diagnose einer postpartalen Eklampsie mußte aufgrund des EEG-Befundes in postpartale Erstmanifestation einer Epilepsie geändert werden. Das EEG zeigt die bei klinisch manifesten Anfällen für die Epilepsie beweisenden Spikes, Waves und Polyspikes. Nach der Therapie mit Phenytoin und Dexamethason war die Patientin beschwerdefrei, auch das EEG normalisierte sich. Die nach Entlassung empfohlene Vorstellung beim Neurologen wurde von der Patientin nicht durchgeführt (ZK: 0,3 s; Filter: 70 Hz)

ner Medikamentenwirkung noch Vigilanzschwankungen zugeordnet werden können, gekennzeichnet (s. Abb. 4). Die krankhaften Muster bessern sich während der medikamentösen Behandlung, sind aber bei drei Patientinnen in milder Form auch noch am Entlassungstag nachweisbar. Die Normalisierung der Hirnfunktion im Verlauf der Therapie zeigt sich bei allen Patientinnen auch in leichter Frequenzbeschleunigung (1–2 Hz) und Spannungserhöhung (um 10–20 μV) der Alpha-Aktivität.

Bei einer Patientin ergab die EEG-Untersuchung die Erstmanifestation einer Epilepsie mit Spikes, Multispikes und Waves (s. Abb. 5).

Bei fünf Patientinnen war das EEG unauffällig.

Berichte der Literatur: Aufgrund der Seltenheit und der akuten vitalen Bedrohung durch die ausgebrochene Eklampsie sind entsprechende EEG-

Untersuchungen nur als Einzelberichte veröffentlicht [6]. Die erhobenen Befunde ergeben ein sehr uneinheitliches Bild. Es werden sowohl Frequenzverlangsamung mit hochvoltiger Beta-Aktivität [7] als auch Dysrhythmien (bis 83% der untersuchten Fälle [1, 3, 8, 10, 12, 18]) ohne Zuordnungsmöglichkeit zum Schweregrad der Gestose [5] beschrieben. Dabei bleibt ungeklärt, ob solche Dysrhythmien nur während der Erkrankung auftreten, oder ob sie generell für eine Disposition zum Ausbruch einer Eklampsie sprechen [16, 17]. Obwohl auch Ähnlichkeiten im Eklampsie-Epilepsie-EEG – vor allem während des Krampfgeschehens – gesehen werden [19, 20], ist die Differentialdiagnose beider Erkrankungen aus dem EEG möglich [18], wobei jedoch zu berücksichtigen ist, daß nur bei maximal 64% aller Grand mal-Epilepsien eindeutige EEG-Veränderungen nachweisbar sind (s. Kap. B X) und der klinischen Beurteilung des Krampfgeschehens wesentliche Bedeutung beigemessen werden muß. Die Rückbildungszeit eklampsiebedingter EEG-Veränderungen wird mit drei bis acht Wochen angegeben [10, 18].

Klinische Beobachtungen. Während der Eklampsiebehandlung wurde unter der angegebenen Therapie bei allen Patientinnen eine Remission der zentralnervösen Erscheinungen (Hyperreflexie, Krampfanfälle) erreicht. Dabei ist ein Vorteil der Behandlungsmethode die erhaltene Kooperationsfähigkeit und das subjektive Wohlbefinden der Patientinnen bei gleichzeitiger Vermeidung einer Beatmung. Eine leichte Sedierung zur Nacht diente zur Abschirmung unangenehmer Eindrücke, die sich auf Intensivstationen nicht vermeiden lassen. Die Therapie der übrigen Organstörungen erfolgte nach den dafür allgemeingültigen Grundsätzen.

Wertung der EEG-Befunde im Vergleich zu den klinischen Beobachtungen. Sowohl nach eigenen Befunden als auch nach Literaturberichten werden in der elektroenzephalographischen Überwachung während einer Eklampsiebehandlung folgende Vorteile gesehen:

- Die Differentialdiagnose Eklampsie-Epilepsie ist mit den bereits angesprochenen Einschränkungen zu stellen.
- Das Ausmaß der eklampsiebedingten Hirnfunktionsstörungen ist ersichtlich und ermöglicht Richtlinien für die weitere Therapie.
- Der akute Anfallsverlauf sowie die Wirksamkeit der Therapie ist aus dem EEG beurteilbar. Längerfristige Prognosen über das weitere Anfallsgeschehen können nicht gestellt werden.

Zur EEG-Überwachung der Eklampsiebehandlung eignet sich nur das konventionelle EEG (8–12spurige Ableitungen), das in der Erkennung pathologischer Muster der Spektralanalyse überlegen ist.

Gesamtwertung der EEG-Überwachung während der Intensivtherapie

Der Einsatz regelmäßiger oder kontinuierlicher EEG-Kontrollen während einer Intensivbehandlung erfolgt unter zwei Aspekten, die unterschiedliche Ableitmethoden fordern:

– *Ermittlung und Steuerung der Sedierungstiefe*
– *Erkennung cerebraler Störungen durch den Krankheitsverlauf mit möglichen therapeutischen Konsequenzen.*

Die Sedierung ist durch gleiche Veränderungen der cerebralen Funktion gekennzeichnet wie der Beginn einer Allgemeinnarkose. Da es sich dabei um globale Frequenz- und Amplitudenverschiebungen handelt, genügen zwei EEG-Ableitungen, die in Form der Spektralanalyse einen komprimierten Überblick des Sedierungsverlaufes ermöglichen und damit helfen, sowohl Über- als auch Unterdosierung zu vermeiden. Die Erkennung krankheitsbedingter Störungen der Hirnfunktion erfordert den zusätzlichen Arbeitsaufwand der konventionellen EEG-Schreibung mit höherer (8–12) Spurenzahl, da cerebrale Störungen hierbei sowohl lokal begrenzt (fokal), als auch allgemein (generalisiert) auftreten können und ggf. Graphoelemente erkannt und zugeordnet werden müssen. Unter diesen Voraussetzungen sind unter Berücksichtigung medikamentöser cerebraler Funktionsveränderungen Aussagen über weitere cerebrale Funktionsbeeinträchtigungen durch den Krankheitsverlauf möglich.

Literatur

A. Lehrbücher und zusammenfassende Übersichten

Prior, PF (1979) Monitoring cerebral function. Elsevier, Amsterdam New York Oxford

B. Einzelarbeiten

1. Aresin L (1961) Elektroenzephalographische Untersuchungen bei Schwangerschaftstoxikosen. Z Geburtshilfe Gyn 157:235
2. Binnie CD (1975) The EEG in intensive care: Interpretation. J Electrophysiol Techn 1:5
3. Brehm R (1970) Zur Therapie der Spätgestosen. Z Geburtshilfe Gyn 173:31
4. Bushart W, Rittmeyer P (1966) Die Bedeutung des EEG-Befundes im Rahmen der Intensivbehandlung. Anaesthesiologie Wiederbelebung 17:71
5. Douglass LH, Morrison JH, Oster R (1953) Cerebral dysrhythmia and acute toxemia of pregnancy. Obstet Gynecol 1:287
6. Gastaut H (1970) Funktionelle Epilepsien. Ch. Boehringer-Sohn, Ingelheim
7. Gibbs FA, Reid DE (1942) The electroencephalogram in pregnancy. Am J Obstet Gynecol 44:672
8. Gouskos AD, Aravantinos D, Chalkiadakis J, Kranidiotis PT (1974) The significance of electroencephalogram in the toxemic patient. In: Rippert TH, Rippmann ET (Eds) EPH-gestosis. Huber, Bern, S 231
9. Hoffmann M, Scherzer E (1973) Enzephalographische und klinische Probleme nach passagerem, durch intrathorakale Herzmassage behobenem Herz- und Atemstillstand. Wien Z Nervenheilkd 31:291

10. Kolstad P (1961) The practical value of electroencephalography in pre-eclampsia and eclampsia. Acta Obstet Gynecol Scand 40:127
11. Kurtz D, Naquet R (1977) Etude électroencéphalographique des encéphalopathies functionelles dysmetaboliques et des comas au cours de l'allimentation parentérale. Ann Anesthesiol Fr 12:997
12. Ledermaier O, Niedermeyer E (1956) Posteklamptische Epilepsie. Geburtshilfe Frauenheilkd 16:679
13. Lips U (1982) Medikamentöse Therapie der Eklampsie. Vorstellung einer neuen Methode zur Lösung eines geburtshilflich-anästhesiologischen Gemeinschaftsproblemes auf der Intensivpflegeeinheit. Habilitationsschrift, Medizinische Hochschule Hannover
14. Lorenz R (1969) Kriterien der Hirntätigkeit in lebensbedrohten Zuständen – ein Beitrag zur Frage des zentralen Todes. Acta Neurochir (Wien) 20:309
15. Lorenzoni E (1975) Das EEG im posttraumatischen Koma. Neurol Psychiatr 43:155
16. Rosenbaum M, Maltby GL (1943) Cerebral dysrhythmia in relation to eclampsia. Arch Neurol Psychiatr 49:204
17. Schroeder C (1951) Gelingt es mit Hilfe der Elektroenzephalographie, den Ausbruch von eklamptischen Krämpfen bei Präeklampsie vorherzusagen? Med Welt 20:306
18. Schroeder C (1955) Zur Differentialdiagnose: Eklampsie-Epilepsie. Arch Gynaecol 186:171
19. Torgård E, Brody S, Dhuner KG (1965) EEG in eclampsia. Kongreßband 6th international congress of electroencephalography and clinical neurophysiology. Wien Med Akad S. 69:69
20. Whitacre FE, Loeb WM, Chin H (1947) A contribution to the study of eclampsia. J Am Med Assoc 133:445

Schlußbetrachtungen

Das Elektroenzephalogramm ist ein anerkannter Parameter der Gehirnfunktion im Bereich der Neurophysiologie. Es reagiert empfindlich und eignet sich zur akuten Anzeige sowohl allgemeiner (Schlaf-EEG; Pharmako-EEG) als auch speziell gefährdender cerebraler Veränderungen. Seine routinemäßige Anwendung bei Operationen mit extrakorporalem Kreislauf hat in der Vergangenheit die Rate der postoperativen Hirnfunktionsstörungen drastisch gesenkt. Da durch die Fortschritte der Anästhesiologie, der operativen Medizin, der Reanimatologie und der Intensivmedizin die Operationsindikationen in bezug auf Alter, Vorerkrankungen sowie Dauer und Schweregrad des Eingriffs immer weiter ausgedehnt werden und Störungen der cerebralen Versorgung nach anästhesiologischen oder operativen Notsituationen sich in der Rekonvaleszenz in vielfältigen Ausfallserscheinungen zeigen, gewinnt das EEG als Überwachungsmöglichkeit der Gehirnfunktion zunehmend an Interesse. Speziell für den Anästhesisten werden in der Literatur folgende Vorzüge der EEG-Überwachung gesehen und angeführt:

– Die Möglichkeit, während eines Narkoseverlaufes ein gleichmäßiges Narkosestadium beizubehalten.
– Die Frühentdeckung einer inadäquaten cerebralen Stoffwechselsituation.
– Die Informationsvermittlung über die cerebrale Bioverfügbarkeit von neueingeführten zentral angreifenden Substanzen.
– Die Wissensvermittlung über das Ausmaß eines möglichen cerebralen Schadens nach anästhesiologisch- bzw. operationsbedingten Zwischenfällen sowie über die Wiedererholung und ihren Verlauf oder deren Ausbleiben.

Eigene Erfahrungen mit der praktischen Anwendung der EEG-Uberwachung bei Routinenarkosen und Intensivbehandlungen haben erwiesen:

– Fachgerecht durchgeführte Narkosen werden zur Zeit – bei Beachtung allgemeinanästhesiologischer und allgemeinklinischer Kriterien – nach dem Verhalten der Kreislaufparameter gesteuert. Dabei resultieren je nach kardiovaskulären Nebenwirkungen der angewandten Pharmaka sehr unterschiedliche Narkosetiefen bzw. im EEG sichtbare cerebrale Funktionsstadien.
– Bei den heute vorwiegend angewandten Kombinationsnarkosen unter Einsatz von Muskelrelaxantien oder zusätzlichen Leitungsanästhesien ist

ein operativer Eingriff mit Schmerzfreiheit und übersichtlichem unbehindertem Arbeiten für den Operateur nicht nur unter tiefen, sondern ebensogut unter mittleren und leichten bzw. extrem oberflächlichen Narkosestadien möglich, wobei unklar bleibt, welche Narkosetiefe für die bestmögliche anästhesiologische Behandlung operativer Patienten generell und in besonders gelagerten Einzelfällen anzustreben ist.
– Cerebrale Notsituationen bewirken unter oberflächlichen Narkosen stärkere und damit deutlicher sichtbare EEG-Veränderungen. Mittlere Narkosestadien scheinen – bei gut erhaltener Erkennbarkeit cerebraler Mangelzustände – durch die entsprechend größere Stoffwechselsenkung bereits einen protektiven Effekt für das Gehirn zu haben.
– Patienten mit „gesundem Ausgangs-EEG" reagieren unter cerebraler Mangelversorgung schneller und stärker mit Funktionsveränderungen als Patienten mit primär pathologisch verändertem EEG, bei denen eine gesenkte cerebrale Stoffwechselrate angenommen werden kann.
– Der Einsatz regelmäßiger EEG-Verlaufskontrollen bei Patienten unter Intensivbehandlungsmaßnahmen kann bei Einhaltung der Interpretationsgrenzen wesentliche therapeutisch und prognostisch wichtige Rückschlüsse ermöglichen.
– Die nach theoretischen Überlegungen und Literaturberichten erwarteten Informationsgehalte werden bei klinischem Einsatz durch das EEG erbracht.
– EEG-Monitoring ist für den Anästhesisten in der täglichen Routine mit einem geringen zusätzlichen Zeitaufwand durchführbar.
– Die EEG-Beurteilung im Zusammenhang mit klinischen Befunden erfordert entsprechende neurophysiologische Grundkenntnisse des praktisch tätigen Anästhesisten. Zur Narkoseüberwachung ist dies ohne eine längergehende spezielle EEG-Ausbildung möglich. Eine entsprechende Einweisung auf einer EEG-Abteilung bleibt trotzdem wünschenswert.

Eine kontinuierliche EEG-Überwachung anästhesiologischer Maßnahmen ist zu empfehlen. Die dadurch gewonnenen Erfahrungen können Grundlage für wesentliche Verbesserungen der anästhesiologischen Therapie werden, zusätzlich frühzeitig cerebrale Mangelsymptome aufdecken und vielfach passagere oder bleibende Gehirnschäden verhindern. Für den Einsatz der EEG-Überwachung im Rahmen des Fachbereiches sollten folgende Voraussetzungen angestrebt werden:

– Intensive Beschäftigung einerseits mit den Wirkungsspektren der benutzten Medikamente auf das ZNS und seine Funktionskreise, andererseits mit den Methoden der EEG-Registrierung und -Bewertung im Rahmen der Facharztweiterbildung.
– Anerkennung einer ein- bis zweispurigen EEG-Ableitung als „globale cerebrale Überwachungsmöglichkeit" durch Fachbereich Neurologie/Neurophysiologie unter dem gemeinsamen Wissen, daß ein diagnostisches

EEG eines entsprechend ausgerüsteten neurophysiologischen Institutes durch eine ein- bis zweispurige EEG-Überwachung nicht ersetzbar ist.
- Vereinfachung der zur Zeit noch räumlich und technisch aufwendigen EEG-Registrierungsmöglichkeit in absehbarer Zeit. Marktangebot kleiner, widerstandsfähiger und preiswerter Ableitgeräte, die sowohl die konventionelle EEG-Kurve als auch ihre spektralanalytische Darstellungsform registrieren und dokumentieren.

Da das EEG nicht nur einen Überwachungsparameter, sondern auch eine Kontrollmöglichkeit für die individuelle Wirkung einer spezifisch eingesetzten Therapie darstellt, wurde das vorliegende Buch für den praktisch tätigen Anästhesisten erarbeitet und zusammengestellt. Es soll Grundlagen zur Anwendung eines wünschenswerten allgemeinen EEG-Monitoring in anästhesiologischen Bereichen vermitteln.

Arzneimittel-Hinweis
Freinamen, Warenzeichen, Hersteller (unverbindl. Auswahl)

Althesin	– nicht im Handel
Äthylchlorid	– Chloraethyl „Dr. Henning" rein (Henning/Walldorf)
Alcuronium	– Alloferin (Roche)
Atropin	– Atropin sulfuric. 0.0005 Amp. (Thilo/Hameln)
Bupivacain	– Carbostesin (Astra)
Chloroform	– nicht im Handel
Cyclopropan	– nicht im Handel
Decamethonium	– nicht im Handel
Dexamethason	– Decadron (Sharp & Dohme), Fortecortin (Merck)
Diäthyläther	– Aether puriss. pro narcosi (Hoechst)
Diazepam	– Valium (Roche)
Droperidol	– Droperidol (Janssen)
Enfluran	– Ethrane (Abbott)
Etomidat	– Hypnomidate (Janssen)
Fentanyl	– Fentanyl (Janssen)
Fentanyl/Droperidol	– Thalamonal (Janssen)
Fluroxen	– nicht im Handel
Gamma-Hydroxy-buttersäure	– Somsanit (Köhler Chemie)
Halothan	– Halothan (Hoechst), Fluothane (ICI)
Hexobarbital	– Evipan (Bayer)
Isofluran	– nicht im Handel
Ketamin	– Ketanest (Parke-Davis)
Methohexital	– Brevimytal (Lilly)
Methoxyfluran	– Penthrane (Abbott)
Morphin	– Morphium-HCL (Hoechst)
Pancuronium	– Pancuronium „Organon" (Organon)
Pentazocin	– Fortral (Winthrop)
Pethidin	– Dolantin (Hoechst)
Phenytoin	– Phenhydan (Desitin), Epanutin (Parke-Davis)
Piritramid	– Dipidolor (Janssen)
Prilocain	– Xylonest (Astra)
Promethazin	– Atosil (Bayer)
Propanidid	– Epontol (Bayer)
Stickoxydul	– Lachgas (Asta)

Arzneimittel-Hinweis

Succinylcholin	– Pantolax (Reiss), Succinyl (Asta)
Thiopental	– Trapanal (Byk Gulden)
Trichloroethylen	– Anamenth (Brunnengräber)
Triflupromazin	– Psyquil (Heyden)
Tubocurarin	– Curarin-Asta-Injektionslösung (Asta)

Sachverzeichnis

Alcuronium 135–137
Alter
– Einfluß auf das EEG 41–44, 50, 52, 53, 56, 58–65, 68, 80, 81, 101, 103, 106, 107, 111, 117, 121, 124, 125, 127, 128, 136, 146, 148–150, 178–180, 188–192, 195, 197, 199, 201–203
Althesin 115, 116
Anästhesie
– Inhalations- 77–95, 188–194, 201–204
– intravenöse 98–131, 188–205
– tiefe 70–75, 80, 82, 88–95, 102, 104–111 113, 114, 117–125, 127–131, 188–205
– Überwachung 188–205
– Zwischenfälle 161, 166–170, 188, 202
Analgetika
  postoperativ 139–153
  präoperativ 48, 58–65, 67
Anoxie 166–168
Antikonvulsiva 183, 184
Artefakte 30–33
Atropin 49–51, 65
Aufwachphase 207–211
Aufwachreaktion 159–162
Aufzeichnungsgeräte 26–29

Barbiturate
– in der Anästhesie 100–106, 182, 188–204
– in der Intensivmedizin 216, 217
Blutdruck
– abfall 168, 202

Cerebrale Durchblutung 3, 41, 42, 79, 81, 84, 100, 107, 111, 115, 117, 161–164, 167–170, 174
Cerebraler Stoffwechsel 79, 81, 84, 100, 107, 111, 115, 117, 170, 171, 174, 191, 225, 226

Diabetes mellitus 171
Diazepam 51–53, 66, 127–130, 182
Droperidol 62–65, 67, 99–203

EEG
– Apparate 3, 26–29
– Artefacte 30–33
– Graphoelemente 12, 90, 151, 152, 171, 181, 182, 214, 220 221–223
– Hintergrundaktivität 36–45, 177, 178

– im Alter 41–44, 50, 52, 53, 56, 58–65, 68, 80, 81, 101–107, 111, 117, 121, 124, 125, 127, 128, 136, 146, 148–150, 178–180, 188–192, 195, 197, 199, 201–203
– in der Normalbevölkerung 36–40
– Kongresse 7
– Spektralanalyse 11, 15–20, 28–30
– Zeitschriften 8
Eklampsie 219–222
Elektrische Sicherheit 30
Elektroden 24–26
Epilepsie
– EEG-Veränderungen 181, 182
– Narkoseführung 182, 183
– postoperative Betreuung 184
– Prämedikation 182
Etomidat 99, 107–110, 124–126, 159, 183

Fast-Fourier-Transformation 16, 17, 28, 29
Fentanyl 62–65, 67, 99, 109, 116–127, 159, 195–204
Filter
– Hochpaß 27
– Tiefpaß 16, 27
Frequenzbereiche
– Einteilung der 36–38
– Verteilung der 36–41

Graphoelemente 12, 90, 151, 152, 171, 181, 182, 214, 220, 221–223
Grundaktivität 36–45, 177, 178

Halothan 79–81, 88–91, 188–192, 208, 209
Hexobarbital 100–102
Hypnotika 98–116
– barbituratfreie 107–116
Hypothermie 169, 170, 172
Hypotonie 168, 169, 172, 202
Hypoxie 166–168, 172, 173, 196

Infusionstherapie 159
Inhalationsnarkotika 77–97
Intensivmedizin 213–224
Intravenöse Narkotika 98–134

Ketamin 110–114, 127–130
Krampfanfälle
– bei Eklampsie 219–222
– cerebral 181–184

Kreislauf
- extrakorporaler 161–164
- störungen intraoperativ 161, 168, 169, 201, 202

Lachgas 78, 79
Lebererkrankungen 173

Menstruationszyklus 173
Metabolische Erkrankungen 171–173
Methohexital 105, 106, 121, 123
Morphin
- peridural 141, 152–155
- systemisch 141–145
Muskelrelaxantien 135–137

Narkosestadien 70–75, 88–95
Narkoseüberhang 209
Nebenschilddrüse 171
Neuroleptanalgesie 116–127, 195–204
Nierenerkrankungen 173

Obere Grenzfrequenz 16, 27

Pancuronium 135, 136
Pentazocin 141, 150–152
Peridurale Morphingaben 141, 152–155
Pethidin 58–62, 67, 145–147
Piritramid 141, 147–149

Postoperativer Zeitraum 207–211
Prämedikation 48–68
- bei Epilepsie 181, 182
Promethazin 55–58, 66
Propanidid 114, 115

Schädelhirntrauma 214–216
Schilddrüse 171
Sepsis 214–216
Sicherheit 30
Spektralanalyse 15–20, 28–30
Stoffwechselerkrankungen 171–173
Succinylcholin 135, 136

Temperatur
- Einfluß auf das EEG 169, 170, 172
Thalamonal 62, 63, 65–67
Thiopental 103, 104, 121–124, 178, 179, 188–204, 214, 216, 217
Triflupromazin 53–55, 66

Untere Grenzfrequenz 13, 27

Ventilation 166, 170
Verstärker 26

Wechselstrom 32, 33

Zeitkonstante 13, 27

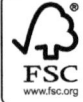

MIX
Papier aus verantwortungsvollen Quellen
Paper from responsible sources
FSC® C105338

If you have any concerns about our products,
you can contact us on
ProductSafety@springernature.com

In case Publisher is established outside the EU,
the EU authorized representative is:
**Springer Nature Customer Service Center GmbH
Europaplatz 3, 69115 Heidelberg, Germany**

Printed by Libri Plureos GmbH
in Hamburg, Germany